肿瘤合并泛血管病变

临床对策与病例集锦

主 编 葛均波 程蕾蕾
副主编 蔡青青 张世龙 赵 昕 王志明

复旦大学出版社

编委会

主　编

葛均波　程蕾蕾

副主编

蔡青青　张世龙　赵　昕　王志明

编　委

葛均波　复旦大学附属中山医院心内科
程蕾蕾　复旦大学附属中山医院心脏超声诊断科
蔡青青　复旦大学附属中山医院药剂科
张世龙　复旦大学附属中山医院肿瘤内科
赵　昕　复旦大学附属中山医院心内科
王志明　复旦大学附属中山医院肿瘤内科
陆　浩　复旦大学附属中山医院心内科
林瑾仪　复旦大学附属中山医院心内科
刘　媛　复旦大学附属中山医院心内科
陈佳慧　复旦大学附属中山医院心内科
王　聪　复旦大学附属中山医院心内科
章　篯　复旦大学附属中山医院心内科
刘荣乐　复旦大学附属中山医院心内科
赵　吉　复旦大学附属中山医院心内科
沈毅辉　复旦大学附属中山医院心内科
张　卉　复旦大学附属中山医院心内科
潘建安　复旦大学附属中山医院心内科
王　妍　复旦大学附属中山医院肿瘤内科

陈慧勇　复旦大学附属中山医院风湿免疫科
汪雪君　复旦大学附属中山医院心脏超声诊断科
张　健　复旦大学附属中山医院心脏超声诊断科
何小珍　复旦大学附属中山医院心脏超声诊断科
张业睿　复旦大学附属中山医院心脏超声诊断科
韩梦晓　复旦大学附属中山医院心脏超声诊断科
徐　冉　上海市老年医学中心心内科
许宇辰　上海市老年医学中心心内科
丁珍贞　复旦大学附属中山医院厦门医院心内科
桂润山　复旦大学上海医学院
马志健　复旦大学上海医学院
朱思渝　复旦大学上海医学院
刘语曈　南京医科大学第一临床医学院
曾　军　上海市第二人民医院心内科
关一诺　吉林大学第二医院心内科
王双莲　云南红河州第三人民医院心内科

主编简介

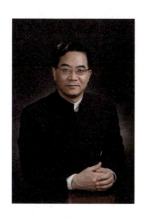

葛均波 中国科学院院士、国际著名心血管病专家、长江学者特聘教授、国家杰青。现任复旦大学附属中山医院心内科主任、教授,国家放射与治疗临床医学中心主任,上海市心血管病研究所所长,中国医师协会心血管内科医师分会会长,亚太介入心脏病学会主席等。长期致力于推动我国重大心血管疾病诊疗技术革新和成果转化。担任 *Cardiology Plus* 主编、*International Journal of Cardiology* 副主编、*Herz* 副主编。共发表 SCI 收录的通讯作者论文 600 篇;主编英文专著 1 部、中文专著 22 部,主编的《内科学》(第9版)于 2021 年获全国教材建设一等奖。作为第一完成人获得国家科技进步二等奖、国家技术发明奖二等奖、上海市科技功臣奖等科技奖项 16 项。

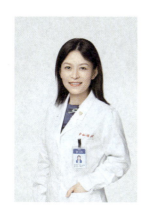

程蕾蕾 主任医师、教授、博士生导师。现任复旦大学附属中山医院心内科肿瘤心脏病亚专科主任、科研处副处长。担任中国医师协会肿瘤心脏病学专委会副主任委员、中国抗癌协会整合肿瘤心脏病学分会常务委员及 *Cardio-Oncology* 国际编委等。牵头开设华东地区第一个肿瘤心脏病学多学科联合门诊。主持国家自然科学基金面上项目、科技部重大专项等科研课题 33 项。作为通讯或第一作者发表论文 128 篇,其中 SCI 论文 29 篇。76 项专利获得国家知识产权局授权,41 项专利成功转化。荣膺中华医学科技二等奖等多种奖项。撰写出版我国第一部肿瘤心脏病学科普书《说句心里话2》。

前　言 | Preface

在当今全球疾病的复杂格局下，人类健康正面临着诸多严峻挑战，泛血管疾病与恶性肿瘤无疑是其中最为突出的两大威胁。这两类疾病并非孤立存在，两者不仅有多种共同的危险因素，还在疾病发生、发展及治疗过程中相互影响。高龄、吸烟、糖尿病、肥胖及慢性炎症等是恶性肿瘤与泛血管疾病的共同危险因素。这些因素不仅促进动脉粥样硬化的发生，还通过氧化应激、代谢紊乱和免疫失调等机制增加肿瘤风险。随着肿瘤早期筛查和精准治疗的进步，肿瘤患者生存期显著延长，但长期生存者也面临泛血管疾病风险增加的问题。一方面，肿瘤本身及其治疗（如传统放疗、化疗等）可能直接或间接加速动脉粥样硬化进程；另一方面，长期生存者的老龄化趋势使心血管风险自然累积。另外，新型抗肿瘤药物如靶向药物和免疫检查点抑制剂的应用极大改善了肿瘤预后，但部分新型抗肿瘤药物可能对心血管系统产生不良影响，尤其是抗血管生成药物、酪氨酸激酶抑制剂和免疫检查点抑制剂可能引起心肌缺血或加速动脉粥样硬化进展。而冠心病等泛血管病变是常见病、多发病,截至目前,我国冠心病患者人数约为1139万,急性心肌梗死发病率达每10万人年发病58.7例,其中不乏合并肿瘤者。但针对肿瘤合并泛血管病变患者这一特殊群体,尤其是正在接受新型抗肿瘤药物治疗的患者,国内外尚缺乏系统性的临床管理指南或专家共识,导致临床实践中存在诸多诊疗决策的困境。

肿瘤心脏病学的蓬勃发展对构建规范化的多学科协作体系、优化肿瘤综合诊疗水平、全面提升肿瘤患者预后具有重要临床价值。随着学科交叉融合的深入发展,心内科与肿瘤内科医生正通过学术会议、联合门诊、科研协作等多种形式开展广泛交流,相关跨学科合作项目呈现出蓬勃发展的态势。复旦大学附属中山医院早于2018年4月率先在华东地区开设了第一个肿瘤心脏病多学科联合门诊,7年来接诊了来自全国各地的众多肿瘤合并心血管疾病患者,在此过程中,多学科团队不断总结与钻研,积累了极为丰富且宝贵的临床经验,为攻克此类复杂病症奠定了坚实基础。在总结临床实践经验的基础上,团队专家积精诚合作、分工负责,继《简明肿瘤心脏病学临床指导手册》《肿瘤心脏病学真实世界病例索骥》及《免疫检查点抑制剂相关心肌炎——从基础到临床》之后,联合撰写了《肿瘤合并泛血管病变——临床对策及病例》一书。

本书的编写与出版凝聚了多学科专家团队的智慧与心血,衷心感谢来自心内科、肿瘤内科、风湿免疫科、药剂科等兄弟科室的同事,以及多位外校、外院同道的大力支持。本书系统性地阐述了肿瘤合并泛血管病变的分子机制、前沿进展,详细梳理了临床诊疗原则和管理策略,为广大医务工作者提供了极为宝贵的参考。尤其伴随着靶向治疗药物和免疫检查点抑制剂等新型抗肿瘤药物的应用推广,本书就肿瘤患者长期生存如何及时甄别、诊断、随访泛血管病变提出了前瞻性布局建议。学科前沿发展需要社会各界共同努力，在此特别致谢上海心妙生物科技有限公司给予的学术支持。医学之路，道阻且长。愿我们携手同行，在肿瘤心脏病学这一新兴领域不断探索，勤勉笃行。追风赶月莫停留，平芜尽处是春山！

葛均波　程蕾蕾
2025 年 4 月

目 录 | Contents

第一章　绪论 ··· 001
　　第一节　肿瘤合并泛血管病变的概述 ······················· 001
　　第二节　肿瘤合并泛血管病变的流行病学 ··············· 006
　　第三节　肿瘤合并泛血管病变的研究现状 ··············· 008

第二章　**肿瘤合并泛血管病变与肿瘤外科手术** ··············· 021
　　第一节　肿瘤合并泛血管病变外科手术的风险
　　　　　　分层 ··· 021
　　第二节　肿瘤合并泛血管病变外科手术高危患者的
　　　　　　预防策略 ·· 024
　　第三节　非心脏手术和冠脉介入手术矛盾与处理
　　　　　　对策 ··· 030
　　第四节　肿瘤合并泛血管病变的围手术期患者
　　　　　　管理 ··· 041

第五节 典型病例 048
病例一 肺癌术后急性心梗怎么办? 048
病例二 急性心梗同时发现肺癌能行手术吗? 055
病例三 重度冠脉狭窄合并肠癌能手术吗? 060

第三章 肿瘤合并泛血管病变与放射治疗 071

第一节 肿瘤合并泛血管病变放射治疗的危险因素评估 071

第二节 肿瘤合并泛血管病变高危患者放射治疗预防策略 078

第三节 肿瘤合并泛血管病变放射治疗期间患者管理 082

第四节 典型病例 090

病例一 重度颈动脉狭窄源于放疗吗? 090

病例二 重度冠脉狭窄源于放疗吗? 092

第四章 肿瘤合并泛血管病变与化学治疗药物 099

第一节 抗肿瘤化学治疗药物种类和心血管毒性 099

第二节 肿瘤合并泛血管病变化疗药物治疗风险评估与预防策略 107

第三节 肿瘤合并泛血管病变化疗药物治疗期间患者管理 114

第四节 典型病例 123

病例一 胰腺癌急性心梗术后能化疗吗? 123

病例二 重度冠脉狭窄合并肠癌能化疗吗? 128

目 录

第五章 肿瘤合并泛血管疾病与靶向治疗药物 137
- 第一节 抗肿瘤靶向治疗药物种类和心血管毒性......137
- 第二节 肿瘤合并泛血管病变靶向药物治疗风险评估与预防策略......151
- 第三节 肿瘤合并泛血管病变靶向药物治疗期间患者管理......155
- 第四节 典型病例......163
- 病例一 重度冠脉狭窄合并胃癌能靶向治疗吗？......163
- 病例二 重度冠脉狭窄合并直肠癌能靶向治疗吗？......168

第六章 肿瘤合并泛血管病变与免疫检查点抑制剂......178
- 第一节 免疫检查点抑制剂药物作用机制和种类......178
- 第二节 免疫检查点抑制剂与动脉粥样硬化研究进展......182
- 第三节 肿瘤合并泛血管病变免疫检查点抑制剂治疗风险评估与预防策略......191
- 第四节 肿瘤合并泛血管病变免疫检查点抑制剂治疗期间患者管理......199
- 第五节 典型病例......212
- 病例一 急性心梗源于免疫治疗？......212
- 病例二 重度冠脉狭窄合并 dMMR 胃癌肿瘤能免疫治疗吗？......220
- 病例三 肺癌合并重度冠脉狭窄能继续免疫治疗吗？......225

第七章　肿瘤合并泛血管病变的挑战和展望⋯⋯⋯238
　第一节　肿瘤合并泛血管病变的分子机制探索⋯⋯238
　第二节　肿瘤合并泛血管病变的临床管理：挑战
　　　　　与策略⋯⋯⋯⋯⋯⋯⋯⋯⋯⋯⋯⋯⋯⋯249
　第三节　肿瘤合并泛血管病变治疗的未来展望⋯⋯259

第一章

绪论

第一节 肿瘤合并泛血管病变的概述

泛血管疾病与恶性肿瘤是目前全球疾病负担最重的两类疾病，分别是导致我国居民死亡的首位和次位原因。二者共同危险因素包括高龄、吸烟、糖尿病和肥胖等。泛血管疾病是以动脉粥样硬化为共同病理特征，主要危害心、脑、肾、四肢及大动脉等重要器官的一组系统性血管疾病。根据《中国心血管健康与疾病报告 2022 概要》报道，我国心血管疾病现患人数 3.3 亿，其中脑卒中 1 300 万，冠心病 1 139 万，外周动脉疾病 4 530 万。而根据国家肿瘤中心在《中华肿瘤杂志》发布的基于肿瘤登记及随访监测的最新数据，我国 2022 年恶性肿瘤新发病例 482.47 万例，高于 2015 年新发恶性肿瘤病例 392.9 万例，恶性肿瘤发病率仍处于上升趋势。由于目前不良生活方式的蔓延，促使糖尿病、肥胖等与恶性肿瘤及泛血管疾病相关的共同危险因素呈现普遍流行和年轻化态势，加之国人预期寿命延长，所面临的危险因素暴露会进一步累加，将持续加重肿瘤合并泛血管疾病负担。而对于肿瘤合并泛血管疾病，我国尚缺乏准确的流行病学数据，也缺乏相应的预防及干预手段。

基于上述原因，在泛血管疾病等基础疾病的基础上罹患肿瘤的现象日益增加，例如，在45%～75%的肿瘤患者中发现存在亚临床动脉粥样硬化。同时，由于恶性肿瘤诊治水平的提高，肿瘤幸存者生存时间延长，患者在长期抗肿瘤治疗中发生的泛血管疾病不良事件的概率也逐渐增加。因此，肿瘤合并泛血管疾病的发生率日益升高，泛血管疾病已然成为恶性肿瘤幸存者的第二大死亡原因。

  对于肿瘤初诊时即存在泛血管病变的患者群体，治疗矛盾在于如何充分评估患者抗肿瘤的获益及风险。例如，如何对肿瘤合并泛血管病变患者的肿瘤外科手术风险进行分层，并为中高危患者提供相应预防和围手术期管理策略？当肿瘤外科手术和冠脉介入手术存在治疗矛盾时，如何进行权衡和决策？如何充分评估肿瘤患者泛血管病变的严重程度，从而选择适合的抗肿瘤药物治疗方案？近年来，新型抗肿瘤药物层出不穷，包括新型靶向药物及免疫检查点抑制剂。新型抗肿瘤药物改善了多种肿瘤的疗效和预后，有望取代传统化学药物抗肿瘤的治疗模式。继而，新型抗肿瘤药物导致的不良事件也得到了越来越多的关注。新型抗肿瘤药物中抗血管内皮生长因子（vascular endothelial growth factor，VEGF）药物、抗人类表皮生长因子受体2（human epidermalgrowth factor receptor-2，HER2）药物、酪氨酸激酶抑制剂（tyrosine kinase inhibitors，TKI）及免疫检查点抑制剂（immune checkpoint inhibitors，ICIs）的心血管不良反应尤为显著。其中，ICIs相关心血管毒性更是引发了广泛的关注。ICIs相关心血管毒性作为一种罕见但存在潜在致死性的抗肿瘤药物治疗不良反应，常见类型包括心肌受损（心肌炎、心功能不全）、血管炎（动脉粥样硬化）、心包疾病（心包炎、心包积液）及心律失常等。急性心血管不良反应，如暴发性心肌炎，通常发生在ICIs治疗开始后的6周内，以免疫细胞浸润为其特征性病理学改变。同时，ICIs还可能影响原有自身免疫性疾病和其他慢性炎症性疾病的临床进程。动脉粥样硬化是较大动脉慢性脂质驱动的炎症性疾病，也是导致心肌梗死和缺血性脑卒中的危险因素。由于肿瘤和动脉粥样硬化存在多项共同危险因素（如老龄、久坐不动、吸烟和慢性炎症），肿瘤患者可能更易出现动脉粥样硬化的临床并发症。因此，对于肿瘤合并泛血管病变患者，长期使用ICIs或者包括ICIs在内的联合治疗，可能会促进动脉粥样硬化疾病的进展。

Drobni等进行的研究入组了2842例肿瘤患者（多数为非小细胞肺癌和黑色素瘤），其中有75.3%的患者接受了ICIs治疗，中位治疗时间为5个周期。对比未接受ICIs治疗患者，接受ICIs治疗的患者动脉粥样硬化心血管事件风险较对照组增加4.7倍，其中心肌梗死、冠状动脉血运重建和缺血性脑卒中风险分别增加7.2、3.0和4.6倍。研究进一步对2842例接受ICIs治疗的肿瘤患者进行长期随访发现，随着治疗时间延长，动脉粥样硬化性心血管事件累积发病风险升高。ICIs治疗开始前2年内，有66例患者发生动脉粥样硬化性心血管事件；而ICIs治疗2年后，有119例患者发生动脉粥样硬化性心血管事件。该研究的亚组分析表明，性别、年龄、体重指数、心血管事件史、糖尿病和肿瘤类型对动脉粥样硬化性心血管事件的发生率无显著影响。影像学研究发现，接受ICIs治疗后患者主动脉的斑块总体积进展速度是治疗前的3倍多（治疗前每年进展2.1%；治疗后每年进展6.7%）。另一项研究结果发现，ICIs治疗后会使黑素瘤患者大动脉的炎症水平增加。该研究纳入20例正在接受ICIs治疗的黑色素瘤患者，治疗前和治疗期间获取骨髓、脾脏和大动脉正电子发射断层显像/X线计算机体层成像（positron emission tomography/computed tomography，PET-CT）检查中氟代脱氧葡萄糖（fluorodeoxyglucose，FDG）的摄取数据。结果显示，ICIs治疗前后测定的骨髓、脾脏FDG摄取值差异无统计学意义,而冠状动脉非钙化、轻度钙化的最大标准摄取值(maximum standardized uptake value,SUVmax)在治疗后明显升高。

关于 ICIs 导致动脉粥样硬化进展的原因目前尚未可知,可能是 ICIs 介导的 T 细胞激活在动脉粥样硬化的发生发展中起重要作用。CANTOS 临床试验表明,使用白介素-1β(interleukin-1β,IL-1β)单克隆抗体后,主要心血管事件的发病风险可降低 15%,这为炎症在冠状动脉粥样硬化中的作用提供了最直接的临床证据。冠状动脉粥样硬化斑块内 T 细胞的外周免疫耐受被打破及激活可能是冠状动脉粥样硬化加剧的重要机制。尹长军等研究发现,动脉粥样硬化斑块病理中所有受检的 T 细胞免疫检查点均处于受损的状态,而疾病相关第三级淋巴器官中受损情况次之,疾病相关第二级淋巴器官再次之,血液和健康小鼠的第二级淋巴器官极少或者并无受损。另外,T 细胞免疫检查点受损状态也与 T 细胞亚型有关,如调节性 T 细胞在斑块内失去调节功能,并从好细胞往坏细胞转变。伴随斑块内 T 细胞免疫检查点受损,斑块内免疫细胞处于活化状态,并出现 T 细胞异常高水平增殖。基于载脂蛋白(apolipoprotein E,APOE)基因缺陷小鼠与低密度脂蛋白受体(low density lipoprotein receptor,LDLR)基因缺陷小鼠模型的动物试验显示,高脂饮食后予以程序性细胞死亡蛋白-1(programmed death-1,PD-1)单抗治疗可能会促进 CCR2 表达的促炎巨噬细胞在小鼠主动脉弓处聚集,并加重血管壁炎症反应。

近年来,越来越多的研究证实 ICIs 治疗可能导致动脉粥样硬化风险增加,但是药物治疗能否降低 ICIs 相关动脉粥样硬化性心血管事件发生风险仍存在争议。他汀类药物不仅能降低血脂水平,还能发挥稳定斑块、逆转内皮功能紊乱和减少炎症的作用,具体机制可能涉及抑制黏附分子 β₂ 整合素白细胞功能相关

第一章 绪论

抗原-1 的表达,其在 T 细胞的激活中发挥重要作用。最近的一些临床研究评估了抗炎治疗对动脉粥样硬化性心血管疾病的疗效。例如,目前用于治疗痛风、家族性地中海热和心包炎的抗炎药物秋水仙碱,低剂量使用能降低冠心病患者的缺血性心血管事件风险。然而,秋水仙碱是否能降低 ICIs 相关动脉粥样硬化风险目前尚不清楚。此外,尽管皮质类固醇在治疗免疫相关不良事件(immune-related adverse events,irAEs)中疗效确切,但其预防性应用在降低 irAEs 发生风险中的作用尚不清楚。关于接受 ICIs 治疗肿瘤患者的冠脉粥样硬化的干预目前鲜见临床及基础研究,未来仍需要进一步研究探索控制接受 ICIs 治疗肿瘤患者易损斑块迅速进展的临床方法及分子机制。

由于动脉粥样硬化是一个慢性渐进性的病理过程,其临床并发症的出现可能需数年甚至数十年。因此,有必要对接受 ICIs 治疗的肿瘤患者及肿瘤幸存者进行登记和长期随访。目前关于 ICIs 心脏毒性的研究多为回顾性研究,纳入人群可能存在一定的选择偏倚,而前瞻性研究入组的患者经过严格筛选且随访时间短,真实世界中 ICIs 相关动脉粥样硬化性心血管疾病的确切发生风险仍有待进一步研究。尽管如此,已发表的多数研究仍能初步提示 ICIs 治疗与动脉粥样硬化性心血管事件的风险增加相关,不同于传统心血管危险因素,其他病理生理因素也可能参与驱动 ICIs 相关动脉粥样硬化性心血管事件的发展。

关于肿瘤合并泛血管病变患者这一特殊群体,尤其是正在接受各种新型抗肿瘤药物的患者,目前尚未有明确的指南或共识对其临床管理进行系统指导。肿瘤合并泛血管病变患者在临床诊疗过程中发生心血管不良事件的机制及诊疗路径尚处于探索阶段,新的研究成果和临床经验不断涌现。因此,需要肿瘤相关专科医师与心血管医师在诊疗过程中共同合作,通过建立多学科联合机制、成立专业的肿瘤心脏病学团队、制定规范的治疗流程、同时推进基础研究的进行等一系列措施，一起努力为肿瘤合并泛血管病变患者的诊疗提供具有实践性的指导意见和建议。

第二节　肿瘤合并泛血管病变的流行病学

泛血管疾病是以动脉粥样硬化为共同病理特征的系统性血管疾病，可累及冠状动脉、脑血管及外周动脉等重要器官，也可表现为2个或以上血管床疾病的组合，即多血管疾病。由于肿瘤和动脉粥样硬化拥有共同的危险因素，同时抗肿瘤治疗可引发冠脉损伤，肿瘤合并泛血管病变的发生风险明显增加。

据报道，肿瘤合并泛血管病变的发病率在10%～30%，具体发病风险因肿瘤类型和地区差异有所不同。一项基于社区的动脉粥样硬化风险评估研究发现，非肿瘤患者动脉粥样硬化性心血管疾病发生率为12%，而肿瘤患者高达23.1%，并且肿瘤患者冠心病和脑卒中发生率是非肿瘤患者的1.37倍和1.22倍。新诊断的肿瘤患者急性心肌梗死发生风险是非肿瘤患者的3倍，并且与肿瘤分期成正比。肿瘤负荷越高或合并有肿瘤远处转移时，急性心肌梗死发生率明显更高。霍奇金淋巴瘤幸存者30年累积冠状动脉事件发生率为10%，心肌梗死风险是普通人群的2～7倍。此外，研究发现14.6%的肿瘤患者同时合并有脑血管疾病；针对霍奇金淋巴瘤5年幸存者研究分析表明，7%的肿瘤患者在17.5年的随访时间内发生缺血性中风。另外，一项纳入77 014例肿瘤患者的回顾性研究显示，膀胱癌和肺癌患者中合并外周动脉疾病的比例分别为4.7%和4.6%，同时合并外周动脉疾病的肿瘤患者再住院率和死亡率明显升高。美国SEER Medicare数据库结果表明，肿瘤患者6个月内动脉栓塞事件的累积发生率为4.7%，而非肿瘤患者为2.2%；并且动脉栓塞事件的发生风险与肿瘤类型及分期密切相关，其中肺癌、肾癌和转移性肿瘤的发

第一章 绪论

生风险最高。在抗肿瘤治疗显著改善肿瘤患者生存率的同时，动脉粥样硬化性心血管死亡逐渐成为肿瘤患者死亡的重要原因。研究提示，合并泛血管病变的肿瘤患者死亡风险较不合并者高3.78倍。另外，存在泛血管病变的患者肿瘤发病率也明显增加。一项针对急性冠脉综合征（acute coronary syndrome，ACS），患者的队列研究表明，其在33个月的随访时间内肿瘤的发病率为3.1%，最常见的肿瘤类型是结肠、肺、膀胱和胰腺肿瘤；同时，新发肿瘤的患者在随访期间死亡率高达64.2%。

关于肿瘤合并泛血管病变的危险因素，除了传统认为的共同危险因素（如烟草、血脂异常、炎症、遗传风险因素等），目前认为某些特定的肿瘤类型、确诊肿瘤时的年龄和抗肿瘤治疗方案也明显增加了动脉粥样硬化的发生风险。一项纳入3 234 256例肿瘤患者的临床研究，通过观察包括冠心病、脑卒中、动脉粥样硬化及主动脉瘤在内的心血管复合终点事件，发现心血管事件发生率最高的肿瘤类型为乳腺癌、前列腺癌及膀胱癌，而子宫内膜癌患者在肿瘤诊断后的1年内心血管死亡风险最高；此外，该研究发现对于55岁之前诊断的肿瘤患者，心血管死亡风险是普通人群的10倍以上，但这种死亡风险随着患者肿瘤确诊时的年龄增加而逐渐缩小，推测可能与年龄增加后非肿瘤患者心血管事件发生风险增加有关。另外，很多抗肿瘤治疗也会增加肿瘤患者发生泛血管病变的风险。乳腺癌、血液系统肿瘤和淋巴癌的治疗，通常会推荐以蒽环类药物为基础的化疗及胸部放疗，这两种治疗方法被发现具有加重泛血管病变的风险。氟尿嘧啶通过损伤内皮和促进血管痉挛导致明显心肌缺血和无症状心肌缺血，发生率分别为18%和7%~10%。顺铂通过促凝机制造成血栓风险，在睾丸癌治疗后的20年绝对风险高达8%。接受尼洛替尼、波纳替尼治疗的慢性髓系白血病患者外周动脉疾病发生率高达30%。研究报道，胸部放疗使急性心肌梗死或猝死的相对风险增加5~

10倍,而头颅放疗使中风的风险增加20倍。此外,近年来大量临床研究发现肿瘤患者使用免疫检查点抑制剂治疗后动脉粥样硬化性心血管疾病发生风险明显增加。通过回顾性分析1 215名接受免疫检查点抑制剂治疗的肿瘤患者,6个月内急性心肌梗死或缺血性脑卒中的发生率为1%。另一项大规模队列研究结果提示,接受免疫检查点抑制剂治疗的肿瘤患者较未接受组心血管复合终点事件、心肌梗死、冠状动脉血运重建、缺血性卒中发生风险分别增加4.7倍、7.2倍、3倍和4.6倍。

对于肿瘤合并泛血管疾病的患者,目前大多数临床试验纳入的主要是年轻人群并且缺乏多血管疾病的统计分析,故对于肿瘤患者的泛血管疾病发病率可能有所低估。考虑到这类患者合并的血管病变或高危因素数量越多,危害越严重,未来应重视泛血管疾病患者其他血管病变及高危因素的早期筛查和综合管理。通过早期诊断、控制危险因素、靶向治疗和综合治疗等手段,有望降低肿瘤合并泛血管病变的发病率,提高患者的生存率和生活质量。

第三节 肿瘤合并泛血管病变的研究现状

2002年,Peter Lanzer等首次提出"泛血管"疾病(panvascular diseases)的概念,为泛血管医学奠定了学科基础。2019年,以葛均波院士为代表的多位学者通过《泛血管疾病综合防治科学声明》,提出多学科交叉、跨学科整合的研究模式和发展理念。泛血管指人体的脉管系统,是由动脉、静脉、淋巴管等构成的网络系统的总称。泛血管疾病是以血管病变(其中95%为动脉粥样硬化)为共同病理特征,主要危害心、脑、肾、四肢及大动脉等重要器官的一组系统性血管疾病。

肿瘤和心血管疾病是全球最常见的两大死亡原因,已成为全

第一章 绪论

球性的公共卫生问题。随着社会人口老龄化加剧、肿瘤患者生存时间延长、抗肿瘤治疗相关的心血管毒性的研究不断深化等,肿瘤和泛血管病有了更多的交集。肿瘤患者并发泛血管病变的现象日趋普遍,包括:冠状动脉疾病、外周血管疾病、脑血管疾病和心力衰竭等。合并泛血管病影响了肿瘤患者的长期预后,甚至阻碍了肿瘤治疗方案的选择。因此,肿瘤合并泛血管病变是一个复杂的临床问题,需要多学科整合管理。

一、肿瘤与心血管的共同危险因素

肿瘤和泛血管病变在临床表现上虽各不相同,但两者之间在发病危险因素方面存在密切的相关性。目前的研究显示:高龄、吸烟、肥胖、代谢综合征和环境污染等是两者共同的危险因素。大量的流行病学研究显示,与无肿瘤人群相比,肿瘤患者发生心血管事件(如心血管死亡、卒中、心力衰竭、肺栓塞)的风险显著升高。与此同时,心血管疾病患者并发肿瘤的情况也日益常见。

(一)吸烟

吸烟过程中产生的一氧化碳和尼古丁等成分在心血管疾病发生和发展中有重要的作用,是公认的心血管疾病的危险因素。吸烟会降低一氧化氮的水平,导致血管舒缩功能障碍,增加氧化应激,增加血栓形成的风险,导致内皮细胞功能障碍,影响动脉粥样硬化的形成。此外,吸烟产生的多种刺激物与致癌物,可通过表观遗传修饰、诱发炎症反应和诱导突变等机制,诱发包括肺癌在内的多种肿瘤等的发生和发展。

(二)肥胖

肥胖也是公认的心血管疾病的危险因素,高体重指数与多种肿瘤的风险增加相关。肥胖可能通过促进慢性炎症细胞因子的产生、诱导氧化应激、诱导免疫抑制、激活多种生长因子信号通路

肿瘤合并泛血管病变

等方式促使有利于肿瘤生长的微环境形成。

(三) 糖尿病

糖尿病是一种常见的代谢性疾病，可通过多种机制引发动脉粥样硬化，而这些机制同样也可能对肿瘤的出现产生影响。血糖增高时，胰岛素样生长因子-1 (insulin-like growth factor 1, IGF-1) 可通过刺激平滑肌细胞迁移和增殖，促使动脉粥样硬化的发生。同时，IGF-1 水平增高也会促进细胞增殖，导致结直肠癌、前列腺癌及绝经前乳腺癌的发病风险显著增加。

(四) 血脂异常

血脂异常不仅是公认的心血管疾病 (cardiovascular diseases, CVD) 危险因素，也是多种恶性肿瘤的关键风险因素。研究表明，总胆固醇水平与前列腺癌和乳腺癌的发病率和复发率相关。高脂环境可改变肿瘤微环境以促进肿瘤发展，还可通过间接抑制 $CD8^+$ T 细胞的肿瘤浸润和其抗肿瘤功能、调控调节性 T 细胞 (regulatory T cells, Treg) 和肿瘤相关巨噬细胞等的功能，诱导机体产生免疫耐受，促进肿瘤转移。

二、肿瘤与心血管的共病机制

肿瘤和心血管疾病的共病机制研究显示，炎症、氧化应激、遗传因素和代谢异常在两者发生发展中存在共同作用。

(一) 炎症

炎症是肿瘤与心血管疾病的核心驱动因素。在肿瘤发生过程中，病变部位的肿瘤相关巨噬细胞向微环境分泌大量炎性细胞因子，而全身抗癌治疗会加剧炎症反应。值得注意的是，炎症是动脉粥样硬化发病的重要机制之一，贯穿其各个阶段，而动脉粥样硬化是缺血性心脏病的主要病理基础，也是心力衰竭的最常见病因。CANTOS 试验证实，在 C-反应蛋白 (C-reactive protein, CRP) 增高 (≥2 mg/dL) 的既往有心肌梗死的患者中使用卡那奴单抗进行抗炎治疗可显著降低心血管事件复发率，同时降低肺癌的发病率。这一发现表明，靶向炎症干预既可降低 CVD 的风险，又能抑制肿瘤进展。进一步的临床研究证实，在冠状动脉病变患者中使用秋水仙碱等抗炎药物可有效减少 CVD 事件的发生。缺血会诱导产生多种细胞因子，其中肿瘤坏死因子是核因子 κB（nuclear factor kappa-B，NF-κB）的有效激活剂，同时也是肿瘤炎症的主要介质。

（二）氧化应激

氧化应激在肿瘤和心血管疾病的共病机制中也发挥了重要作用。慢性炎症、吸烟、代谢异常等因素所致的氧化应激可导致脂质过氧化等现象发生，与动脉粥样硬化、肿瘤和炎症性疾病密切相关。在动脉粥样硬化病变早期，黄嘌呤氧化酶和一氧化氮合酶异常导致血管壁平滑肌和内皮细胞损伤，促进动脉粥样硬化进展；同时，氧化应激可引起 DNA 不稳定性和超甲基化，增加基因突变的概率，从而促进肿瘤的发生。

（三）遗传

遗传在肿瘤与泛血管疾病的共病机制中也起着关键作用。研究表明，特定基因突变可同时增加肿瘤和心血管疾病的发病风险及死亡率。动物试验结果显示，恶性髓系肿瘤标记性基因 *TET2* 缺陷可促进巨噬细胞释放 IL-1β，通过炎症途径加速动脉粥样硬化进程。*TET2* 基因突变也是导致 CVD 发病率和死亡率升高的最常见遗传变异之一。此外，编码肌小节肌球蛋白的 *TTN* 基因作为扩张型心肌病的易感基因，其突变可增加肿瘤患者发生治疗相关心肌病的风险。克隆性造血（clonal hematopoiesis of indeterminate potential，CHIP）被认为是恶性血液疾病的临床前状态，多种 CHIP 基因突变与动脉粥样硬化、慢性心力衰竭等疾病相关，是 CVD 的独立危险因素。

遗传因素导致的药物代谢差异显著增加肿瘤患者心血管并发

症风险，主要涉及化疗药物的代谢和清除过程，影响靶向治疗效果并增加心血管毒性。GT1A1、HER2、ABCB1、TPMT和CYP2D6等基因多态性会影响一些化疗药物和靶向药物的代谢方式，其中ABCB1、TPMT和CYP2D6等基因参与药物转运和代谢，影响药物的疗效和心血管安全性。对这些遗传特征的识别有助于个体化化疗方案的选择，降低心血管不良事件的发生率。

（四）肿瘤代谢重编程

肿瘤代谢重编程可引发特异性心血管改变。在部分神经胶质瘤、直肠癌等肿瘤中，编码胞质异柠檬酸脱氢酶（isocitrate dehydrogenase 1，IDH1）和线粒体异柠檬酸脱氢酶（esocitrate dehydrogenase 2，IDH2）的基因突变可导致肿瘤代谢物 D－2－羟基戊二酸（D-2-Hydroxyglutarate，D2－HG）异常积累，从而抑制 α-酮戊二酸脱氢酶活性，干扰氧化代谢过程，减少 ATP 生成，最终影响心脏的收缩功能。

（五）新生血管生成

肿瘤的生长和动脉粥样硬化的形成均依赖新生血管的形成和生长。氧化低密度脂蛋白受体－1（lectin-like oxidized low density lipoprotein receptor-1，LOX－1）可通过血管内皮生长因子（vascular endothelial growth factor，VEGF）促进蛋白表达，进而刺激新生血管生成。肿瘤患者高表达的 VEGF 也可促进动脉粥样斑块中新生血管的生成，这些新生血管尚不成熟，会导致斑块内反复出血，最终引起急性心血管事件。

（六）肠道菌群

肠道微生物的变化，可能也是肿瘤和泛血管病变相互作用的影响因素。肠道是人体微生物存在的最大器官，拥有数量庞大的微生物群，构成了复杂的肠道微生物组。肠道微生物组与人体共生，对维持健康有重要的作用。同时宿主体内环境的动态变化也会影响肠道微生物组的组成和丰度，从而形成双向调节机制。

第一章　绪论

近年的研究发现，肠道微生物群与抗肿瘤治疗相关心血管毒性之间存在潜在关联，这一作用可能通过微生物群-肠道-心脏轴实现。研究表明，肿瘤治疗会破坏宿主的免疫反应，造成免疫紊乱，进而导致肠道菌群失调，使得葡萄球菌、肠杆菌等机会致病菌（opportunistic pathogen）数量增多。化疗后肠道屏障破坏，使细菌代谢产物进入血液循环，其中细菌脂多糖等物质能够促进机体促炎细胞因子的释放，从而促进心血管疾病的发生和发展。肠道微生物群还可以通过产生代谢物和其他信号分子，间接影响化疗并产生心脏毒性。肠道微生物群组的改变能够调节肿瘤微环境，影响肿瘤对抗肿瘤治疗的反应。动物模型研究表明，肠道微生物群组在调控放疗、化疗和免疫治疗药物的有效性方面具有重要意义。Huang 及其团队发现肠道微生物群会对抗肿瘤药物的药代动力学和药效学产生影响。另一方面，肠道微生物群组的改变或肠道菌群失调，会促进促炎物质的积累，而低度慢性炎症正是心脏病和肿瘤的特征之一。

三、抗肿瘤治疗药物

近年来，随着抗肿瘤药物的研发，化疗、靶向和免疫治疗等肿瘤治疗手段得到了快速的发展。这些治疗手段在提高抗肿瘤疗效的同时，也带来了不可忽视的心血管毒性问题。临床中，抗肿瘤药物诱发的心血管毒性问题屡见不鲜，其中常见的心血管毒性反应包括血栓或血管痉挛所致的缺血症状、高血压、心肌炎、心律失常和左心室功能障碍等。这些不良反应的发生率和严重程度，通常与使用药物的种类、剂量以及患者自身的个体差异有关。

（一）蒽环类药物

蒽环类药物是最常见的易引起心脏毒性的化疗药物，其心脏毒性表现多样，包括心律失常、心肌病和心功能不全等。尽管目前其引发心脏毒性的发生机制尚未完全阐明,但普遍认为活性氧(reactive oxygen species,ROS)和氧化应激在其中起到了关键作用。蒽环类药物会干扰线粒体的正常功能,促使线粒体产生ROS。大量产生的活性氧会损害细胞成分,包括脂质、蛋白质和DNA。随着线粒体活性的持续受损,细胞受到的伤害不断累积,最终引发心肌细胞凋亡。心肌细胞的大量凋亡会严重破坏心脏的正常结构和功能,进而导致心脏功能受损。

(二)靶向药物

曲妥珠单抗是一种人源化单克隆抗体,通过特异性靶向表皮生长因子受体2(human epidermal growth factor receptor 2,ERBB2,又称HER2)发挥抗肿瘤作用,广泛用于HER2阳性乳腺癌的治疗。ERBB2在心肌细胞的增殖和正常功能维持中起着重要作用。ERBB2是ERBB4和NRG1的辅酶,当ERBB4和NRG1结合后,可促进ERBB4/ERBB2异二聚化的形成,进而激活ERK-MAPK和PI3K-Akt信号通路,调控心肌细胞的增殖和收缩功能。曲妥珠单抗通过抑制参与这一过程的关键复合物的组装,从而影响心肌细胞的生长、发育、存活和正常功能,使心肌细胞无法正常发挥作用。此外,曲妥珠单抗可以降低心肌细胞对应激事件的反应能力,无法有效应对额外的负荷或刺激,增加了心脏毒性发生的风险。此外,曲妥珠单抗会使促凋亡蛋白BCL-XS的比例上调,破坏线粒体膜的完整性,激活细胞凋亡途径,导致心肌细胞发生凋亡。

酪氨酸激酶抑制剂(tyrosine kinase inhibitors,TKI)是一组通过多种抑制模式破坏蛋白激酶(protein kinases)信号转导通路的药物。它通过抑制肿瘤细胞中的酪氨酸激酶活性,从而阻断肿瘤生长和扩散所需的信号传导途径。TKI可通过影响过氧化物的产生和线粒体的功能等机制引起心血管不良反应,包括高血压、血栓、左心室功能障碍,严重时还会出现心力衰竭。靶向抑制 VEGF 会影响血管内皮细胞的正常生理活动，导致内皮功能受损。血管内皮作为维持血管稳态的关键结构，其正常调节功能遭到破坏，致血管阻力增加，进而引发高血压，最终致使心血管事件发生。

（三）免疫检查点抑制剂

免疫作为一种新型的免疫疗法，凭借其显著的抗肿瘤疗效，在临床治疗中的应用越来越广泛。然而治疗中各种免疫相关不良反应也引起了重视。其中 ICIs 相关心肌炎虽发病率不高，但却具有致命性，其发病机制包括异常的免疫反应和 T 细胞活化。免疫相关性心肌炎可导致心肌损伤、收缩力下降，甚至引起心力衰竭。ICIs 还可能增加动脉粥样硬化和心肌梗死的发病风险。在 ICIs 治疗过程中，持续存在的慢性炎症会增加动脉粥样硬化发生的风险，同时也会加快既有的动脉粥样硬化的进展。研究发现，接受 ICIs 治疗的患者，其冠状动脉粥样斑块中 T 细胞与巨噬细胞的比值显著升高，斑块稳定性降低，更易发生急性心肌梗死。此外，在部分接受帕博利珠单抗治疗的患者中出现一过性 ST 段抬高，且在数小时内恢复正常，冠脉造影结果显示正常，推测可能是冠脉痉挛所致。

四、放射治疗

放射治疗是抗肿瘤治疗的常见手段，然而，在治疗过程中，它不可避免地会对处于照射野中的正常组织和器官造成损伤。在治疗胸部肿瘤时，辐射可能会诱发心血管疾病，包括心包炎、冠状动脉疾病和瓣膜异常。放疗辐射诱发的心血管疾病的风险取决于放射野与心血管位置、辐射累积剂量、放射的方法。辐射可诱发血管内皮损伤、炎症和纤维化，导致内皮细胞功能障碍，细胞通透性增加，进一步加重内皮损伤程度。冠状动脉在放疗中受累可导致动脉粥样硬化的加速发展和心肌梗死的易感性增加。放射治疗使血管反应性增加，引发血管痉挛，还有可能造成严重的急性内皮损伤，进而直接诱发急性心肌梗死。此外，肿瘤自身存在的心血管危险因素和包括放疗在内的多种抗肿瘤治疗的综合作用，极大地延长了内皮细胞的重建时间，进一步加剧了心血管疾病的发生风险。

肿瘤和泛血管疾病存在紧密交集，影响着彼此的发生和发展，同时也影响了患者的预后。肿瘤和泛血管疾病间存在着诸多直接或间接的联系，尽管通过对特定的临床病种和动物模型的研究已明确了部分内在机制，但两者之间的大部分关联尚未完全明确。深入探究并明确这些关系，有助于更好地理解疾病的发病机制，选择有效的治疗靶点，进而开辟全新的治疗路径。同时，可以减少抗肿瘤药物的相关不良反应，提高抗肿瘤治疗疗效，更好地改善患者预后。

（王　妍　徐　冉　陈慧勇）

📖 参考文献

[1] 郑荣寿, 陈茹, 韩冰峰, 等. 2022 年中国恶性肿瘤流行情况分析[J]. 中华肿瘤杂志, 2024, 46 (3): 221-231.

[2] 中国心血管健康与疾病报告编写组. 中国心血管健康与疾病报告 2022 概要 [J]. 中国循环杂志, 2023 (6): 583-612.

[3] AICHBERGER K J, HERNDLHOFER S, SCHERNTHANER G H, et al. Progressive peripheral arterial occlusive disease and other vascular events during nilotinib therapy in CML [J]. Am J Hematol, 2011, 86(7): 533-539.

[4] ATKINS K M, CHAUNZWA T L, LAMBA N, et al. Association of left anterior descending coronary artery radiation dose with major adverse cardiac events and mortality in patients with non-small cell lung cancer [J]. JAMA Oncol, 2021, 7(2): 206-219.

[5] BARISH R, GATES E, BARAC A. Trastuzumab-induced cardiomyopathy [J]. Cardiol Clin, 2019, 37(4): 407-418.

[6] BAR J, MARKEL G, GOTTFRIED T, et al. Acute vascular events as a possibly related adverse event of immunotherapy: a single-institute retrospective study [J]. Eur J Cancer, 2019, 120:122-131.

[7] BERTERO E, ROBUSTO F, RULLI E, et al. Cancer Incidence and Mortality According to Pre-Existing Heart Failure in a Community-Based Cohort [J]. JACC CardioOncol, 2022, 4(1):98-109.

[8] BRYCE Y, HSU M, WHITE C, et al. Peripheral arterial disease is associated with higher rates of hospital encounters and mortality in cancer patients: a retrospective study conducted at a tertiary cancer center [J]. Curr Probl Cancer, 2023, 47(6):101015.

[9] CALABRETTA R, HOELLER C, PICHLER V, et al. Immune Checkpoint Inhibitor Therapy Induces Inflammatory Activity in Large Arteries [J]. Circulation, 2020, 142(24), 2396-2398.

[10] CAMPIAU, MOSLEHI J J, AMIRI-KORDESTANIL, et al. Cardio-oncology: vascular and metabolic perspectives: a scientific statement from the American Heart Association [J]. Circulation, 2019, 139(13):e579-602.

[11] CIERNIKOVA S, MEGO M, CHOVANEC M. Exploring the potential role of the gut microbiome in chemotherapy-induced neurocognitive disorders and cardiovascular toxicity [J]. Cancers (Basel), 2021, 13(4):782.

[12] DARDIOTIS E, ALOIZOU A M, MARKOUL A S, et al. Cancer-associated stroke: Pathophysiology, detection and management [J]. Int J Oncol, 2019, 54(3):779-796.

[13] DE BRUIN M L, DORRESTEIJN L D, VAN'T VEER M B, et al. Increased risk of stroke and transient ischemic attack in 5-year survivors of hodgkin lymphoma [J]. J Natl Cancer Inst, 2009, 101(13):928-937.

[14] DROBNI Z D, ALVI R M, TARON J, et al. Association between immune checkpoint inhibitors with cardiovascular events and atherosclerotic plaque [J]. Circulation, 2020, 142(24):2299-2311.

[15] FAHED A C, WANG M, PATEL A P, et al. Association of the interaction between familial hypercholesterolemia variants and adherence to a healthy lifestyle with risk of coronary artery disease

[J]. JAMA Netw Open, 2022, 5(3): e222687.

[16] FLORIDO R, DAYA N R, NDUMELE C E, et al. Cardiovascular disease risk among cancer survivors: the atherosclerosis rsk in communities (ARIC) study [J]. J Am Coll Cardiol, 2022, 80(1): 22-32.

[17] GROUSSIN M, MAZEL F, ALM E J. Co-evolution and co-speciation of host-gut bacteria systems [J]. Cell Host Microbe, 2020, 28(1): 12-22.

[18] JAISWAL S, EBERT B L. Clonal hematopoiesis in human aging and disease [J]. Science, 2019, 366(6465): eaan4673.

[19] LINSCHOTEN M, TESKE A J, BAAS A F, et al. Truncating titin (TTN) variants in chemotherapy-induced cardiomyopathy [J]. J Card Fail, 2017, 23(6): 476-479.

[20] LI Y, ZHANG C, JIANG A, et al. Potential anti-tumor effects of regulatory T cells in the tumor microenvironment: a review [J]. J Transl Med, 2024, 22(1): 293.

[21] LOU L, DETERING L, LUEHMANN H, et al. Visualizing Immune Checkpoint Inhibitors Derived Inflammation in Atherosclerosis [J]. Circ Res, 2024, 135(10): 990-1003.

[22] MOSLEHI J J. Cardiovascular toxic effects of targeted cancer therapies [J]. N Engl J Med, 2016, 375(15): 1457-1467.

[23] MULDER F I, HORVÁTH-PUHÓ E, VAN ES N, et al. Arterial thromboembolism in cancer patients: a danish population-based cohort study [J]. JACC CardioOncol, 2021, 3(2): 205-218.

[24] NAVI B B, REINER A S, KAMEL H, et al. Risk of arterial thromboembolism in patients with cancer [J]. J Am Coll Cardiol, 2017, 70(8): 926-938.

[25] NELSON E R. The significance of cholesterol and its metabolite, 27-hydroxycholesterol in breast cancer [J]. Mol Cell Endocrinol, 2018, 466: 73-80.

[26] NIDORF S M, FIOLET A T L, MOSTERD A, et al. Colchicine in patients with chronic coronary disease [J]. N Engl J Med, 2020, 383(19): 1838-1847.

[27] NYKL R, FISCHER O, VYKOUPIL K, et al. A unique reason for

coronary spasm causing temporary ST elevation myocardial infarction (inferior STEMI)-systemic inflammatory response syndrome after use of pembrolizumab [J]. Arch Med Sci Atheroscler Dis, 2017, 2: e100 – e102.

[28] PATERSON D I, WIEBE N, CHEUNG W Y, et al. Incident Cardiovascular Disease Among Adults With Cancer: A Population-Based Cohort Study [J]. JACC CardioOncol, 2022, 4(1):85 – 94.

[29] POELS K, NEPPELENBROEK S I M, KERSTEN M J, et al. Immune checkpoint inhibitor treatment and atherosclerotic cardiovascular disease: an emerging clinical problem [J]. J Immunother Cancer, 2021, 9(6):e002916.

[30] QUAIL D F, DANNENBERG A J. The obese adipose tissue microenvironment in cancer development and progression [J]. Nat Rev Endocrinol, 2019, 15(3):139 – 154.

[31] RAPOSEIRAS ROUBÍN S, CORDERO A. The two-way relationship between cancer and atherosclerosis [J]. Rev Esp Cardiol, 2019, 72 (6):487 – 494.

[32] RIDKER P M, MACFADYEN J G, THUREN T, et al. Effect of interleukin-1β inhibition with canakinumab on incident lung cancer in patients with atherosclerosis: exploratory results from a randomised, double-blind, placebo-controlled trial [J]. Lancet, 2017, 390(10105): 1833 – 1842.

[33] ROTH G A, JOHNSON C, ABAJOBIR A, et al. Global, regional, and national burden of cardiovascular diseases for 10 causes, 1990 to 2015 [J]. J Am Coll Cardiol, 2017, 70(1):1 – 25.

[34] STURGEON K M, DENG L, BLUETHMANN S M, et al. A population-based study of cardiovascular disease mortality risk in US cancer patients [J]. Eur Heart J, 2019, 40(48):3889 – 3897.

[35] TAPIA-VIEYRA J V, DELGADO-COELLO B, MAS-OLIVA J. Atherosclerosis and cancer; a resemblance with far-reaching implications [J]. Arch Med Res, 2017, 48(1):12 – 26.

[36] TIPPINIT S, POLSOOK R. The impact of a self-management program on exercise adherence among patients discharged after coronary artery bypass grafts: a quasi-experimental study in Thailand

[J]. Belitung Nurs J, 2023,9(4):322-330.

[37] VALENT P, HADZIJUSUFOVIC E, SCHERNTHANER G H, et al. Vascular safety issues in CML patients treated with BCR/ABL1 kinase inhibitors [J]. Blood, 2015,125(6):901-906.

[38] WANG Z H, ZHANG X, LU S, et al. Pairing of single-cell RNA analysis and T cell antigen receptor profiling indicates breakdown of T cell tolerance checkpoints in atherosclerosis [J]. Nat Cardiovasc Res, 2023,2(3):290-306.

[39] XU H, CAO C, REN Y, et al. Antitumor effects of fecal microbiota transplantation: implications for microbiome modulation in cancer treatment [J]. Front Immunol, 2022,13:949490.

[40] ZOLLER B, JI J, SUNDQUIST J, et al. Risk of coronary heart disease in patients with cancer: a nationwide follow-up study from Sweden [J]. Eur J Cancer, 2012,48(1):121-128,1875-1883.

第二章

肿瘤合并泛血管病变与肿瘤外科手术

第一节 肿瘤合并泛血管病变外科手术的风险分层

泛血管疾病作为以血管病变（其中95%为动脉粥样硬化）为共同病理特征，主要危害心、脑、肾、四肢及大动脉等重要器官的一组系统性血管疾病，其危险因素如年龄增长、高脂血症、吸烟和肥胖等，也是肿瘤的危险因素，而肿瘤治疗方法中，无论是化疗、放疗，还是分子靶向治疗、免疫治疗，均可引起不同程度的泛血管病变加重，所以恶性肿瘤合并泛血管病变在临床中并不少见。已知心血管事件将延长外科手术后患者住院时间、增加医疗费用甚至影响手术结局，对于肿瘤合并泛血管病变患者，需要熟知其外科手术的心血管危险分层。

因为目前仍缺乏专门针对肿瘤合并泛血管疾病外科手术的风险预测模型，所以参考非心脏手术围手术期心血管风险评估，主要从以下几个方面考量手术的风险分层。

一、具体肿瘤部位和外科手术方式与心血管风险

肿瘤合并泛血管病患者在外科手术前可沿用改良心脏危险指数（revised cardiac risk index, RCRI）、美国外科医师学院国家外科质量改进计划计算器（ACS NSQIP surgical risk calculator,

肿瘤合并泛血管病变

ACS-NSQIP)、老年敏感心脏风险指数（geriatric-sensitive perioperative cardiac risk index，GSCRI）或贝鲁特美国大学术前心血管风险指数［the American university of beirut（AUB）-HAS2 cardiovascular risk index］等工具进行心血管风险评估。以上风险评估各有特点，RCRI通过心血管共病与手术程序风险评估围手术期主要不良心血管事件（major adverse cardiovascular events，MACEs）风险。但随着微创手术的发展和广泛开展，腹腔镜手术或血管内介入治疗等手术的患者是否仍应被归类为高风险患者有待商榷。ACS-NSQIP开发了一种基于网络服务的交互式手术风险计算器，除了对MACEs具有良好的预测能力之外，对肺炎、全因死亡率也具有很好的预测能力。GSCRI囊括了多种手术类型、美国麻醉医师协会（American Society of Anesthesiologists，ASA）分级和患者功能状态，同时评估患者是否有心力衰竭、糖尿病和卒中史，主要预测术中、术后心肌梗死及术后30天内心搏骤停风险。AUB-HAS2心血管风险指数，能够对所有手术亚组的风险进行分层。在大多数手术，AUB-HAS2评分为0的患者手术后30天死亡、心肌梗死或脑卒中的发生率<0.5%，可以更好地识别低风险患者。随着信息技术的发展，非心脏手术围手术期心血管风险评估工具不仅提升了精准性，也更加智能化。以上风险评估模型纷繁，究其实，需要考量的方面包括：①手术的侵入性和范围大小、手术过程大致需要的时间、术中需要的核心体温、出血量的估计及可能造成的体液转移，换言之，即手术及麻醉过程对循环可能造成的干扰度；②手术部位及手术方式，关系到能否进行有效止血；③某些手术可激活凝血和纤溶因子，如一些血管外科和妇产科的手术，风险会相应增加；④患者围手术期应激的程度。外科医生和麻醉科医生需要对患者即将经历的手术和麻醉过程充分掌握，做到了然于心。

第二章 肿瘤合并泛血管病变与肿瘤外科手术

二、具体患者个体肿瘤外科手术时机与心血管风险

对于可以进行外科手术的恶性肿瘤，相比于其他非心血管外科手术，具有限期性或紧迫性的特点，即延长手术等待时间有可能造成肿瘤扩散的后果，在术前评估时需要作为手术时间考量的重要因素。

三、具体患者个体衰弱评估与心血管风险

相较于其他外科手术患者，肿瘤患者具有特殊性，更容易合并贫血、感染、不利精神因素，同时也可能因为已进行具有心血管毒性的抗肿瘤治疗而发生心血管损害，建议术前进行衰弱评估，有助于预测围手术期并发症的风险及调整手术方案。推荐使用 Fried 衰弱表型量表、修正衰弱指数和简易体能状况量表。

四、具体个体泛血管病变的范围和危险因素评估

泛血管疾病主要危害心、脑、肾、四肢及大动脉等重要器官。广义的泛血管疾病还包括小血管、微血管、静脉及肿瘤、糖尿病和免疫性血管疾病。按照累及部位，泛血管疾病可表现为冠状动脉疾病、脑血管疾病、外周动脉疾病（peripheral arterial disease，PAD）等，也可表现为 2 个及以上血管床疾病的组合，即多血管疾病。其中，PAD 包括下肢动脉疾病、弓上动脉疾病（包括颈动脉、椎动脉、锁骨下动脉）及内脏动脉疾病（包括肾动脉、肠系膜动脉等）等。不难理解，如患者泛血管疾病累及多处血管，尤其影响到心、肾、脑等重要脏器供血，存在难以控制的高血压、蛋白尿等情况，将对肿瘤外科手术造成不同程度的困扰。

进行泛血管疾病患者的肿瘤外科临床评估应包括以下方面：
（1）手术前应进行泛血管疾病相关病史、危险因素控制情况

的询问，并进行体检。

（2）推荐术前监测肌钙蛋白（cardiac troponin，cTn）、B型利钠肽（B-type natriuretic peptide，BNP）和N末端B型利钠肽原（N-terminal pro-B-type natriuretic peptide，NT-proBNP）检测，有助于预测术后30天死亡风险。建议术后行BNP检测指导液体管理方案，可能有助于降低心肺并发症发生率。

（3）通过心电图和超声心动图检查，可以预测围手术期并发症的风险，有助于及时调整手术方案。

（4）杜克活动状况指数作为功能评价或爬两层楼梯的能力有助于识别高风险患者。

（5）对于怀疑冠心病或存在心血管高危因素的患者、既往冠状动脉支架置入或冠状动脉旁路移植术后的无症状患者，拟行高危手术，可选择冠状动脉CT血管成像（CT angiography，CTA）或负荷心肌核素显像评估是否存在心肌缺血。对于既往患有冠心病且围手术期评估有心肌缺血症状或客观证据的老年患者，进行中高危手术前推荐进行冠脉造影检查，有助于降低围手术期心血管不良事件的发生风险。

第二节　肿瘤合并泛血管病变外科手术高危患者的预防策略

泛血管疾病已经成为导致中国居民死亡的首位原因，其涉及人体多个器官，以动脉粥样硬化为共同病理特征，存在共同的危险因素。根据《中国心血管健康与疾病报告2023概要》报道，我国现有脑卒中患者1300万，冠状动脉粥样硬化性心脏病患者1139万，而外周动脉疾病患者高达4530万，这些数据反映了泛血管疾病在我国社会中的严重性和普遍性。

随着医疗技术不断进步，抗肿瘤治疗手段日新月异，肿瘤患

第二章 肿瘤合并泛血管病变与肿瘤外科手术

者的生存期得以延长，恶性肿瘤已经与泛血管疾病一样成为一种慢性疾病。与此同时，肿瘤合并泛血管病变的情况也日益增多，我国尚缺乏肿瘤合并泛血管病变人群的流行病学数据。

当肿瘤患者同时合并泛血管病变时，外科手术风险显著增加。这不仅可能影响手术的顺利进行，还可能导致术后并发症的发生，甚至危及患者生命。因此，对于这类患者，尤其是高危患者，制订有效的预防策略至关重要。

肿瘤合并泛血管病变外科手术的高危因素与泛血管病变类型及严重程度、肿瘤相关因素、患者整体状况等密切相关，预防策略包括术前的风险评估、围手术期的综合管理及术后的随访、康复等多方面内容，这些往往需要肿瘤科、心血管内科、麻醉科、影像科、药剂科、营养科及手术科室等肿瘤心脏病学多学科团队共同参与。

一、术前评估

对肿瘤合并泛血管病变外科手术高危患者 MACEs 发生风险进行评估，首先要明确患者有无泛血管疾病史、相关危险因素及体格检查异常表现。患者活动耐量亦与 MACEs 发生风险密切相关。当患者因任何原因无法完成 4 个代谢当量（metabolic equivalent of task，MET）以上的体力活动，如步行上坡或登上 2 层以上楼梯时，其围手术期 MACEs 发生风险升高。

（一）风险评估模型应用

风险评分系统是评估肿瘤合并泛血管病变患者围手术期 MACEs 发生风险的重要辅助工具。RCRI 是一个简单、易于使用的风险评分工具（表 2-1），根据总评分来评估 MACEs 发生风险等模型综合评估手术风险。此外，还有如 ACS-NSQIP 手术风险计算器、AUB-HAS2 心血管风险指数等，国内近年开展的单中心研究提出了 HASBLAD 评分，其在中国人群中的预测准确性优于 RCRI。但是，目前还缺乏针对肿瘤合并泛血管病变外科手术患者的 MACEs 发生风险评分系统，因此，不推荐在肿瘤合并泛血管病变外科手术围手术期单纯依赖特定的评分系统，应结合患者临床情况综合评估。

表 2-1 RCRI 评分系统

项目	得分
缺血性心脏病史[a]	1
充血性心力衰竭病史[b]	1
脑血管病史[c]	1
糖尿病需胰岛素治疗	1
术前血清肌酐水平＞177 μmol/L	1
高风险手术[d]	1
总分	6

注：1. [a] 缺血性心脏病史包括既往心肌梗死、运动试验阳性、主诉缺血性胸痛或使用硝酸酯类药物、心电图发现病理性 Q 波、接受冠状动脉旁路移植术或血管成形术；[b] 充血性心力衰竭病史包括有肺水肿/夜间阵发性呼吸困难症状、查体发现双肺湿啰音或第三心音奔马律、胸部 X 线片发现肺淤血；[c] 脑血管病史包括卒中或短暂性脑缺血发作史；[d] 高风险手术定义为腹膜内、胸廓内的手术或腹股沟以上的周围血管手术。
2. 风险评估结果：0 个危险因素＝0.4%，1 个危险因素＝0.9%，2 个危险因素＝6.6%，≥3 个危险因素＝11%。

（二）术前辅助检查

术前心血管辅助检查旨在明确是否存在心肌缺血、心脏结构及功能异常、心律失常、脑血管疾病、外周血管疾病、糖尿病、高脂血症等泛血管病变或相关危险因素。常用的辅助检查包括心电图、经胸超声心动图（transthoracic echocardiography，TTE）、动态心电图、动态血压、心电图运动负荷试验、冠状动脉 CTA、颈动脉及下肢动脉超声、颅脑 CT/MR、血糖、血脂检测等。

心电图简便易行，可用于筛查心律失常、心肌缺血等，常用于有 MACEs 发生风险患者的术前筛查。TTE 主要用于评估患者的心功能及心脏结构,患者可能存在心血管疾病时需在术前完善 TTE。心电图运动负荷试验及冠状动脉 CTA 主要用于筛查心肌缺血及冠脉病变程度。颈动脉及下肢动脉超声主要用于了解颈动脉及外周血管硬化、狭窄程度。血糖、血脂检测有助于排查糖尿病及评估心脑血管风险。

(三) 术前心脏生物标志物检测

最新研究表明,新型生物标志物如高敏感心肌肌钙蛋白(high-sensitive cardiac troponin,hs‑cTn)、BNP/NT‑proBNP 等在术前评估心功能及心肌损伤风险方面具有更高的敏感性和特异性。

术前 hs‑cTn 和 BNP/NT‑proBNP 水平被证明有助于识别有 MACEs 发生风险患者。因此,将术前心脏生物标志物结果添加到推荐的风险评分中可能有助于进一步对患者进行分层。术前 BNP≥92 pg/mL 或 NT‑proBNP≥300 pg/mL 时,患者术后 30 天死亡或心肌梗死的发生率升高(表 2‑2),而 cTn 基线水平升高与围手术期心肌梗死及远期死亡率增加相关,为此,加拿大心血管学会指南建议术前 BNP/NT‑proBNP 升高的患者术后监测 hs‑cTn 水平,但该策略尚未得到验证。

表 2‑2 基于术前 BNP/NT‑proBNP 水平的风险分层

结 果	术后 30 天死亡或心肌梗死的发生率
BNP<92 pg/mL 或 NT‑proBNP<300 pg/mL	4.9%
BNP≥92 pg/mL 或 NT‑proBNP≥300 pg/mL	21.8%

来自西班牙的 Anna Mases 等研究者进行了一项前瞻性单中心队列研究。该研究针对有 MACEs 风险的患者,旨在调查术前心脏生物标志物的检测是否可以识别急性心肌损伤的高危患者。

结果显示术前常规检测心脏生物标志物(hs-TnT 和 NT-proBNP)可以预测接受中高风险非心脏手术的患者急性心肌梗死风险,生物标志物水平也与 MACEs 发生风险相关。基线 hs-TnT 水平升高提示术后需要进行 hs-TnT 监测。

二、围手术期管理

(一)血压管理

对于计划接受手术的肿瘤合并泛血管病变患者,应详细了解日常血压水平并监测血压,必要时完善动态血压及高血压靶器官损伤筛查。

大多数患者应在围手术期将血压控制在 140/90 mmHg 以下,60 岁以上且不伴有糖尿病及慢性肾病的患者可将收缩压控制在 150 mmHg 以下。如患者进入手术室后血压仍高于 180/110 mmHg,建议推迟手术,调整降压药物,待血压稳定后再考虑手术。

(二)血糖管理

最新指南推荐,对于合并糖尿病的患者,围手术期应采用持续血糖监测技术,以更精准地控制血糖。

糖化血红蛋白(glycated hemoglobin,HbA1c)升高是围手术期死亡率和并发症发生率升高的独立危险因素。建议糖尿病患者术前 4~6 周内检测 HbA1c。HbA1c≤7% 提示血糖控制满意,围手术期风险较低。文献报道至少 1/4~1/2 的糖尿病患者未得到诊断和治疗,这些患者可能合并未治疗的微血管和大血管并发症,围手术期死亡率和并发症发生率可能比已知糖尿病患者更高。

对既往无糖尿病的患者,术前随机血糖≥11.1 mmol/L 的,建议筛查 HbA1c。如果年龄≥45 岁或 BMI≥25 kg/m²,同时合并高血压、高脂血症、心血管疾病、糖尿病家族史等高危因素,也推荐术前筛查 HbA1c。

肿瘤合并泛血管病变高危手术患者的围手术期抗栓治疗策略，将在后续章节详细阐述。

三、术后护理及康复

肿瘤合并泛血管病变患者经历外科手术后，术后管理及康复措施的有效性直接关系到患者的生存质量和预后，因此，建立系统、个性化的术后管理和康复方案至关重要。

除了术后生命体征监测、相关 MACEs 发生风险的防治之外，应鼓励早期活动及专业指导下的康复训练，同时给予营养支持。此外，心理支持也不容忽视，建议评估患者心理状态，及时发现焦虑、抑郁等心理问题，提供心理疏导，帮助患者树立康复信心。

四、多学科团队协作

由于肿瘤合并泛血管病变外科手术涉及多学科，应当组建包括肿瘤科、心血管科、麻醉科、影像科、药剂科、营养科及手术科室等在内的肿瘤心脏病多学科团队，术前共同讨论、制定综合治疗方案，明确各学科在围手术期的职责，术后密切协作，共同管理患者并发症及后续治疗。

肿瘤合并泛血管病变的外科手术高危患者需要全面、细致的预防策略。通过精准的术前评估、优化的围手术期管理和多学科的紧密协作，结合最新的研究成果和指南，可以有效降低手术风险，改善患者预后。未来，随着医学研究的不断深入和技术的进步，以及更多针对肿瘤合并泛血管病变的循证依据的完善，有望为这一复杂群体提供更加安全、有效的治疗方案。

第三节　非心脏手术和冠脉介入手术矛盾与处理对策

随着人口老龄化的加剧，合并冠状动脉疾病（coronary artery disease，CAD）的患者接受非心脏手术（noncardiac surgery，NCS）的比例不断上升。据统计，在接受 NCS 的患者中，约 30% 合并不同程度的 CAD，其中高危患者的比例逐年增加。经皮冠状动脉介入治疗（percutaneous coronary intervention，PCI）作为 CAD 的重要治疗手段，可有效改善患者的长期预后，但其术后抗血小板治疗的需求往往与外科手术的止血要求相冲突。PCI 术后患者若在抗血小板治疗尚未完成时接受 NCS，可能面临更高的支架内血栓形成和出血风险。因此，CAD 患者如何优化术前评估、术中管理及术后恢复，以平衡缺血与出血风险，是当前临床实践中的重要挑战。

NCS 与 PCI 的主要矛盾集中在三个方面：术前评估、术中抗栓管理和术后抗栓恢复。术前需判断 PCI 的必要性，评估心血管事件风险，并决定抗血小板药物的调整方案；术中需在降低血栓风险的同时尽量减少术中出血，并制订个体化的麻醉管理策略；术后则需尽早恢复抗栓治疗，以减少支架内血栓形成的风险，同时控制出血并监测围术期心血管事件。本节将结合最新指南和研究进展，系统探讨 CAD 患者行 NCS 的优化管理策略，为临床决策提供参考。

一、术前评估

（一）心血管风险评估工具的应用

对于 CAD 患者接受 NCS 时，心血管风险评估是术前准备的重要一环，需通过临床风险评分工具、心脏生物标志物及影像学检查评估围术期心血管事件的发生风险。目前常用的评估工具包括美国胸外科医师协会 STS（The Society of Thoracic Surgeons）评分、EuroSCORE Ⅱ 等，这些工具可帮助量化心血管事件风险。但这些评分系统往往缺乏对患者个体抗栓治疗状况及其他复杂合并症的考虑。近年来，结合多模态影像（如冠状动脉 CTA、血流储备分数等）和生物标志物（如 hs-cTn、NT-proBNP）的评估方法，为患者风险分层提供了更精确的支持。

（二）术前 PCI 决策的挑战

NCS 术前是否进行 PCI 需综合考虑患者的冠脉解剖特征、缺血风险及手术紧迫性。欧洲心脏病学会（European Society of Cardiology, ESC）指南指出，对于稳定性 CAD 患者，术前 PCI 并不能降低围术期心血管事件风险，反而可能因抗栓治疗的需求增加术中出血风险。因此，除非存在严重的冠脉狭窄（如左主干病变或近端多支病变），一般不推荐术前 PCI。

对于 ACS 患者，若 NCS 可延期，则应按照 ACS 治疗指南先进行 PCI，并在合适的时间窗内安排手术；若 NCS 无法延期，则应在心脏团队协作下权衡风险，选择最佳围术期管理策略。

（三）心脏团队的多学科协作

心脏团队模式的引入，为外科手术和 PCI 的协调提供了有效解决方案。由心脏病专家、外科医生、麻醉医生和放射科专家组成的团队可针对患者的具体情况进行综合评估并制订个体化的治疗方案，这种模式已经被多项国际指南所推荐。CAD 合并 NCS 患者的管理需要心内科、麻醉科、外科等多学科团队协作，以制订个体化围术期管理方案。心脏团队的作用包括：术前评估患者的心血管风险，并决定是否进行 PCI；指导抗血小板药物调整，以平衡血栓和出血风险；术中血流动力学管理优化，确保心肌灌注稳定。

二、PCI 治疗后的非心脏手术时机

PCI 后 NSC 的时机需要主要基于两个方面，一方面是要考虑 NCS 的紧急程度，另一方面则是 CAD 的缺血风险评估。2024年，由美国心脏协会（American Heart Association，AHA）、美国心脏病学会（American College of Cardiology，ACC）等机构联合发布《非心脏手术围术期心血管管理指南》对 NCS 进行了分类，具体如表 2-3 所示。

表 2-3　2024 年美国《非心脏手术围术期心血管管理指南》对手术时机和手术风险的定义

内容	定义
手术时机	
紧急手术	如果不进行手术干预，将对生命或肢体造成直接威胁，而术前临床评估的时间非常有限甚至没有时间（通常少于 2 h）。
急诊手术	在不进行手术干预的情况下，生命或肢体受到威胁，可能有时间进行术前临床评估，以便采取干预措施，降低 MACEs 或其他术后并发症的风险，通常为 ≥2 至 24 h。
限期手术	手术最多可推迟 3 个月，以便进行术前评估和管理，而不会对治疗效果产生负面影响。
择期手术	可以推迟手术时间，以便进行全面的术前评估和适当的处理。
风险分类$^+$	
低风险	综合手术和患者特征预测，MACEs 风险较低，1%*。
高风险	综合手术和患者特征预测，MACEs 的风险升高 ≥1%*。

注：* 确定风险升高取决于所使用的计算公式。传统上，将 RCRI≥1 或使用任何围手术期风险计算公式计算出的 MACEs 风险 >1% 作为阈值来识别风险升高的患者。$^+$ 包括中等或高度手术风险的患者。MACEs 表示主要不良心血管事件；RCRI 表示修改的心脏风险指数。

如果是紧急手术或急诊手术，原则上需要以外科手术为首先考虑因素，尽早进行外科手术，冠心病相关的治疗主要是术中和术后的保障。如果是限期手术或择期手术，则需结合冠心病和外科手术的风险和获益，充分评估后再决定治疗时机。欧洲指南指出，如果在整个围术期都能维持阿司匹林治疗，PCI术后1个月后，无论支架类型如何，都可以进行需要停用P2Y12抑制剂的择期手术；但对于有高血栓风险的ACS患者，择期手术建议推迟6个月。美国指南根据植入的支架类型提供时间表建议，停用双重抗血小板治疗（dual antiplatelet therapy，DAPT）的择期手术最好在药物洗脱支架（drug-eluting stent，DES）植入后6个月内进行，但如果延迟手术的风险大于支架血栓形成的风险，手术时间可以考虑在DES植入后的3～6个月。对于植入裸金属支架（bare-metal stent，BMS）的患者，PCI术后1个月可以安全地进行手术。

对于冠心病介入术后何时可进行NCS，需要个体化评估，原则上需要考虑冠心病类型，如果是ACS，尤其是植入DES的患者，原则上需要推迟至冠心病介入术后12个月再行NCS。如果是慢性冠脉综合征（chronic coronary syndrome，CCS），需要根据介入方式决定介入后的手术时机。

冠脉介入后行NCS原则上的时间如下：

1. **球囊扩张术（无支架植入）** 建议在球囊扩张术后至少延迟14天再进行NCS，以降低围手术期MACEs的风险。

2. **DES植入**

（1）ACS患者：建议在DES植入后至少延迟12个月再进行NCS，尤其是需要中断DAPT的情况下。

（2）慢性冠脉疾病（chronic coronary disease，CCD）患者：建议在DES植入后至少延迟6个月再进行NCS。如果是限期手术（如肿瘤切除），且手术的益处大于MACEs风险，可以考虑在 DES 植入后 3 个月进行手术。

（3）DES 植入后 30 天内：不建议进行 NCS，因为此时支架血栓和缺血并发症的风险非常高。

3. BMS 植入　建议在 BMS 植入后至少延迟 30 天再进行 NCS。

三、术前冠脉介入治疗的适应证

围术期心血管并发症是合并 CAD 的 NCS 患者面临的主要风险，但目前并不建议 NCS 术前常规进行侵入性冠脉造影（invasive coronary angiography，ICA），以评估是否需要进行冠状动脉血运重建。CARP 试验评估了 510 名患有慢性 CAD 并计划进行择期血管手术的患者术前冠状动脉血运重建的获益，研究结果表明，在计划进行择期血管手术的患者中，术前冠状动脉血运重建并未显著改善长期结局。大型非围手术期研究表明，对于稳定型 CAD 患者，与最佳药物治疗相比，对心外膜血管（除左主干外）进行冠状动脉血运重建术的侵入性治疗并不能提高短期或长期生存率。因此，ICA 应仅用于风险最高的患者，针对计划进行择期 NCS 的慢性冠心病患者，采用常规 ICA 并准备进行血运重建的策略并不被推荐。

针对 ACS 和 CCS 的患者，NCS 前进行 PCI 的原则如下：

（一）ACS 患者

对于 ACS 患者，指南推荐优先进行 PCI，并在合适的时间窗后再行 NCS。ACS 患者围术期心血管事件的发生率较高，因此术前的血运重建通常能显著改善预后。其中，ST 段抬高型心肌梗死（ST-elevation myocardial infarction，STEMI）患者应立即接受急诊 PCI，以恢复冠脉血流并稳定心肌灌注。非 ST 段抬高型心肌梗死（non-ST-elevation myocardial infarction，NSTEMI）或不稳定型心绞痛（unstable angina，UA）患者，应进行危险评分，高危 NSTEMI 患者［GRACE（Global Registry of Aute Coronary Events）评分≥140 或动态心电图变化者］应优先接受 PCI，随后根据心功能和手术紧急性决定手术时间。若手术可以延期，理想情况下，在 PCI 后 1 年再进行 NCS，若 NCS 需要尽早完成，建议至少 3～6 个月后进行 NCS，以减少围术期心血管事件。

(二) CCS 患者

对 CCS 患者，不推荐常规术前 PCI，除非患者存在以下情况：

(1) 左主干严重狭窄（≥50%），或左主干等效病变（如近端左前降支狭窄≥70%）。

(2) 心肌明显供血不足［如左心室射血分数（left ventricular ejection fraction，LVEF）＜35%，同时伴有大范围缺血区］。

(3) 尽管接受了最佳药物治疗，但仍难以控制的心绞痛。

对于上述情况的患者，PCI 可改善围术期及长期预后，减少心肌缺血事件，否则术前 PCI 并不能降低围术期心血管事件的发生率，反而可能因抗血小板治疗需求增加术中出血风险。

四、围术期抗血小板治疗管理

在非心脏手术围手术期的抗血小板治疗管理非常复杂，特别是对于既往有 CAD 和 PCI 病史的患者，因为抗血小板治疗中断的时机必须在血栓并发症的风险和手术风险之间找到平衡。一项研究发现，球囊扩张成形术后 30 天内进行 NCS 的 MACEs 发生率为 10.5%，而超过 3 个月后进行 NCS 的 MACEs 发生率显著下降至 2.8%。另一项研究显示，DES-PCI 术后 3 个月后进行 NCS 的围手术期 MACEs 发生率也显著降低。在一项前瞻性研究中，PCI 后早期（＜3 个月）进行 NCS 与出血并发症密切相关。另一项汇总分析表明，在 PCI 后超过 3 个月中断 DAPT 的非手术患者中,未见支架血栓形成风险显著增加。总体来看,这些数据显示,在某些患者中,如果手术收益超过 MACEs 风险,则在 PCI 后 3 个月可以考虑进行 NCS。

PCI 术后 4~6 周内的围手术期支架血栓形成风险最高,随后风险逐渐下降,但在 6 个月内仍然存在。对于大多数冠心病患者,建议使用 DAPT 6 个月,然后改为单一抗血小板治疗(如阿司匹林或 P2Y12 受体抑制剂)。部分患者可能符合更短的 DAPT 疗程(28~31 天或 90 天)要求,但对于计划进行 NCS 的患者,尚需进一步研究其安全性。对于因心肌梗死(myocardial infarction,MI)进行 PCI 的患者,其围手术期 MACEs 风险几乎是因 CCS 进行 PCI 患者的 3 倍。理想情况下,应在 ACS 后 PCI 术后至少 1 年后再考虑 NCS。然而,如果 NCS 在 PCI 后 6 个月进行,且手术收益大于 MACEs 风险,NCS 可以考虑进行。对于需要紧急 NCS 且需中断 DAPT 的患者,可以考虑进行球囊成形术(不放置支架),且至少延迟 14 天再进行 NCS,因为在 PCI 早期(特别是 14 天内)围手术期 MACEs 风险非常高。

在既往接受 PCI 且计划在 NCS 前中断口服单一抗凝药物治疗的患者中,可以考虑启用阿司匹林单药治疗以降低支架血栓形成和缺血性并发症的风险。在 NCS 后,如手术出血风险可控,可以停用阿司匹林并重新开始口服单一抗凝药物治疗。

在 NCS 之前终止抗血小板治疗的最佳持续时间对应于最小时间间隔,该最小时间间隔可以抵消与抗血小板作用相关的出血风险。应根据手术日期选择停用口服 P2Y12 抑制剂,以达到最短的停药时间。停用 P2Y12 抑制剂后进行 NCS 的最小延迟时间是:氯吡格雷 5 天、替格瑞洛 3 天、普拉格雷 7 天。但是,根据不同的国家和专业准则,这些时间范围会有所不同,建议的 P2Y12 抑制剂停药期应在手术前 7~10 天。如果还需要中断阿司匹林,则其不可逆的抗血小板作用的清除需要 7~10 天(相当于

第二章　肿瘤合并泛血管病变与肿瘤外科手术

血小板的平均寿命）才能使循环的血小板完全更新。尽管如此，获得足够的止血能力并不需要完全恢复所有血小板功能。因此，对于大多数主要的有创性手术，一般在手术前3～5天停用阿司匹林即可。手术后一旦止血，应尽快以负荷剂量重新开始口服P2Y12抑制剂（48h内最佳）。在出血并发症风险高的患者中，应优先使用氯吡格雷而不是更强效的药物。如果术后胃肠功能受损（如接受腹部手术的患者），可以使用静脉输注抗血小板药物直至恢复。

五、高风险患者的抗血小板桥接治疗

对于某些高风险患者，尤其是在近期接受了DES植入的患者，如果NCS无法推迟，且需要中断DAPT，对于高缺血风险患者，可以考虑使用静脉抗血小板治疗进行桥接。桥接抗血小板疗法涉及从口服抗血小板方案到静脉抗血小板方案的暂时转变。考虑使用静脉注射剂的原因是其抗血小板作用迅速起效和抵消。该策略可能在接受DAPT的非延期手术的患者中有效，因为停药或继续进行抗血小板治疗会导致血栓性或出血性并发症的风险升高。

需要注意的是，需要DAPT的患者桥接应使用抗血小板药而不是抗凝药。因为围术期使用肠外抗凝剂（如普通肝素和低分子肝素）会增加出血风险，另外，普通肝素是血小板活化的诱导剂，可能增加血栓栓塞事件的发生，因此目前的共识是不建议使用普通肝素或者低分子肝素进行桥接治疗。坎格瑞洛和小分子糖蛋白Ⅱb/Ⅲa（Glycoprotein Ⅱb/Ⅲa，GPⅡb/Ⅲa）抑制剂是唯一可用于临床的静脉内抗血小板药，但这两种药物具有不同的药理特性。坎格瑞洛通过P2Y12受体的可逆结合诱导血小板立即抑制，由于坎格瑞洛的半衰期较短（3～5 min），血小板功能在停止输注后30～60 min内恢复。BRIDGE试验（针对接受冠状动脉搭桥术患者停止口服P2Y12抑制剂并过度使用坎格瑞洛的研究)表明,坎格瑞洛较安慰剂能显著增强血小板抑制作用而不显著增加大出血风险。MONET BRIDGE试验目前正在进行中,研究坎格瑞洛作为PCI术后12个月内进行NCS患者的抗血小板过渡策略。

小分子GPⅡb/Ⅲa抑制剂(依替巴肽或替罗非班)可通过靶向血小板表面的GPⅡb/Ⅲa受体来几乎完全抑制血小板聚集。与坎格瑞洛相反,尚未建立使用GPⅡb/Ⅲa抑制剂的专用桥接剂量方案。GPⅡb/Ⅲa抑制剂目前用于PCI的剂量已知有一个较慢的抵消作用,并需要在肌酐清除率降低的患者中进行剂量调整。总体而言,这些特征增加了围术期出血并发症的可能性,另外,使用GPⅡb/Ⅲa抑制剂静脉抗血小板治疗的过渡方案研究不足。

虽然桥接治疗在指南中被提及为一种可选策略,但其证据基础相对有限,主要基于专家共识和小型研究。一些小型研究和观察性数据支持在PCI后高风险患者中使用静脉抗血小板药物进行桥接治疗,尤其是在无法推迟手术的情况下。这些研究表明,桥接治疗可以降低支架血栓的风险,但同时也可能增加出血并发症。因此,桥接治疗的使用应谨慎,需在多学科团队的指导下进行,由多学科团队(包括心脏科医生、外科医生、麻醉科医生等)共同决策,权衡患者的血栓风险和出血风险,根据患者的具体情况进行个体化调整,包括对患者的血栓风险、手术类型、出血风险等因素的综合考虑。

六、术后DAPT的恢复时机

术后DAPT的恢复时间取决于手术类型及患者的血栓风险。

1. 低出血风险手术(如皮肤手术、牙科手术) 术后24 h恢复阿司匹林,48 h恢复P2Y12受体拮抗剂。

2. 中等出血风险手术（如腹部外科、骨科手术） 术后 3～5 天恢复 DAPT。

3. 高出血风险手术（如神经外科、眼科、肝胆手术） 术后 7～14 天恢复 DAPT。

七、PCI 后的 NCS 风险

NCS 后急性心肌梗死（acute myocardial infarction，AMI）是围术期严重的心血管并发症，发生率在 0.9%～15%，30 天病死率可达 30%。术后 AMI 主要包括 STEMI 和 NSTEMI，其发病机制可能涉及冠状动脉斑块破裂（1 型 MI）或心肌供需失衡（2 型 MI）。此外，围术期心肌损伤是术后最常见的心血管并发症之一，指术后 hs-cTn 升高但无典型缺血症状，发生率高达 20%，并显著增加术后死亡率。因此，术后需密切监测 hs-cTn 和心电图变化，以早期识别 AMI 并及时干预。

术后 STEMI 的发生通常提示冠状动脉急性闭塞，30 天死亡率高达 30%～35%，应尽快进行紧急冠脉造影，以评估冠脉病变情况，并决定是否行 PCI。如果冠脉造影证实存在急性冠脉闭塞，PCI 是首选治疗手段，但术后抗栓治疗方案需根据出血风险进行个体化调整。术后药物治疗包括 DAPT，STEMI 患者术后至少维持 12 个月 DAPT，但若出血风险较高，可考虑缩短 DAPT 疗程。对于近期接受高出血风险手术的患者，需由心内科、麻醉科和外科团队协作，综合评估抗血小板和抗凝治疗策略，以降低术后血栓形成和出血风险。

术后 NSTEMI 的管理需根据患者的血流动力学状态和缺血风险进行个体化调整。所有 NSTEMI 患者均应接受阿司匹林，如无禁忌，术后应继续使用；P2Y12 受体拮抗剂（氯吡格雷或替格瑞洛）的使用需根据术后出血风险调整，若手术后出血风险较高，可考虑延迟启动。对于血流动力学稳定、无持续性胸痛或明显缺血证据的患者，可选择保守治疗，并动态监测心电图和 cTn 水平；若患者症状持续、心电图存在缺血表现或血流动力学不稳定，则应尽早行 ICA，以明确冠脉病变情况，并决定是否行 PCI。术后 DAPT 的推荐疗程一般为 6～12 个月。若患者未行 PCI，可考虑单药抗血小板治疗联合抗凝治疗（如低分子肝素）以降低血栓风险。

术后抗血小板治疗的恢复时间需根据手术类型和出血风险进行个体化调整。阿司匹林可在术后 24 h 内恢复，P2Y12 受体拮抗剂的恢复时间则依赖于手术出血风险，低至中等出血风险手术后可在 3～5 天内恢复，高出血风险手术后可能需要 7～14 天再启动。对于术后高血栓风险患者，可考虑桥接抗血小板治疗，如短期静脉抗血小板药物（替罗非班、坎格瑞洛），以降低支架内血栓形成风险。抗凝治疗方面，术后高血栓风险患者可短期使用低分子肝素，而直接口服抗凝药（direct oral anticoagulants, DOACs）应在无明显出血风险后尽早恢复。

术后高危患者需密切监测心肌标志物，hs-cTn 应在术后 24～48 h 内监测，以评估围术期心肌损伤的发生情况。长期药物管理方面，所有 AMI 患者应继续使用 β 受体阻滞剂、血管紧张素转换酶抑制剂（angiotensin converting enzyme inhibitors, ACEI）/血管紧张素受体拮抗剂（angiotensin receptor blocker, ARB）及高强度他汀类药物，以优化心血管保护。出院后需建立长期随访机制，以确保患者接受全面的二级预防措施，并持续评估心功能状态。

八、总结

合并 CAD 患者在接受 NCS 时，围术期管理面临多重挑战，包括术前心血管风险评估的准确性、术中抗栓治疗的平衡以及术后抗血小板药物的恢复时机。PCI 虽可改善 CAD 患者的长期预后,但术后抗栓治疗的需求往往与手术的出血风险形成矛盾,使得围术期管理变得复杂。目前,围术期抗栓治疗的优化仍缺乏统一标准,特别是在高出血风险手术患者中,如何降低血栓事件的同时减少出血仍是未解难题。此外,术后 AMI 的早期识别和干预对于改善预后至关重要,但如何在术后出血风险较高的情况下安全开展抗血栓治疗,仍需进一步研究。未来,需通过大规模临床研究优化抗血小板药物调整策略,并探索新型抗血栓药物在围术期管理中的应用。个体化精准治疗、多学科团队协作以及新技术的结合,将成为未来 CAD 患者进行 NCS 时管理的重要方向,以降低围术期不良事件,提高患者的长期生存率和生活质量。

第四节 肿瘤合并泛血管病变的围手术期患者管理

一、合并冠脉病变患者的围手术期管理

在合并 CAD 的患者中,具有 ACS 病史的患者在围手术期的风险显著高于 CCD 患者,且围手术期 MACEs 的发生率增加了 3.5 倍。

对于患有 STEMI 及高危 NSTEMI 的患者,实施冠脉血运重建[PCI 或冠状动脉旁路移植术(coronary artery bypass grafting,CABG)]被证实能够有效降低肿瘤围手术期 MACEs 事件的发生率。此外,对于伴有心源性休克、难治性心绞痛、难治性心律失常、血流动力不稳定,或 GRACE 评分超过 140 的患者,冠脉血运重建同样必不可少。在冠状动脉左主干血管狭窄超过 50% 的 CCD 患者中,术前进行冠状动脉血运重建是一个合理且具有显著临床效益的选择。然而,对于不伴有主动脉瓣狭窄、左主干血管病变,以及 LVEF 低于 20% 的冠心病患者,在非心脏手术前常规进行血运重建术可能并无显著益处。

肿瘤合并泛血管病变

面对 CAD 并且先前接受过 PCI 治疗的患者，NCS 围手术期的抗血小板治疗管理相对复杂。这要求心血管医疗团队在中断抗血小板治疗的时间长度与血栓并发症风险之间进行审慎权衡。值得关注的是，冠脉血运重建与 NCS 之间的时间间隔通常与 MACEs 的发生率呈负相关。当 NCS 需要中断至少一种抗血小板药物时，对于接受过 PCI 的 ACS 患者，建议择期 NCS 应至少推迟至 PCI 术后一年。同样，对于复杂冠脉病变（如分叉支架、长支架及多血管 PCI）患者，如果择期 NCS 需要中断至少一种抗血小板药物，手术亦建议延迟至 PCI 术后一年。对于其余接受 PCI 手术的 CCD 患者，择期 NCS 建议推迟至少六个月。

在需限期进行 NCS 的患者，例如恶性肿瘤切除术，术前需进行全面的风险评估，以权衡手术延迟与围手术期 MACEs 之间的关系。如果推迟手术的风险超过了 MACEs 的风险，建议考虑在 PCI 至少 3 个月后进行 NCS。

在 PCI 后 30 天内进行 NCS 可能导致严重后果，包括心肌梗死、支架血栓形成、出血和死亡等风险显著增加。手术创伤可引起儿茶酚胺急剧升高、促炎细胞因子释放、凝血级联反应激活、血小板活化增加及纤溶活性减少，这些因素可能导致更加易于发生血栓的环境。因此，在 PCI 后的一个月内不宜进行择期 NCS。

对于仅接受冠状动脉球囊扩张而未植入支架的患者，择期 NCS 应至少推迟 14 天。而对于植入 BMS 的患者（当前 BMS 支架应用相对较少），若手术不需要中断双重抗血小板治疗，则择期 NCS 可以在心脏介入手术 30 天之后进行。

二、合并高血压患者的围手术期管理

在围手术期，失控的高血压会显著增加心血管疾病、中风及出血的风险。由于高血压期间心脏左室舒张末期压力增大，导致心肌耗氧量增加，加重心肌缺血。因此，围手术期需要常规进行血压管理。除了基础血压外，术前还应综合评估心血管风险、年龄、临床合并症、手术类型、麻醉方式及短期并发症的风险。

围手术期不建议停止降压治疗。对于无法口服药物的高血压患者，可以采取静脉给药的方式来控制血压。一项来自英国的回顾性分析显示，在 251 000 名患者中，术前舒张压超过 90 mmHg 与术后 30 天的死亡率增加显著相关。麻醉诱导会引发交感神经活动，从而导致血压和心率的不稳定。对于那些进行高风险择期手术且存在心血管并发症风险因素的患者，若近期高血压控制不佳（如手术前一天收缩压≥180 mmHg 或舒张压≥110 mmHg），应考虑推迟手术，以降低围手术期并发症的风险。然而，手术当天的高血压可能仅是情境性反应（如"白大衣高血压"）。因此，建议参考患者的基线动态血压，指导管理决策。

围手术期降压药物的调整方案参见第五部分。术后高血压可能由多种刺激因素引起，包括疼痛、炎症、焦虑、缺氧、容量负荷过重及尿潴留，或由于慢性抗高血压药物的撤药所致。高血压会增加心肌缺血、心肌梗死、急性失代偿性心力衰竭、脑缺血及心律失常的风险。因此，建议在临床情况下尽快恢复术前的抗高血压药物，以预防术后高血压导致的并发症。

同样，术中和术后低血压也会增加心血管和肾脏不良后果及死亡的风险。术中低血压与术后心肌损伤、急性肾损伤和死亡率相关。因此，针对接受 NCS 的患者，建议维持术中及术后的平均动脉压≥60～65 mmHg，或收缩压≥90 mmHg，以降低心血管、脑血管及肾脏事件的风险。不同人群的目标血压是不同的，对于老年人和慢性高血压患者，则可能需要更高的血压目标。麻醉与低血压的管理（如液体推注、血管活性药物及机械支持）应由临床团队依据情况酌情决定。在重症监护室对术后患者进行更为密切的监测，可能有助于及早识别低血压情况。

三、合并血糖升高患者的围手术期管理

在糖尿病患者中,动脉粥样硬化性心血管疾病、慢性肾病和心力衰竭的患病率较高。同时,糖尿病与围手术期心血管事件的发生率及手术部位感染风险增加密切相关。在麻醉和手术的过程中,应激状态会影响肝糖原合成与外周组织消耗之间的平衡,导致激素和炎症细胞因子的失调。

在 NCS 的围手术期,当血糖浓度 ≥200 mg/dL 时,相较于血糖正常的患者,全因死亡率增加超过 2 倍,心血管死亡率则增加超过 4 倍。而在围手术期接受糖尿病治疗的患者,其全因死亡率和心血管死亡率相对较低。因此,围手术期的高血糖管理显得尤为重要。

在 NCS 前的三个月内,建议完善 HbA1c 检查,以评估血糖控制情况。尽管 HbA1c 水平的升高并非围手术期血糖控制不良的直接指标,且急诊或限期手术不应因未达到目标 HbA1c 而延迟,但对于择期手术而言,如果 HbA1c 超过 8%,推迟手术可能是合理的选择。

酮症酸中毒是钠-葡萄糖共转运蛋白 2 抑制剂(sodium-glucose cotransporter-2 inhibitors,SGLT-2 抑制剂)的潜在并发症之一,因此建议在手术前 3~4 天停止使用该类药物,以降低发生此并发症的风险。目前尚无具体指南指导手术后何时重新启动 SGLT2 抑制剂的治疗。但理想情况下,建议在患者病情稳定并恢复正常饮食后,再恢复此类药物的使用。

胰高血糖素样肽-1 激动剂(glucagon-like peptide-1 agonists,GLP-1 激动剂)可能导致显著的胃轻瘫和胃排空延迟。对于每周注射一次 GLP-1 激动剂的患者,建议在择期 NCS 前停用超过 1 周;而对于每日注射 GLP-1 激动剂的患者,则应在手术前一天停用,从而降低手术期间胃内容物误吸的风险。

第二章 肿瘤合并泛血管病变与肿瘤外科手术

围手术期继续使用二甲双胍是合理的。最近的研究数据表明,二甲双胍与乳酸酸中毒的发生并无显著相关性。此外,多项研究已显示,使用二甲双胍的非手术患者的心血管风险显著降低。除了降低血糖浓度外,二甲双胍还可有效减少肥胖以及 2 型糖尿病患者的心血管死亡率。

四、合并脑血管疾病患者的围手术期管理

对于在近 3 个月内经历过脑卒中或短暂缺血发作的患者,在 NCS 后,其心血管事件的发生率较高,且在术后 30 天内的死亡率显著增加。因此,建议将择期手术时间推迟至少 3 个月后进行。若需要进行急诊或限期手术的情况,应在进行连续动脉压监测的同时使用缩血管药物,确保将血压维持在基线水平或在基线水平以上 20% 以内,以保障脑血管的适当灌注。

五、肿瘤患者围手术期药物调整

(一) 抗血小板用药

在肿瘤患者中,心脏事件的死亡率、全因死亡率及出血风险显著高于非肿瘤人群。尤其需要指出的是,抗血小板治疗,特别是 DAPT,会增加肿瘤患者的出血风险。在经历心肌梗死事件或 PCI 后,肿瘤患者与非肿瘤患者相比,其出血风险约高出 1.6 倍。鉴于 PRECISE-DAPT 评分在肿瘤患者中的出血预测效果不佳。为此,为降低出血风险,应尽量缩短 DAPT 的持续时间和强度,并尽可能避免三联疗法的使用。

目前,大多数外科手术干预在接受阿司匹林治疗的患者中进行时,并不会显著增加出血风险。然而,当预计手术期间止血较难控制时,建议在手术前至少停用阿司匹林 3 天,并在出血风险降低后重新开始用药。

对于在植入 BMS 的 30 天内或 DES 三个月内的 CAD 患者,

若需进行限期 NCS,除非出血风险高于预防支架血栓形成的益处,否则应继续使用 DAPT。对于曾接受过 PCI 且需在 NCS 前停止口服抗凝药物(oral anticoagulant,OAC)单药治疗的患者,应尽可能在围手术期用阿司匹林替代 OAC,直至可安全地重新开始抗凝治疗。对于某些 PCI 后高血栓风险患者,若在 DES 植入后 6 个月内或 BMS 植入后 30 天内的 NCS 无法推迟,围手术期进行静脉注射抗血小板药物的桥接治疗也是可行的选择。对于 CAD 但未进行过 PCI 的患者,在进行择期的非颈动脉 NCS 时,常规使用阿司匹林并无明显益处。

对于血小板计数下降的患者,有研究指出,除非血小板计数$<10\,000/\mu L$(对阿司匹林)或 $30\,000/\mu L$(对氯吡格雷),否则不应随意停止使用抗血小板药物。而对于 PCI 和 CABG,专家建议血小板计数的最低要求分别为 $30\,000/\mu L$ 和 $50\,000/\mu L$。近期有专家共识声明建议,当血小板计数$>10\,000/\mu L$ 时,方可开始使用阿司匹林。此外,在血小板计数$>30\,000\sim 50\,000/\mu L$ 时,可以同时启动双联抗血小板疗法(即联用阿司匹林和氯吡格雷)。然而,如果血小板计数$<50\,000/\mu L$,则双联抗血小板治疗的持续时间需相应缩短。在血小板计数$<50\,000/\mu L$ 的患者中,使用氯吡格雷被认为优于普拉格雷或替格瑞洛,并应避免使用糖蛋白 Ⅱ b/Ⅲ a 抑制剂。对于血小板计数$<20\,000/\mu L$ 的患者,可以考虑进行预防性血小板输注。

(二)抗凝药物

对于需要中断维生素 K 拮抗剂(vitamin K antagonist,VKA)的高血栓风险心血管疾病患者,实施预防性注射肝素的桥接治疗被证实能够有效降低血栓栓塞的风险。在术后出血风险降低后,应及时恢复 VKA 的使用。

然而,对于大多数需要中断 OAC 的 CAD 患者,出于对出血风险的考虑,不建议常规进行围手术期的桥接治疗。

（三）其余药物

1. 他汀类药物 对于已经在服用他汀类药物的患者，建议继续使用他汀治疗以降低围手术期发生 MACEs 的风险。对于之前未使用他汀类药物的患者，如果依据动脉粥样硬化性心血管疾病（atherosclevotic cardiovascular disease，ASCVD）病史或 10 年心血管风险评估符合使用他汀类药物的标准，则建议在围手术期开始他汀治疗，并计划进行长期使用。

2. RAAS 系统抑制剂 对于部分长期服用肾上腺素—抗利尿激素系统（renin-angiotensin-aldosterone system，RAAS）抑制剂以控制高血压的患者而言，假如他们将接受高风险 NCS，建议在手术前 24h 停用该药物。这样可以帮助限制术中的低血压风险。另一方面，对于因射血分数降低的心力衰竭（heart failure with reduced ejection fraction，HFrEF）患者，围手术期继续使用 RAAS 抑制剂则被认为是合理的。

3. 钙通道阻滞剂 钙通道阻滞剂（calcium channel blockers，CCB）可分为非二氢吡啶类（如维拉帕米和地尔硫卓）以及二氢吡啶类（如氨氯地平、非洛地平和硝苯地平）。前者主要用于心律失常的管理，而后者则主要用于控制高血压。这两类药物均能有效缓解慢性稳定型心绞痛的症状。

在小型随机对照试验中，围手术期静脉注射地尔硫卓或维拉帕米未显著降低围手术期的死亡率或心肌梗死发生率。此外，使用钙通道阻滞剂（尤其是二氢吡啶类）在术后血流动力学方面未观察到显著差异。因此，围手术期继续使用钙通道阻滞剂可能是合理的，但仍需注意术中低血压的潜在风险。

4. α-2 受体激动剂 有关 α-2 受体激动剂的研究表明，其在预防围手术期 MACEs 方面没有显著益处，因此不推荐新开始使用可乐定。相对而言，对于长期使用可乐定和其他 α-2 受体激动剂的患者，特别是那些面对顽固性高血压和某些特殊人群

（如慢性肾病患者），突然停用可乐定可能会导致去甲肾上腺素激增，从而引发反弹性高血压。目前，对于这类患者在围手术期的用药安全性尚缺乏确凿的证据支持。

5. β受体阻滞剂　对于已经接受稳定剂量β受体阻滞剂的患者，建议根据具体临床情况在围手术期继续使用。另一方面，对于计划接受择期 NCS 且有新的β受体阻滞剂适应证的患者，最好在术前 7 天以上开始使用β受体阻滞剂。这有助于提供足够的时间来评估耐受性，并在必要时进行药物调整。

第五节　典型病例

病例一　肺癌术后急性心梗怎么办？

一、病例资料

患者，男性，72 岁，因"肺癌术后 2 年，2 年前突发心梗 1 次"来院。患者 2 年前体检发现肺部恶性肿瘤，无胸闷、胸痛，无气急、呼吸困难、咯血等不适。术前心肌标志物、心电图（图 2-1A）、超声心动图均正常，行左上肺楔形切除及纵隔淋巴结清扫术。术后第 3 天患者出现胸闷、气短、咳粉红色泡沫痰，后出现低血压，查 cTnT 进行性升高（0.013→2.48 ng/mL，参考值：<0.014 ng/mL），NT-proBNP：3 093 pg/mL（参考值 0～300 pg/mL），CK-MM：297 U/L（参考值 0～23 U/L），D-二聚体：0.69 mg/mL（0～0.8 mg/L），血肌酐正常，心电图提示窦性心动过速、Ⅱ AVF V1-2 导联 QS 型，ST 段在 Ⅰ AVL V5 V6 导联水平压低 0.5 mm（图 2-1B）。超声心动图示左房增大，左室整体收缩活动减弱，LVEF 38%。请心内科会诊，考虑急性

心肌梗死、急性心衰，建议评估出血风险后，予抗栓、他汀类药物治疗，并尽早完善冠脉检查。患者服药后症状无明显改善，并在会诊过程中，患者出现病情恶化、心源性休克，随访心电图见前壁导联 r 波递增不良（图 2-1C）。气管插管、主动脉球囊反搏（intra-aortic ballon pump，IABP）辅助下行急诊冠脉造影（图 2-2），左主干未见狭窄，前降支起始段完全闭塞，左回旋支开口及近中段弥漫性病变，狭窄 70%～80%，高位第一钝缘支近段狭窄 80%，右冠状动脉近段狭窄 70%，中段起完全闭塞，于前降支近段病变处植入 Excrossal 3×33 mm 雷帕霉素支架。术中患者出现一过性心跳停止、阵发性室性心动过速，予药物治疗并植入临时起搏器。术后于监护室进一步治疗，经积极治疗及康复，患者恢复良好，无明显胸闷、胸痛、气急、呼吸困难。患者长期服用阿司匹林、氯吡格雷、沙库巴曲缬沙坦、达格列净、美托洛尔、呋塞米、螺内酯等药物治疗，其间自行停用他汀，并且未至

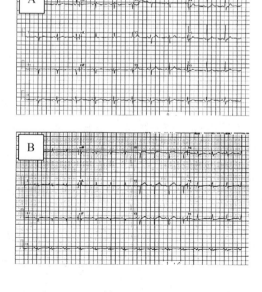

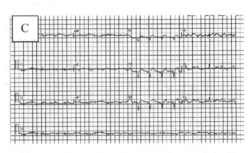

图 2-1 心电图变化

注：A. 入院心电图；B. 胸外科术后第三天胸闷气急发作心电图；C. PCI 术后次日随访心电图。

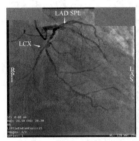 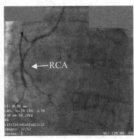 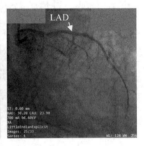

图 2-2 冠状动脉造影结果

注：A. 左冠状动脉术前；B. 右冠状动脉；C. 左冠状动脉术后。

心内科随访。既往有乙肝、吸烟史，否认高血压、糖尿病、高脂血症等病史。

1月前患者复查腹部 MRI 见肝右叶多发富血供占位，考虑恶性肿瘤，门静脉右前支癌栓形成。肿瘤专科医生建议肿瘤心脏病 MDT 门诊就诊，制定综合诊疗方案。MDT 门诊阅片考虑患者肝脏占位原发恶性肿瘤可能，建议患者完善 PET-CT 明确是否有其他部位转移，明确是否需要进一步行肝占位穿刺明确病理。因患者目前无明显胸闷、胸痛等心肌缺血症状，建议停用双抗，尽快行肝占位穿刺明确病理，继续用冠心病药物治疗方案。患者心肌梗死、支架植入术后1年，仍存在冠状动脉严重狭窄，

第二章　肿瘤合并泛血管病变与肿瘤外科手术

且未规范服药及随访，建议复查化验、心电图、超声心动图，并完善冠脉造影，待肝穿刺结束后，择期复查冠状动脉造影，必要时进一步手术治疗。

患者停用抗栓药物 1 周后行超声引导下肝占位穿刺，病理提示肝细胞癌，Ⅱ级。建议服用仑伐替尼治疗。肝穿刺结束后重新恢复抗栓治疗，并至心内科复查冠状动脉造影，行介入治疗开通闭塞血管，同时优化药物治疗方案，并加强患者教育，制定长期随访及心脏康复治疗方案。

二、病例讨论

每年全世界有 4% 的人口接受外科手术，其中约 1/3 的患者存在心血管疾病相关危险因素。随着中国社会老龄化进程的加速，冠心病患者逐年增加，肿瘤合并冠心病并不少见，其中需要接受非心脏手术的患者也不在少数。存在心脏病的患者手术风险显著高于普通人群，既往由于术前评估过于谨慎，导致部分患者手术被过度延迟，甚至失去了最佳的治疗机会。随着外科手术及麻醉方法的不断改进，手术指征逐渐放宽，冠心病或可疑冠心病患者需要进行非心脏手术的数量越来越多。如何平衡手术风险与心血管并发症的发生，给临床医生带来了不小的挑战。

本例患者是典型的肿瘤合并冠心病病例，患者有吸烟高危因素，但术前无胸闷、胸痛症状，心肌标志物、心电图、超声心动图均未提示异常，按指南推荐，这部分患者非心脏外科手术术前并无明确需要行冠状动脉检查的需求。但外科术后第三天，出现急性心肌梗死、急性心衰、心源性休克，心脏疾病本身较重、死亡风险极大。患者近期有肺部手术史，冠状动脉造影及服用抗栓药物所致的出血风险较大。但综合患者情况，追切需要冠脉造影明确冠脉情况，在充分权衡手术风险及获益后进行再造影及再血管化治疗。积极开通罪犯血管、药物治疗后，患者病情明显改善，再次验证患者术后病情变化与基础冠心病及突发加重相关。

在术后随访过程中，患者发现新发肿瘤，影像学检查倾向于恶性。尽管患者冠状动脉疾病严重且术后仍存在残余病变，但目前暂无胸闷、胸痛等缺血症状，而且心肌标志物保持稳定，两害相遇趋其轻，优先处理肿瘤。患者肝脏的占位从影像学特征来看，不似肺癌转移，更考虑为肝脏原发肿瘤，需要进行穿刺活检以明确性质，同时也需要全面评估身体其他部位是否存在肿瘤。而患者心梗术后长期服用的抗血小板药物与肝脏穿刺存在冲突，建议先暂停抗血小板药物一周，完善全身 PET-CT 检查后行肝占位穿刺，穿刺后待病情稳定再行冠脉造影。按照此计划取得肝肿瘤病理标本之后，心内科医生制定了详细缜密的方案，优化药物治疗、开通堵塞的冠状动脉，为后续肝癌治疗奠定了基础。

围术期心肌梗死（perioperative myocardial infarction，PMI）指发生在术前、术中及术后 30 天内的心肌梗死。多数患者并不一定存在典型的心肌缺血症状。通常出现心肌损伤标志物升高和/或心电图异常，心电图表现 60% 以上为非 Q 波形，74.6% 非 ST 段抬高，25.4% ST 段抬高。PMI 的发生率、预后、死亡率差异较大，非冠心病患者发生比例约 0.3%~3%，冠心病的高危群体及大手术病人发生比例约 5%~6%（甚至高达 30%）。PMI 主要发生在术后 3 天（>80%），术后 24 h 发生率约为 57.4%，而确诊后 30 天死亡率高达 30%。减少 PMI 发生最重要的是做好术前评估，RCRI 评分（表 2-4）用于评估患者围术期心脏并发症发生的风险。根据 RCRI 危险评分确定心脏并发症发生率：①1级：0 分，心脏并发症发生率 0.4%；②2 级：1 分，心脏并发症发生率 0.9%；③3 级：2 分，心脏并发症发生率 6.6%；④4级：3 分，心脏并发症发生率 11.0%。如 RCRI 2—3 分，建议暂停或推迟手术。该评分不适用于进行大血管手术的患者。

第二章 肿瘤合并泛血管病变与肿瘤外科手术

表 2-4 RCRI 评分

参　　数	计分
高危手术（腹腔内、胸腔内和腹股沟上的血管手术）	1
缺血性心脏病（心肌梗死病史或目前存在心绞痛、需使用硝酸酯类药物、运动试验阳性、心电图有 Q 波、或既往经皮冠状动脉腔内血管成形术或冠状动脉旁路移植史且伴有活动性胸痛）	1
慢性心力衰竭病史	1
脑血管病史	1
需胰岛素治疗的糖尿病	1
术前肌酐>2.0 mg/dL（176.8 μmol/L）	1
总分	

PMI 治疗原则与非手术心肌梗死类似，治疗主要矛盾在于抗栓带来的出血风险。对于确诊 STEMI 的患者，应该积极进行再灌注治疗，其中 PCI 能有效降低 STEMI 总体死亡率，优于溶栓治疗，应作为首选。对于 NSTEMI 的患者，推荐使用 GRACE 危险评分，GRACE 评分是从全球 ACS 登记研究衍生出的一项旨在评估 ACS 患者住院期间及出院后长期死亡/心肌梗死再发风险的预测工具，临床医生可以借助 GRACE 评分对患者进行危险分层，从而筛选出宜进行介入治疗的患者，合理选择早期治疗策略。GRACE 评分指标包括（表 2-5）：年龄、静息心率、收缩压、血肌酐、Killip 分级、是否存在心脏骤停、心电图 ST 段改变、心肌酶谱异常等。如是极高危患者生命体征不稳定时（如药物无法缓解的顽固性心绞痛、心衰、心源性休克、室速、室颤等），建议 2 h 内进行介入治疗（图 2-3）。

面对复杂病例时，尤其强调多学科协作，例如本例患者合并存在恶性肿瘤和严重心血管疾病，临床医生需要在外科、心脏科、麻醉科、肿瘤内科等多学科团队的共同讨论下制定综合治疗

表2-5 GRACE评分

Killip分级	得分	收缩压(mmHg)	得分	心率(次/min)	得分	年龄(岁)	得分	CK(mg/dl)	得分	危险因素	得分
I	0	<80	58	<50	0	<30	0	0~0.39	1	院前心脏骤停	39
II	20	80~99	53	50~69	3	30~39	8	0.4~0.79	4	ST段下移	28
III	39	100~119	43	70~89	9	40~49	25	0.8~1.19	7	心肌酶升高	14
IV	59	120~139	34	90~109	15	50~59	41	1.2~1.59	10	—	—
—	—	140~159	24	110~149	24	60~69	58	1.6~1.99	13	—	—
—	—	160~199	10	150~199	38	70~79	75	2.0~3.99	21	—	—
—	—	≥200	0	≥200	46	80~89	91	≥4.0	28	—	—
—	—	—	—	—	—	≥90	100	—	—	—	—

第二章 肿瘤合并泛血管病变与肿瘤外科手术

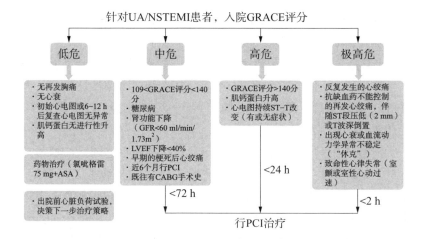

图 2-3 不稳定心绞痛或 NSTEMI 患者进行 GRACE 评分后分层及处理

方案。多学科决策能够最大限度地保证患者的综合治疗效果。

病例二 急性心梗同时发现肺癌能行手术吗?

一、病例资料

（一）就诊阶段

患者，男，74 岁，2023 年 8 月 26 日患者因突发心梗于外院行 PCI，LAD 中段完全闭塞，植入支架一枚，术后胸部 CT 发现左肺占位，大小 22×24 mm，目前一般状态可，无活动后胸闷胸痛等症状，服用沙库巴曲缬沙坦钠片、阿司匹林肠溶片、富马酸比索洛尔片、替格瑞洛片、阿托伐他汀钙片。下一步考虑行肺部占位穿刺明确病变的病理，为综合评估病情来就诊。

既往吸烟 20 余年，目前已戒烟 7 年，既往有脑梗病史，目前四肢肌力正常，日常活动不受限，否认有高血压、糖尿病等其他慢性病史。

2023年8月26日我院超声心动图示：轻度主动脉瓣反流，未见左室收缩异常，LVEF：61%。2023年9月9日于我院完善PET-CT：①考虑为左肺上叶前段周围型MT；②左肺下叶后基底段结节，请随诊除外MT；余两肺小结节；两肺慢性炎症、肺气肿；③心尖部心肌糖代谢增高，考虑与缺血性心肌病相关；④胆囊结石；双肾囊肿。

肿瘤心脏病MDT门诊建议：①予以复查心电图、心肌标志物、冠脉CTA等，随访冠心病情况，评估冠脉病变是否稳定。结果提示：心电图：窦性心律；陈旧性广泛前壁心肌梗死；陈旧性下壁心肌梗死（图2-4）。心肌标志物：cTnT：0.018 ng/mL（参考值<0.014）。冠状动脉CTA：PCI术后，支架通畅；冠脉散在斑块，伴管腔轻度狭窄（图2-5）。②考虑患者目前急性心梗处于亚急性期，立即进行穿刺活检或外科手术，需要停用双抗，存在复发ACS等风险，予以择期行穿刺活检或外科手术；③完善外周血基因检测。外周血基因检测：EGFR G719X突变：未检测到突变；EGFR 19DEL突变：未检测到突变；EGFR T790M突变：未检测到突变，EGFR S768I突变：未检测到突

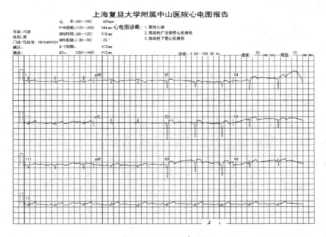

图2-4 心电图

变；EGFR 20ins 突变：未检测到突变；EGFR L858R 突变：未检测到突变；EGFR L861Q 突变：未检测到突变。④放射科专家会诊，评估左肺下叶后基底段结节是否为 MT。

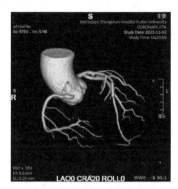 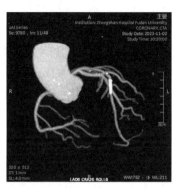

图 2-5　冠状动脉 CTA

随后患者于我院复查胸部 CT：左肺上叶 MT，两肺小结节，请结合其他检查；两肺慢性炎症，肺气肿（图 2-6）。放射科专家门诊意见：影像表现及初步诊断：①左上肺占位，考虑 MT；②左下肺后基底段结节灶，较前片密度变淡，考虑炎性病变机会大，左下肺少许慢性炎症，双侧少量胸腔积液；③两肺少许小结节，考虑慢性炎性结节。建议：胸外科就诊；2～3 个月复查胸部 CT。

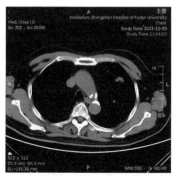 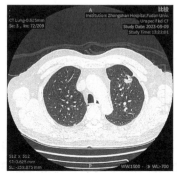

图 2-6　胸部 CT

(二)评估手术指征、实施手术阶段

2023年11月2日患者至胸外科门诊评估,胸外科医生考虑:患者肺部病灶符合手术指征,待心梗3个月后择期行肺癌切除术。于2023年11月20日停替格瑞洛。2023年11月22日于我院胸外科住院拟行手术治疗,入院后停阿司匹林,予以那屈肝素钙注射液4 100 IU/支,qd,桥接治疗。2023年11月27日于全麻下行胸腔镜左上肺楔形切除+左下肺楔形切除术,左上肺及左下肺各见一枚结节,未见播散灶。直线切割缝合器完整切除左肺上叶结节及左肺下叶结节,标本送检冰冻病理示:(左上肺部分)浸润性腺癌。(左下肺结节)肺泡上皮肿瘤性增生伴间质浸润,冰冻切片内浸润灶最长径约5.2 mm,考虑浸润性腺癌。清扫5、6、10组淋巴结。手术顺利,术中出血少,术后安返病区。最终病理结果:(左上肺部分)浸润性腺癌(2.2×2×1.5 cm),Ⅱ级(中分化),腺泡型为主(约70%),部分为乳头型(约20%),少部分为微乳头型(约10%)。癌组织未累及脏层胸膜。(左下肺结节)浸润性腺癌(小1×0.8×0.8 cm),Ⅱ级(中分化),腺泡型为主(约80%),少部分为贴壁型(约20%)。癌组织未累及脏层胸膜。

(三)后期随访阶段

2024年1月2日于我院心内科门诊随访,继续服用冠心病相关药物。阿司匹林0.1 g,qd;替格瑞洛90 mg,bid;阿托伐他汀20 mg,qn;比索洛尔5 mg,qd;沙库巴曲缬沙坦钠25 mg,qd。

2024年1月4日于我院肿瘤科复查,体检:PS评分为1分。建议患者术后辅助AP方案四周期。2024年07月27日PCI术后1年至心内科门诊随访,复查超声心动图:左室多壁段收缩活动异常;左房增大;主动脉瓣钙化伴轻度反流,LVEF=55%。考虑患者已PCI术后一年,暂停替格瑞洛,继续阿司匹林0.1 g, qd；阿托伐他汀 20 mg，qn；比索洛尔 5 mg，qd；沙库巴曲缬沙坦钠 25 mg，qd。冠心病病情稳定。复查胸部 CT，2024 年 7 月 8 日胸部 CT：左肺术后，两肺小结节，随访；左主支气管腔内结节，痰液栓可能，随访；两肺少许慢性炎症陈旧灶（图 2-7）。

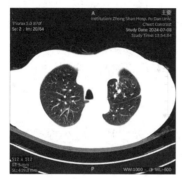
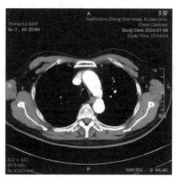

图 2-7　胸部 CT（2024 年 7 月 8 日）

二、病例讨论

围手术期心血管并发症是患者接受非心脏手术后死亡的重要原因之一，特别是 CAD 患者。目前，对于冠心病患者最有益的围手术期策略仍然存在诸多不确定性。抗血栓药物一直是缺血性事件二级预防的基石，但其会增加出血的风险。考虑到 5%～25% 的冠状动脉支架植入术患者在 2 年内需要进行非心脏手术，而手术又是导致双抗血小板治疗过早停止的最常见原因。抗血小板治疗的围手术期管理，需要同时评估与临床和手术因素相关的个体血栓和出血风险，这在临床实践中是一个反复出现的难题。

针对此患者，结合病史及诊疗经过，需要考虑的是冠脉介入治疗后的非心脏手术时机，需要考虑 2 个方面，一个方面是非心脏手术的紧急程度，患者为肺癌切除术，属于限期手术范畴，根据 2024 年美国《非心脏手术围术期心血管管理指南》，手术最多可推迟3个月,以便进行术前评估和管理,而不会对治疗效果产生负面影响。因此,本病例推荐3个月后进行限期手术。另一方面,需要冠心病的缺血风险评估,在门诊随访中,患者目前结果提示:心电图:窦性心律;陈旧性广泛前壁心肌梗死;陈旧性下壁心肌梗死。心肌标志物:cTnT:0.018 ng/mL(参考值<0.014)。冠状动脉CTA:PCI术后,支架通畅;冠脉散在斑块,伴管腔轻度狭窄,提示患者目前冠心病病情稳定。可以进一步行择期手术。同时,对于术后重启DAPT的治疗,根据指南提示:中等出血风险手术:术后7天恢复DAPT治疗。因此,对于本病例于1周后恢复了DAPT治疗。

综上,对于术中抗栓治疗的平衡以及术后抗血小板药物恢复时机和选择等难题,仍然需要更多、更全面的高质量临床研究来进一步探究。

病例三 重度冠脉狭窄合并肠癌能手术吗?

一、病例资料

患者,男,74岁,2023年10月12日因"便血2月余"于中山医院急诊科。患者2023年8月5日、8月7日查粪隐血+,因冠心病、PCI病史,服用阿司匹林、氯吡格雷,予停用阿司匹林,调整为吲哚布芬治疗。后仍间断黑便,便中带血,无腹痛腹泻、恶心呕吐、发热寒战。2023年10月12日于我院急诊就诊,内镜提示:慢性胃炎,胆汁反流,结肠MT可能,结肠息肉。3日后病理提示:距肛缘15 cm结肠腺癌,分化Ⅲ级。10月17日完善冠状动脉CTA检查提示:左前降支近段支架基本通畅,支架上方软斑块伴管腔重度狭窄,D1开口钙化斑块、右冠近段混合斑块伴管腔轻度狭窄;左前降支中段浅表型心肌桥。现为制订

第二章 肿瘤合并泛血管病变与肿瘤外科手术

下一步诊疗方案，来肿瘤心脏病 MDT 门诊就诊。

患者自 2019 年来反复出现活动后胸痛，疼痛持续十余分钟，休息后可自行缓解，不伴大汗、黑矇、晕厥等，2022 年先后 2 次于中山医院心内科行 PCI 术，前降支及第一对角支重度狭窄，均行药物球囊扩张成形术。2023 年 1 月因胸痛入院，行 PCI 术发现前降支中段弥漫性狭窄 95%，术中置入支架。现规律服用阿司匹林、氯吡格雷、阿托伐他汀、倍他乐克。

二、肿瘤心脏病 MDT 建议

建议调节抗血小板药物，优先处理结肠 MT，后续心内科随访，密切监测心血管事件。

（1）患者结肠 MT，现肿瘤主要风险在于肿瘤病灶出血及潜在肠梗阻趋势，需尽快外科手术。

（2）患者于 2023 年 7 月起再发劳力性心绞痛，临床评估为稳定型心绞痛，心内科暂无绝对手术禁忌，但患者存在 LAD 重度狭窄客观证据，外科手术围手术期心血管事件发生风险极高，需向患者充分告知围手术期再发心梗、心功能恶化、恶性心律失常、猝死等风险。

三、病例讨论

本病例为结肠癌合并重度冠脉狭窄，主要矛盾有二：一是冠心病手术与结肠手术的矛盾；二是抗凝药物与术中出血风险的矛盾。

肿瘤患者合并冠心病，需评价肿瘤手术与冠心病手术的轻重缓急。对于急性心肌梗死的患者，建议优先处理心血管疾病；而对于稳定型心绞痛的患者，优先肿瘤手术，但需注意围术期加强血压、心律及心率监控，密切观察患者心肌缺血症状，密切随访心脏标志物（cTnT、CK‑MB、NT‑proBNP）、电解质情况；

如需冠脉介入，尽量选取裸支架或球囊扩张的方式，以缩短双联抗血小板的时间，为后续的肿瘤手术争取时间。

抗血小板药物是治疗冠心病的基本用药，通常稳定型心绞痛给予单个抗血小板药物治疗，ACS 或冠脉介入术后一定时间内需双联抗血小板药物治疗。需谨慎评估肿瘤手术出血风险及血栓风险，制订围手术期药物桥接方案。在本病例中，经心内科医生讨论，建议患者暂停双抗药物，予低分子肝素桥接。

患者随访：该患者于 2023 年 10 月 23 日行 Dixon 手术，术中诊断为乙状结肠 MT。病情好转后，恢复双联抗血小板治疗＋单硝酸异山梨酯扩冠治疗，心内科及肿瘤内科随访至今，现口服阿司匹林 0.1 g，qd；硫酸氢氯吡格雷 75 mg，qd；硝酸异山梨酯 40 mg，qd；阿托伐他汀 10 mg，qd。

（林瑾仪　曾　军　陆　浩　章　箎　陈佳慧　王　妍　程蕾蕾　沈毅辉　韩孟晓）

参考文献

［1］《泛血管疾病综合防治科学声明》工作组.泛血管疾病综合防治科学声明［J］.中国循环杂志，2019，34（11）：1041-1046.

［2］国家老年医学中心，中华医学会心血管病学分会心血管老年学组，中华老年医学杂志编辑委员会，等.老年患者非心脏手术围手术期心血管风险评估和管理的中国专家共识（2023）［J］.中华老年医学杂志，2024，43（8）：937-953.

［3］国家老年医学中心，中华医学会心血管病学分会心血管老年学组，中华老年医学杂志编辑委员会，中国心血管杂志编辑委员会.老年患者非心脏手术围手术期心血管风险评估和管理的中国专家共识（2023）［J］.中国心血管杂志，2024，29（4）：289-304.

［4］国家卫生健康委员会医政司，中华医学会肿瘤学分会.国家卫生健康委员会中国结直肠癌诊疗规范（2023 版）［J］.中华胃肠外科杂志，2023，26（6）：505-528.

［5］中国心胸血管麻醉学会非心脏麻醉分会，中国医师协会心血管内科

第二章 肿瘤合并泛血管病变与肿瘤外科手术

医师分会,中国心血管健康联盟.抗血栓药物围手术期管理多学科专家共识[J].中华医学杂志,2020,100(39):3058-3074.

[6] 中国心胸血管麻醉学会非心脏手术麻醉分会.心脏病患者非心脏手术围麻醉期中国专家临床管理共识(2020)[J].麻醉安全与质控,2021,5(2):63-77.

[7] 中国心血管健康与疾病报告编写组.中国心血管健康与疾病报告2023概要[J].中国循环杂志,2024,39(7):625-660.

[8] 中国医师协会心血管内科医师分会.泛血管疾病抗栓治疗中国专家共识(2024版)[J].中华医学杂志,2024,104(12):906-923.

[9] 中华医学会心血管病学分会,中国抗癌协会整合肿瘤心脏病学分会,中华心血管病杂志编辑委员会.恶性肿瘤患者冠心病预防与管理中国专家共识[J].中华心血管病杂志,2022,50(11):1047-1057.

[10] 中华医学会心血管病学分会,中华心血管病杂志编辑委员会.非心脏外科手术围手术期心血管疾病管理中国专家共识[J].中华心血管病杂志,2023,51(10):1043-1055.

[11] 中华医学会心血管病学分会,中华心血管病杂志编辑委员会.中国慢性冠脉综合征患者诊断及管理指南[J].中华心血管病杂志,2024,52(6):589-614.

[12] ABDELMALAK B B, ABD-ELSAYED A A, DALTON J E, et al. The association between preinduction arterial blood pressure and postoperative cardiovascular, renal, and neurologic morbidity, and in-hospital mortality in elective noncardiac surgery: an observational study[J]. J Hypertens, 2018,36(11):2251-2259.

[13] ALBALADEJO P, MARRET E, SAMAMA C M, et al. Noncardiac surgery in patients with coronary stents: the RECO study[J]. Heart, 2011,97(19):1566-1572.

[14] ANGIOLILLO D J, FIRSTENBERG M S, PRICE M J, et al. Bridging antiplatelet therapy with cangrelor in patients undergoing cardiac surgery: a randomized controlled trial[J]. JAMA, 2012,307(3):265-274.

[15] MASES A, de HEREDIA S B, Roman L, et al. Prediction of acute myocardial injury in noncardiac surgery in patients at risk for major adverse cardiovascular and cerebrovascular events: a multivariable risk

model [J]. Anesth Analg, 2023,137(6):1116-1126.
[16] BANGALORE S, SILBAUGH T S, NORMAND S L, et al. Drug eluting stents versus bare metal stents prior to noncardiac surgery [J]. Catheter Cardiovasc Interv, 2015,85(4):533-541.
[17] BARAN D A, GRINES C L, BAILEY S, et al. SCAI clinical expert consensus statement on the classification of cardiogenic shock: This document was endorsed by the American College of Cardiology (ACC), the American Heart Association (AHA), the Society of Critical Care Medicine (SCCM), and the Society of Thoracic Surgeons (STS) in April 2019 [J]. Catheter Cardiovasc Interv, 2019,94(1):29-37.
[18] BAUMGARTNER C, DE KOUCHKOVSKY I, WHITAKER E, et al. Periprocedural bridging in patients with venous thromboembolism: a systematic review [J]. Am J Med, 2019,132(6):722-732.
[19] BLACKER D J, FLEMMING K D, LINK M J, et al. The preoperative cerebrovascular consultation: common cerebrovascular questions before general or cardiac surgery [J]. Mayo Clin Proc, 2004,79(2):223-229.
[20] BODEN W E, O'ROURKE R A, TEO K K, et al. Optimal medical therapy with or without PCI for stable coronary disease [J]. N Engl J Med, 2007,356(15):1503-1516.
[21] CAO D, CHANDIRAMANI R, CAPODANNO D, et al. Non-cardiac surgery in patients with coronary artery disease: risk evaluation and periprocedural management [J]. Nat Rev Cardiol, 2021, 18(1):37-57.
[22] CAO D, LEVIN M A, SARTORI S, et al. Perioperative risk and antiplatelet management in patients undergoing non-cardiac surgery within 1 year of PCI [J]. J Thromb Thrombolysis, 2022,53(2):380-389.
[23] CAPODANNO D, MILLUZZO R P, ANGIOLILLO D J. Intravenous antiplatelet therapies (glycoprotein II b/III a receptor inhibitors and cangrelor) in percutaneous coronary intervention: from pharmacology to indications for clinical use [J]. Ther Adv Cardiovasc Dis, 2019,13:1753944719893274.

[24] CHARYTAN D M, SOLOMON S D, IVANOVICH P, et al. Metformin use and cardiovascular events in patients with type 2 diabetes and chronic kidney disease [J]. Diabetes Obes Metab, 2019, 21(5):1199-1208.

[25] DEVEREAUX P J, MRKOBRADA M, SESSLER D I, et al. Aspirin in patients undergoing noncardiac surgery [J]. N Engl J Med, 2014, 370(16):1494-1503.

[26] DEVEREAUX P J, SESSLER D I, LESLIE K, et al. Clonidine in patients undergoing noncardiac surgery [J]. N Engl J Med, 2014, 370(16):1504-1513.

[27] DUGGAN E W, CARLSON K, UMPIERREZ G E. Perioperative hyperglycemia management: an update [J]. Anesthesiology, 2017, 126(3):547-560.

[28] DUNCAN D, SANKAR A, BEATTIE W S, et al. Alpha-2 adrenergic agonists for the prevention of cardiac complications among adults undergoing surgery [J]. Cochrane Database Syst Rev, 2018, 3(3):CD004126.

[29] DURAZZO A E, MACHADO F S, IKEOKA D T, et al. Reduction in cardiovascular events after vascular surgery with atorvastatin: a randomized trial [J]. J Vasc Surg, 2004, 39(5):967-975.

[30] Effect of intensive blood-glucose control with metformin on complications in overweight patients with type 2 diabetes (UKPDS 34). UK Prospective Diabetes Study (UKPDS) Group [J]. Lancet, 1998, 352(9131):854-65.

[31] EGHOLM G, KRISTENSEN S D, THIM T, et al. Risk associated with surgery within 12 months after coronary drug-eluting stent implantation [J]. J Am Coll Cardiol, 2016, 68(24):2622-2632.

[32] ELSAYED N A, ALEPPO G, ARODA V R, et al. Diabetes care in the hospital: standards of care in diabetes, 2023 [J]. Diabetes Care, 2023, 46(Suppl 1):S267-S278.

[33] FENG S, YANG S, XIAO W, et al. Effects of perioperative goal-directed fluid therapy combined with the application of alpha-1 adrenergic agonists on postoperative outcomes: a systematic review and meta-analysis [J]. BMC Anesthesiol, 2018, 18(1):113.

[34] FOX K A, DABBOUS O H, GOLDBERG R J, et al. Prediction of risk of death and myocardial infarction in the six months after presentation with acute coronary syndrome: prospective multinational observational study (GRACE) [J]. BMJ, 2006,333(7578):1091.

[35] FRYE R L, AUGUST P, BROOKS M M, et al. Bari D. Study Group. A randomized trial of therapies for type 2 diabetes and coronary artery disease [J]. N Engl J Med, 2009, 360 (24): 2503-2515.

[36] GÉNÉREUX P, RUTLEDGE D R, PALMERINI T, et al. Stent thrombosis and dual antiplatelet therapy interruption with everolimus-eluting stents: insights from the Xience V Coronary Stent System Trials [J]. Circ Cardiovasc Interv, 2015,8(5):e001362.

[37] HALVORSEN S, MEHILLI J, CASSESE S, et al. 2022 ESC Guidelines on cardiovascular assessment and management of patients undergoing non-cardiac surgery [J]. Eur Heart J, 2022, 43 (39): 3826-3924.

[38] HOLCOMB C N, GRAHAM L A, RICHMAN J S, et al. The incremental risk of coronary stents on postoperative adverse events: a matched cohort study [J]. Ann Surg, 2016,263(5):924-930.

[39] HOLCOMB C N, GRAHAM L A, RICHMAN J S, et al. The incremental risk of noncardiac surgery on adverse cardiac events following coronary stenting [J]. J Am Coll Cardiol, 2014, 64 (25): 2730-2739.

[40] HOLCOMB C N, HOLLIS R H, GRAHAM L A, et al. Association of coronary stent indication with postoperative outcomes following noncardiac surgery [J]. JAMA Surg, 2016,151(5):462-469.

[41] HOLLMANN C, FERNANDES N L, BICCARD B M. A systematic review of outcomes associated with withholding or continuing angiotensin-converting enzyme inhibitors and angiotensin receptor blockers before noncardiac surgery [J]. Anesth Analg, 2018,127(3): 678-687.

[42] ILIESCU C A, GRINES C L, HERRMANN J, et al. SCAI Expert consensus statement: Evaluation, management, and special considerations of cardio-oncology patients in the cardiac catheterization

第二章 肿瘤合并泛血管病变与肿瘤外科手术

laboratory (endorsed by the Cardiological Society of India, and Sociedad Latino Americana de Cardiología Intervencionista) [J]. Catheter Cardiovasc Interv, 2016, 87(5): E202-223.

[43] JORGENSEN M E, TORP-PEDERSEN C, GISLASON G H, et al. Time elapsed after ischemic stroke and risk of adverse cardiovascular events and mortality following elective noncardiac surgery [J]. JAMA, 2014, 312(3): 269-277.

[44] KALUZA G L, JOSEPH J, LEE J R, et al. Catastrophic outcomes of noncardiac surgery soon after coronary stenting [J]. J Am Coll Cardiol, 2000, 35(5): 1288-1294.

[45] KHAN S U, SINGH M, VALAVOOR S, et al. Dual antiplatelet therapy after percutaneous coronary intervention and drug-eluting stents: a systematic review and network meta-analysis [J]. Circulation, 2020, 142(15): 1425-1436.

[46] KOVACS M J, WELLS P S, ANDERSON D R, et al. Postoperative low molecular weight heparin bridging treatment for patients at high risk of arterial thromboembolism (PERIOP2): double blind randomised controlled trial [J]. BMJ, 2021, 373: n1205.

[47] KUZULUGIL D, PAPEIX G, LUU J, et al. Recent advances in diabetes treatments and their perioperative implications [J]. Curr Opin Anaesthesiol, 2019, 32(3): 398-404.

[48] LAMPERTI M, ROMERO C S, GUARRACINO F, et al. Preoperative assessment of adults undergoing elective noncardiac surgery: Updated guidelines from the European Society of Anaesthesiology and Intensive Care [J]. Eur J Anaesthesiol. 2025, 42(1): 1-35.

[49] LAWTON J S, TAMIS-HOLLAND J E, BANGALORE S, et al. 2021 ACC/AHA/SCAI guideline for coronary artery revascularization: a report of the American College of Cardiology/American Heart Association Joint Committee on Clinical Practice Guidelines [J]. Circulation, 2022, 145(3): e4-e17.

[50] LEE T H, MARCANTONIO E R, MANGIONE C M, et al. Derivation and prospective validation of a simple index for prediction of cardiac risk of major noncardiac surgery [J]. Circulation, 1999, 100 (10): 1043-1049.

[51] LINDENAUER P K, PEKOW P, WANG K, et al. Lipid-lowering therapy and inhospital mortality following major noncardiac surgery [J]. JAMA, 2004, 291(17): 2092-2099.

[52] LIN Y, MA L. Blood pressure lowering effect of calcium channel blockers on perioperative hypertension: a systematic review and meta-analysis [J]. Medicine (Baltimore), 2018, 97(48): e13152.

[53] LURATI BUSE G, BOLLEN PINTO B, ABELHA F, et al. ESAIC focused guideline for the use of cardiac biomarkers in perioperative risk evaluation [J]. Eur J Anaesthesiol, 2023, 40(12): 888-927.

[54] MEHRAN R, CAO D, ANGIOLILLO D J, et al. 3- or 1-month DAPT in patients at high bleeding risk undergoing everolimus-eluting stent implantation [J]. J Am Coll Cardiol Intv, 2021, 14(17): 1870-1883.

[55] NOORDZIJ P G, BOERSMA E, SCHREINER F, et al. Increased preoperative glucose levels are associated with perioperative mortality in patients undergoing noncardiac, nonvascular surgery [J]. Eur J Endocrinol, 2007, 156(1): 137-142.

[56] NUTTALL G A, BROWN M J, STOMBAUGH J W, et al. Time and cardiac risk of surgery after bare-metal stent percutaneous coronary intervention [J]. Anesthesiology, 2008, 109(4): 588-595.

[57] PRINS K W, NEILL J M, TYLER J O, et al. Effects of beta-blocker withdrawal in acute decompensated heart failure: a systematic review and meta-analysis [J]. JACC Heart Fail, 2015, 3(8): 647-653.

[58] PUTOWSKI Z, CZOK M, KRZYCH Ł J. The impact of intraoperative blood pressure variability on the risk of postoperative adverse outcomes in non-cardiac surgery: a systematic review [J]. J Anesth, 2022, 36(2): 316-322.

[59] SALMASI V, MAHESHWARI K, YANG D, et al. Relationship between intraoperative hypotension, defined by either reduction from baseline or absolute thresholds, and acute kidney and myocardial injury after noncardiac surgery: a retrospective cohort analysis [J]. Anesthesiology, 2017, 126(1): 47-65.

[60] SCHIFFER C A, BOHLKE K, ANDERSON K C. Platelet transfusion for patients with cancer: American Society of Clinical

[61] SCHOENEFELD E, DONAS K, RADICKE A, et al. Perioperative use of aspirin for patients undergoing carotid endarterectomy [J]. VASA, 2012, 41(4): 282-287.

[62] SESSLER D I, MEYHOFF C S, ZIMMERMAN N M, et al. Period-dependent associations between hypotension during and for four days after noncardiac surgery and a composite of myocardial infarction and death: a substudy of the POISE-2 trial [J]. Anesthesiology, 2018, 128(2): 317-327.

[63] SHIFFERMILLER J F, MONSON B J, VOKOUN C W, et al. Prospective randomized evaluation of preoperative angiotensin-converting enzyme inhibition (PREOPACEI) [J]. J Hosp Med, 2018, 13(10): 661-667.

[64] SMILOWITZ N R, LORIN J, BERGER J S. Risks of noncardiac surgery early after percutaneous coronary intervention [J]. Am Heart J, 2019, 217: 64-71.

[65] THOMAS D, SHARMILA S, SARAVANA BABU M S, et al. Perioperative cardiovascular outcome in patients with coronary artery disease undergoing major vascular surgery: a retrospective cohort study [J]. Ann Card Anaesth, 2022, 25(3): 297-303.

[66] THOMPSON A, FLEISCHMANN K E, et al. 2024 AHA/ACC/ACS/ASNC/HRS/SCA/SCCT/SCMR/SVM guideline for perioperative cardiovascular management for noncardiac surgery: a report of the American College of Cardiology/American Heart Association Joint Committee on clinical practice guidelines [J]. Circulation, 2024, 150(19): e351-e442.

[67] TODD L A, VIGERSKY R A. Evaluating perioperative glycemic control of non-cardiac surgical patients with diabetes [J]. Mil Med, 2021, 186(9-10): e867-e872.

[68] UEKI Y, VÖGELI B, KARAGIANNIS A, et al. Ischemia and bleeding in cancer patients undergoing percutaneous coronary intervention [J]. JACC CardioOncol, 2019, 1(2): 145-155.

[69] USHAKUMARI D S, SLADEN R N. ASA consensus-based guidance

on preoperative management of patients on glucagon-like peptide-1 receptor agonists [J]. Anesthesiology, 2024,140(2):346-348.

[70] VALGIMIGLI M, CAO D, ANGIOLILLO D J, et al. Duration of dual antiplatelet therapy for patients at high bleeding risk undergoing PCI [J]. J Am Coll Cardiol, 2021;78(21):2060-2072.

[71] VENKATESAN S, MYLES P R, MANNING H J, et al. Cohort study of preoperative blood pressure and risk of 30-day mortality after elective non-cardiac surgery [J]. Br J Anaesth, 2017,119(1):65-77.

[72] VIRANI S S, NEWBY L K, ARNOLD S V, et al. 2023 AHA/ACC/ACCP/ASPC/NLA/PCNA Guideline for the Management of Patients With Chronic Coronary Disease: A Report of the American Heart Association/American College of Cardiology Joint Committee on Clinical Practice Guidelines [J]. Circulation, 2023,148(9):e9-e119.

[73] WARLTIER D C, PAGEL P S, KERSTEN J R. Approaches to the prevention of perioperative myocardial ischemia [J]. Anesthesiology, 2000,92(1):253-259.

[74] WIJEYSUNDERA D N, BEATTIE W S, WIJEYSUNDERA H C, et al. Duration of preoperative β-blockade and outcomes after major elective noncardiac surgery [J]. Can J Cardiol, 2014, 30 (2): 217-223.

[75] WIJEYSUNDERA D N, BEATTIE W S. Calcium channel blockers for reducing cardiac morbidity after noncardiac surgery: a meta-analysis [J]. Anesth Analg, 2003,97(3):634-641.

[76] WIJEYSUNDERA D N, WIJEYSUNDERA H C, YUN L, et al. Risk of elective major noncardiac surgery after coronary stent insertion: a population-based study [J]. Circulation, 2012,126(11): 1355-1362.

[77] WONG E Y, LAWRENCE H P, WONG D T. The effects of prophylactic coronary revascularization or medical management on patient outcomes after noncardiac surgery: a meta-analysis [J]. Can J Anaesth, 2007,54(9):705-717.

第三章

肿瘤合并泛血管病变与放射治疗

第一节 肿瘤合并泛血管病变放射治疗的危险因素评估

放射治疗（radiation therapy，简称放疗）自 1899 年首次应用于临床以来，已成为肿瘤治疗领域最重要的手段之一。其基本原理是通过定向、可控的电离辐射对靶区域中的肿瘤细胞产生电离损伤，从而达到减瘤的效果。然而，在杀伤肿瘤细胞的同时，照射区域内正常组织和细胞也会受到不同程度的电离损伤。放疗的有效性源于电离辐射对肿瘤细胞的损伤效果是否显著，但难以避免正常细胞损伤，可导致多种放疗相关不良反应的发生。

常见的放疗部位包括头颈部、胸腔、腹腔和盆腔。这些腔隙含有大量的血管，如主动脉、颈动脉，也包含大量的富血管器官，如心脏、肾脏、肠道。血管组织在电离损伤后会引起动脉粥样硬化进展、血栓形成等病理过程；某些器官如甲状腺、胰腺、肾脏在电离损伤后出现多种激素轴调节功能异常。这些病理生理变化直接或间接作用于不同靶器官，引发泛血管疾病的临床表现，显著增加肿瘤患者的住院率和死亡率，进一步加重患者的疾病负担。因此，接受放疗的肿瘤患者发生泛血管疾病的风险日益得到关注。

尽管肿瘤的综合治疗手段日新月异，但是放疗在某些瘤种的治疗的作用仍然无法被取代。据统计，超过 50% 的肿瘤患者都曾接受过放疗。对于如此庞大的群体，如何筛选出泛血管病变风险较高的患者至关重要。本节主要讨论如何识别肿瘤患者放疗前的基线泛血管病变风险。

一、传统泛血管病变风险

尽管新型检查方法层出不穷并且在不断优化，但是仍然首先要强调传统泛血管病变风险的筛查。通过详细的病史询问和体格检查，就能够识别出这一部分风险因素。

(一) 确诊的心血管疾病史

2019 年，一项回顾性研究纳入了 748 例接受放疗的非小细胞肺癌患者，中位随访时间 20.4 月，发现基线时已患有心血管疾病（包括冠心病、卒中、外周血管疾病或充血性心力衰竭）的患者，在接受放疗后 MACEs 风险增加约 7 倍 [校正的风险比（adjusted hazard ratio, HR_{adj}）：7.00, 95% 置信区间（confidence interval, CI)：3.20~15.31]。2024 年另一项回顾性研究 NI-HEART，纳入 2015—2020 年 478 例接受放疗的肺癌患者，中位事件发生时间为 16.3 月，发现已经确诊的心血管疾病，包括冠心病、心律失常或心力衰竭的患者，接受放疗后 MACEs 累积发生率明显升高 [55%（95%CI：12%~20%）vs 16%（95%CI：35%~71%）]。因此，上述确诊的泛血管疾病史都应该被仔细询问和记录。

(二) 心血管疾病风险因素

2013 年，一项病例对照研究纳入 2 168 例女性乳腺癌接受放疗的患者，发现身体质量指数（body mass index，BMI）≥ 30 kg/m²、吸烟或糖尿病史的患者，其冠心病事件风险显著升高。在食管癌和纵隔淋巴瘤的队列研究当中，同样发现高血压、

第三章　肿瘤合并泛血管病变与放射治疗

年龄和吸烟是放疗后心血管风险升高的独立危险因素。另外三项队列研究分别纳入 96 例、125 例和 290 例接受放疗的颈部肿瘤患者，发现高龄、高脂血症、高血压、糖尿病或吸烟者发生颈动脉粥样硬化的风险显著增加。另一项回顾性队列纳入 367 例接受放疗的颈部肿瘤患者，发现高血压或糖尿病者发生卒中的风险明显增加。在一项纳入 43 例接受放疗的霍奇金淋巴瘤患者中，血脂水平与冠状动脉粥样硬化风险显著相关（$β=308$，$95\% CI$：$213\sim403$）。

　　由于心血管疾病的发生往往是多因素共同作用的结果，多个研究团队基于人群大数据开发了多种心血管危险分层工具。这些工具通过开放的公式或在线计算器，能够评估患者的远期心血管疾病风险。近年来，最被广泛提及的是 SCORE2 或 SCORE2-OP 评分系统（www.heartscore.org），可以预测一般人群或老年人群 10 年 ASCVD 危险评分，目前已经被相关指南推荐作为常规筛查工具。MESA 冠心病风险评分系统（https://www.mesa-nhlbi.org/MESACHDRisk/MesaRiskScore/RiskScore.aspx）在 $45\sim85$ 岁的西方人群中也得到了验证和推广，亦可作为参考，主要预测 10 年冠心病相关风险，包括心肌梗死，需要血运重建的心绞痛、心脏骤停或冠心病导致的死亡。然而，需要强调的是，这些评分系统并未专门在放疗幸存者队列中进行验证。

　　针对乳腺癌患者，近年来发表的 CHEMO-RADIAT 评分可以有针对性地评估放疗后综合心血管风险，但其效力尚需更广泛的临床应用来验证。虽然目前缺乏前瞻性 RCT 证据，但多项专家共识建议将 10 年 ASCVD 风险中危以上（$\geqslant 7.5\%$）作为肿瘤患者放疗后心血管事件危险因素之一。

二、肿瘤相关性风险因素

　　绝大多数肿瘤患者都会接受综合治疗，放疗以外的其他治疗方式也有可能导致泛血管疾病的发生和发展。尤其是接受过心脏毒性药物治疗或胸部放疗的患者，出现放疗相关泛血管病变的风险明显升高。因此，详细了解患者既往的肿瘤治疗史至关重要。由于许多患者曾在不同的医疗机构进行诊治，而且治疗方案复杂，患者并不一定能够准确地复述，因此强调在放疗前尽可能多地复习这些诊治经过，识别出潜在的危险因素。

（一）肿瘤类型是首先考虑的危险因素之一

2023年发表的一项研究纳入839 934例、涵盖9个癌种的患者，观察累积MACEs风险，结果发现风险最高的是肺癌，4年累积MACEs发生率为26%（HR_{adj}：2.67，95% CI：2.60～2.74）；在MACEs中卒中的发生风险最高。第二位是骨髓瘤，累积MACEs发生率为22%（HR_{adj}：2.21，95% CI：2.12～2.31）。第三位是白血病，累积MACEs发生率为21%（HR_{adj}：2.08，95% CI：2.01～2.14）。接下来分别是淋巴瘤、肾癌、结肠癌、乳腺癌、前列腺癌和黑色素瘤。黑色素瘤累积MACEs发生率为8%（95% CI：0.70～0.80）。

（二）肿瘤的位置也与放疗后泛血管病变风险相关

肿瘤的位置与放疗后泛血管病变的风险密切相关。通常，肿瘤距离泛血管组织越近或与泛血管组织的重叠区域越多，放疗后泛血管病变的风险越高。例如，左侧乳腺癌放疗后对于心脏的损伤明显重于右侧（右位心反之）；毗邻心包的肺癌放疗后对于心脏的损伤明显重于毗邻胸膜的肺癌。有研究提示，曾经接受放射野包含心脏的胸部放疗剂量＞30 Gy时，心血管病风险显著升高。

（三）肿瘤的治疗史与放疗后泛血管病变风险日益密切

肿瘤的其他治疗方法可能会直接或间接引起放疗后泛血管病变的发生和发展。传统的心脏毒性药物为阿霉素类药物，其对心脏的毒性作用已得到较多研究，通过联合右雷佐生、换用表柔比星脂质体等方法，可以减轻其心脏不良反应。

第三章 肿瘤合并泛血管病变与放射治疗

近年来，靶向治疗和免疫治疗给肿瘤治疗带来许多振奋人心的进展。新型靶向药物层出不穷，可以针对 HER2/neu、VEGF、蛋白酶、多种酪氨酸激酶如 VEGF 受体、Bcr‐Abl 融合基因、布鲁顿型酪氨酸激酶（Bruton's tyrosine kinase, BTK）、成纤维生长因子受体（fibroblast growth factor receptors, FGFR）进行靶向干预。然而，这些药物在发挥抗肿瘤作用的同时，也可能导致内皮功能紊乱、高血压、复极化延长或心脏负性重构等不良反应。

ICIs 是免疫治疗的重要手段，但是 ICIs 相关的心肌炎已经被广泛报道和关注（详见本团队出版的《免疫检查点抑制剂相关心肌炎——从基础到临床》一书）。同时，ICIs 引起的动脉粥样硬化事件风险增加也越来越得到关注，主要机制是这些药物促发了炎症反应，使动脉粥样硬化斑块短期内快速进展。

上述这些药物联合或顺序使用被认为是肿瘤患者放疗后心血管事件的潜在危险因素，但不同用药方案对应的危险度高低尚需进一步研究来证实。

三、辅助检查中可以识别的危险因素

得益于影像等辅助检查的进步，现代医学有更多手段用来进行泛血管疾病诊断和评估。部分检查是在放疗前肿瘤本身的诊断所需，但通过回顾和再分析，可以识别出一些潜在的泛血管疾病风险因素；另一些检查是泛血管疾病所特有的，在放疗前根据患者的情况有针对性地进行选择，可以更有效地帮助放疗前泛血管风险评估。

（一）CT 平扫

CT 平扫检出的血管钙化对于预测泛血管病变风险具有重要作用。由于患者在肿瘤的诊断和疗效评估中常常要进行胸部或腹盆部的 CT 检查；有时还需要进行 PET‐CT 检查。这些检查的图像除了用于肿瘤及淋巴结的观察，还应重点关注血管钙化的评估。

冠状动脉钙化（coronary artery calcium，CAC）在胸部 CT 平扫中就能被发现和定量，经过多项大样本研究证实，CAC 可有效预测冠状动脉粥样硬化病变的风险。CAC 定义为 CT 值 $\geqslant$ 130 Hounsfield、范围 $\geqslant 1$ mm 的病变。CAC 数据报告系统（data reporting system，DRS）推荐的 CAC 严重程度积分方法主要有两种：一种是目测法，用相应的标准将 CAC 分为 DRS 0、1、2、3 级，对应心血管病风险极低、轻度、中度和中重度。另一种是半定量的 Agatston 评分系统，0 分为 DRS 0 级；1~99 分为 DRS 1 级；100~299 分为 DRS 2 级；$\geqslant 300$ 分为 DRS 3 级。每级相对应的危险度和目测法一致。无论是无触发的普通 CT，还是心电图触发的 CT，对于 CAC 积分均能得出较一致的评判效果。积分越高，意味着急性冠状动脉事件的风险越高；而患者无症状且 CAC 积分很低时，阻塞性冠心病的可能性很低，即冠心病诊断的阴性预测值较高。

在肿瘤患者中，CAC 积分的预测价值也得到了验证。一项纳入 408 例乳腺癌患者的队列研究中采用目测法评估平扫或增强 CT 中 CAC 的严重程度，发现 CAC 中到重度的患者相对于无 CAC 的患者，全因死亡和心血管事件复合终点的发生风险明显升高（HR_{adj}：4.90，95% CI：1.95~12.29）。另一项纳入 939 例乳腺癌患者的队列研究中，进行 Agatston 积分，同样发现 Agatston 积分升高与心血管事件风险增加相关（HR：4.95，95% CI：1.69~14.53），是预测全因死亡和心血管事件的独立危险因素。

CT 成像检出的其他血管床钙化同样能够协助风险评估。在一般人群中，胸主动脉钙化就被报道与全因死亡风险相关（HR_{adj}：1.33，95% CI：1.10~1.61）。在一项纳入 334 例肺癌患者的回顾性队列中,胸主动脉钙化容积每增加 $1\,cm^3$,全因死亡率就会升高(HR_{adj}:1.05,95% CI:1.00~1.11,$P=0.03$),并且独立于年龄、性别、肿瘤大小及患者体能状态。

(二)冠状动脉 CT 血管造影

冠状动脉 CTA 因其无创和直观的特点,能够评估总体冠状动脉粥样硬化斑块负荷、严重程度、成分以及部位,被广泛用于冠心病的诊断。对于接受放疗的患者来说,冠状动脉 CTA 有助于识别冠心病、预测全因死亡风险;而对于症状不典型或中低危患者,冠状动脉 CTA 阴性结果具有较高的阴性预测价值,提示极低的心脏死亡风险。此外,冠状动脉 CTA 还能提供心包、瓣膜和大血管的相关信息,对于泛血管疾病的评估具有重要价值。因此,相关专家共识推荐将冠状动脉 CTA 作为放疗患者并发症评估的重要工具。

(三)心电图

在计划放疗前,应当进行 12 导联心电图检查,明确心电图基线情况。心电图对于心律失常具有极高的诊断价值;对于心肌缺血、心肌病也有很重要的提示价值。另外,由于心电图的判读非常强调前后动态变化,基线心电图将为日后放疗中的病情评估提供重要参考。

(四)经胸超声心动图

TTE 应该在胸部放疗之前完成评估,以记录患者基线的心功能和瓣膜功能情况。LVEF 是最为常用的评估心功能的指标,对于心功能不全的分类具有指导意义。整体纵向应变(global longitudinal strain,GLS)可以作为评估左心功能的重要补充。

心腔大小在判读 TTE 结果时往往容易被忽视。一项纳入 478 例肺癌患者的研究发现,左心房增大是放疗后房性心律失常的危险因素,而房性心律失常中的心房颤动(简称房颤)会明显增加患者的卒中或体循环栓塞事件风险(C 指数:0.70,95%

CI：0.61～0.78）。

（五）心脏标志物

目前尚无充分的证据表明需要在放疗前常规检测基线心脏标志物，但此类检测在临床当中依然被广泛使用。研究表明，基线未诊断心功能不全的患者如果 NT‑proBNP 升高，则伴随着死亡率和临床心功能不全发病率显著增加。因此，有专家共识建议，对于无症状但具有心力衰竭风险（>40 岁，有心血管危险因素或明显的心脏瓣膜病）的患者，应当检测基线 NT‑proBNP 水平。

（六）其他实验室指标

有一些小样本的研究提示，C‑反应蛋白（C-reactive protein，CRP）、髓过氧化物酶（myeloperoxidase，MPO）、半乳糖凝集素‑3（galectin-3）、胎盘生长因子（placental growth factor，PIGF）、白介素‑1B（interleukin-1B，IL‑1B）、白介素‑6（IL‑6）、白介素‑8（IL‑8）、肿瘤坏死因子‑α（tumor necrosis factor，TNF‑α）和转化生长因子‑β1（transforming growth factor-β1，TGF‑β1）等与放疗后泛血管疾病有关，但证据级别还不足以推荐作为常规筛查和随访指标。一些更基础的指标如代谢组学、小 RNA 组学也报道了与放疗后泛血管疾病的相关性，但临床转化仍需进一步研究。

第二节 肿瘤合并泛血管病变高危患者放射治疗预防策略

对于泛血管病变高危患者，放疗后泛血管疾病进展甚至出现事件的风险将显著升高。因此，在放疗开始之前，就要尽可能地将可控危险因素进行干预，优化放疗策略，从而减少心血管的辐射暴露。主要的策略是依据指南进行心血管危险因素控制和泛血管疾病治疗,最大程度减少心脏和血管辐照剂量。

一、依据指南的泛血管危险因素控制

危险因素控制属于泛血管疾病一级预防的范畴,近些年,一级预防的重要性日益凸显,我国及欧美相关学会或协会专门对此发布了指南,对于一级预防策略提出了更加科学和可行的方案,力求将可优化的心血管病危险因素按照指南要求控制在目标范围内。聚焦拟接受放疗的群体,尤其是中老年患者或儿童时期接受过放疗的幸存者,心血管危险因素的控制尤为重要。

指南推荐普及 10 年心血管病风险计算来指导一级预防策略。对于 10 年 ASCVD 风险>20%,或风险介于 5%~20% 但 CAC 评分 DRS 3 级的患者,建议启动阿司匹林联合高强度他汀进行一级预防。风险介于 5%~20% 但 CAC 评分 DRS 2 级的患者,建议在排除出血风险的情况下启动阿司匹林联合中高强度他汀进行一级预防。风险介于 5%~20% 但 CAC 评分 DRS 1 级的患者,建议中等强度他汀进行一级预防。风险低于 5% 或 CAC 评分 DRS 0 级的患者,可以不启动阿司匹林和他汀一级预防。但需注意,上述推荐基于普通肿瘤患者,针对接受放疗的肿瘤患者尚缺乏高级别证据支持。

另外,应将血压、血脂、血糖控制在理想的范围内。在血脂管理领域,他汀类药物证据最为充分,可有效降低放疗患者的血脂水平和颈动脉损伤。在降糖领域,近些年来涌现出许多新的疗法,不仅能够多种方法联合以更好地达标,还令人振奋地显示出了独立于降糖作用的心血管获益,如 SGLT-2 抑制剂、GLP-1 受体激动剂等。虽然还缺乏 RCT 研究依据,但是泛血管疾病风险高危合并 2 型糖尿病的放疗患者在选择降糖药物时,考虑上述药物可能会带来额外获益。

除药物治疗外,生活方式的改善至关重要。吸烟是肿瘤和泛血管疾病的共同危险因素，要规劝患者戒烟，并给出科学可行的戒烟方法。要限制高度酒的摄入或大量饮酒，必要时通过心理和社会干预来帮助患者限制饮酒。全球应当共同努力减少空气和水的污染，尤其是降低空气中 PM2.5 等心血管致病因子的浓度。医师可以通过建议患者佩戴相应防护级别口罩等方式减少污染物的暴露。要鼓励患者改变静坐的工作和生活方式，科学有效运动。要让患者监测 BMI 及腹围、臀围，知晓指标在什么范围内最为健康，超重或肥胖者应该通过科学的方法进行减重。膳食方面推荐以"江南饮食"或"地中海饮食"为参考，改善膳食结构。

二、依据指南的泛血管疾病治疗

目前，针对常见的泛血管疾病，我国和欧美的主流学会定期会综述最佳、最新证据后进行指南和专家共识的更新，为临床实践提供重要参考。依据指南的规范治疗可以显著改善患者的预后和生活质量，但是不得不承认，临床实践与指南之间存在着较大的鸿沟，尤其是在发展中国家，完全遵循指南进行治疗而且患者能够长期依从的只占少数。因此，已经确诊冠心病、心力衰竭、卒中、外周血管疾病、主动脉和大血管疾病的患者，都应该在多学科合作的基础上制订最佳二级预防诊疗方案，并且在医师、护士、技师、社区及患者的共同努力下提高依从性。

尽管缺乏放疗幸存者这一特定群体的 RCT 研究，但是基于普遍人群中阿司匹林和他汀的坚实证据，符合适应证且没有禁忌证的患者应该予以使用。在回顾性研究中，他汀、ACEI 和抗氧化剂均显示出一些保护作用。其中，他汀的证据最为充分，可以减少放射所致的颈动脉损伤，并且减少头颈胸部放疗患者的卒中风险。有些患者如果需要进行手术或介入治疗，要权衡利弊、抓住最佳有创治疗窗口期。例如，患者存在 ACS 或严重的冠状动

第三章　肿瘤合并泛血管病变与放射治疗

脉狭窄，如果条件允许，应该多学科合作，考虑在放疗之前完成冠状动脉血运重建治疗。

三、最大程度减少心脏和血管辐照剂量

多项研究表明，平均心脏辐照剂量与未来心血管事件风险存在线性正相关性，且目前尚未发现存在最小剂量阈值。在其他血管组织中，这一量效关系同样得到证实，这意味着辐射剂量的减少是必要而且有益的。在过去的30多年来，放疗技术领域一直在探索如何优化放疗的频率、时间、强度、空间分布等因素，以期在保持疗效的同时尽可能减少对于非靶区域心血管组织的辐照剂量。

（一）减少辐照总量

一项纳入1 370例早期霍奇金淋巴瘤患者的研究发现，将剂量从30 Gy减少至20 Gy时，患者的减瘤效果和总体生存率相当。一项针对Ⅲ期不能切除的非小细胞肺癌患者的随机研究发现，总剂量从74 Gy减少至60 Gy时，全因死亡率显著下降，亚组分析提示该获益主要来自心脏毒性事件的减少。随着肿瘤综合治疗方式的进步，不同的治疗方式与放疗联合使用，如新辅助放疗，实际上也可以减少患者的辐照总量，进而减少泛血管疾病的进展。

（二）减少非靶区域照射

常用的技术有累及淋巴结辐照（invoved node radiotherapy，INRT），累及部位照射（invoved site radiotherapy，ISRT）和加速部分乳房照射（accelerated partial breast irradiation，APBI）等。在一项纳入29例Ⅰ～Ⅱ期霍奇金淋巴瘤患者的研究中，INRT可以将心脏部位平均辐照剂量从27.5 Gy减少至7.7 Gy，预计可将25年额外心血管病风险从9.1%降至1.4%。

(三)现代放疗计划和递送技术

2000年以来,放射治疗取得了显著进展,这主要归功于计算机领域和影像学技术的飞速发展。医生可以准确定位肿瘤的范围,并通过计算机技术精准地将剂量实施于靶区,同时避免辐射重要器官。充分利用数字化手段进行放疗方案优化的策略,称为现代放疗计划和递送技术,是目前的主流放疗方案。具体的方案包括三维适形放疗(3-dimensional conformal radiation therapy,3DCRT)、强度调控放疗(intensity modulated radiotherapy,IMRT)、呼吸门控放疗(respiration gating radiotherapy,RGRT)和质子束放疗(proton beam therapy,PBT)等。在鼻咽癌患者中,已有研究表明采用IMRT可以减少颈动脉辐照剂量。RGRT显著减少了心脏作为潜在放射暴露野时接受的辐照剂量,其原理是在吸气的过程中,纵隔摆动及肺膨胀的力量将心脏推向胸部中线,从而能够远离乳腺、胸壁等靶组织。多项研究证实,深吸气屏气技术可以将平均心脏暴露剂量和平均左前降支暴露剂量显著减少,分别从67%减少至25%,73%减少至20%。近年来,PBT进展迅速,为减少包绕器官放射暴露提供了新的手段。

第三节 肿瘤合并泛血管病变放射治疗期间患者管理

尽管现代放疗技术在减少血管系统辐照剂量和范围方面取得了显著进展,有效降低了辐射对血管的损伤,但在现代放疗的背景下,泛血管病变仍然有加速进展的风险。此外,还有一些传统放疗的幸存者,面临着泛血管疾病发病率升高的困扰。因此,放疗后有必要进行具有针对性的泛血管疾病风险再评估。

第三章 肿瘤合并泛血管病变与放射治疗

一、有针对性的泛血管疾病风险再评估

（一）头颈部放疗后的评估和管理

放疗对于头颈部肿瘤具有重要的治疗价值，而放疗后的泛血管疾病风险和危害性不容小觑。2017年，一项流行病学分析发现，接近三分之一的头颈部肿瘤患者死于心血管疾病。由于颈动脉鞘膜与颈部淋巴结解剖关系密切，且头颈部肿瘤本身的一些高危因素如吸烟、酗酒等也是泛血管疾病的危险因素，因此在放疗后，颈动脉及颅内动脉的粥样硬化斑块进展风险显著增加，表现为颈动脉疾病、短暂性脑缺血发作及卒中等泛血管疾病发病率升高。

一项纳入367例头颈部放疗患者的研究发现，该群体15年累积卒中风险为12%，尤其在合并糖尿病和高血压的患者中风险性更加显著。另一项纳入超过14 000例头颈部肿瘤患者的研究中，与仅进行手术切除相比，手术切除联合放疗的患者卒中风险增加46%。一项纳入431例儿童脑肿瘤幸存者的研究发现，相对于普通群体，其脑血管事件风险超过100倍；其中61.5%的患者接受过放疗，脑血管事件风险进一步升高（HR：8.0，95% CI：1.05~62.0）；对于Willis环接受过辐照的患者来说，脑血管风险事件最高（HR：9.0，95% CI：1.2~70.0）。如果放射野包括下丘脑-垂体，代谢综合征的风险将显著增高（OR：3.4，95% CI：1.01~11.8），这也会间接增加泛血管疾病的发病风险。

颈部放疗会导致颈动脉窦损伤和纤维化，继而引起自主神经功能紊乱。其临床表现包括异常的窦性心动过速，体位性低血压，直立排尿后心动过速综合征，心率变异性减弱，以及运动后血压变异性减弱等。一项纳入89例头颈部肿瘤患者的配对分析结果显示，颈部放疗与压力感受器传入失败综合征发生率相关，

表现为做瓦氏动作时心率反应异常,但由于传出通路影响较小,因而在深呼吸时心率反应相对正常。一项回顾性配对研究纳入了263例霍奇金淋巴瘤放疗后的幸存者,发现其静息心率较高(OR:3.96,95% CI:2.52~6.32),而且进行运动平板试验后心率恢复异常的发生率也较高(OR:5.32,95% CI:2.94~9.65),其中后者是死亡率升高的独立危险因素(HR_{adj}:4.60,95% CI:1.62~13.02)。自主神经功能障碍的筛查主要通过病史询问和体格检查,在头颈部放疗的患者中要被重视。如果发现患者的心率、血压变异性出现异常,需要尽快转诊至专科进行进一步检查。

头颈部放疗后5年内,20%~30%的患者可能出现甲状腺功能异常。甲状腺激素紊乱对于泛血管疾病有着间接的促发作用,因此在放疗期间应当留意检测甲状腺激素水平。

对于接受头颈部放疗的患者,建议在每次接诊时进行颈动脉杂音的听诊。一项纳入来自不同地区、不同种族的28项研究(包括17 913例患者)的荟萃分析提示,颈动脉杂音对于颈动脉斑块的阳性预测值高达89%;有杂音的患者短暂性脑缺血发作或卒中风险升高3倍。这项检查易于操作,而且能够体现对患者的关怀,应该在临床实践中予以重视。

当然,还有很大一部分斑块在没有产生杂音之前是听诊无法识别的,这时候医生需要借助另外一只"耳朵"——超声检查。超声能够早期发现颈动脉斑块,还能对其位置、大小、厚度、稳定性等做出评价。超声检出颈动脉粥样硬化斑块是心肌梗死和卒中的独立危险因素。一项纳入96例患者的研究发现,颈动脉放疗平均79.9个月后,28%的患者出现≥30%的颈动脉狭窄,13%的患者出现严重狭窄。另一项研究纳入105例鼻咽癌放疗后的患者,平均随访48个月,36%的患者经超声检出了颈动脉斑块,并且斑块的严重程度与时间线性相关。放疗后最早1年就可

第三章 肿瘤合并泛血管病变与放射治疗

以出现无症状的颈动脉斑块。因此，2021 年国际肿瘤心脏病学会专家共识推荐对于高危患者，放疗 1 年后就应评估颈动脉超声；对于低危患者，放疗后每 5 年评估一次颈动脉超声。

颈部 CT 也能帮助识别颈动脉粥样硬化和钙化斑块。一项纳入 104 例喉癌患者的研究显示，放疗前排除了颈动脉斑块的患者，在放疗后随访 4 年内，48% 的患者经 CT 检出了新发的颈动脉斑块，17% 的患者经 CT 检出了新发的颈动脉钙化。在筛查阶段并不推荐 CTA 或 MRI，但在放疗后如果临床高度怀疑，可以用这些手段来评估颈动脉斑块。

（二）胸部放疗后的评估和管理

淋巴瘤、肺癌和乳腺癌是胸部肿瘤中最常需要放疗的类型。然而，放疗后患者发现冠心病、心肌病、瓣膜病、心包疾病或大血管疾病的风险明显升高。以下人群尤其高危：

（1）包含心脏的纵隔区域放射剂量≥30 Gy。

（2）放射剂量＜30 Gy，但伴有蒽环类药物使用。

（3）患者年龄＜50 岁且距离放疗的时间较长。

（4）高分割剂量（＞2 Gy/天）。

（5）肿瘤累及或接近心脏。

（6）存在心血管疾病危险因素。

（7）既往患有心血管疾病。

胸部放疗后，冠心病的发生和进展风险显著升高，导致心血管死亡事件增加。放疗后冠状动脉粥样硬化斑块更为弥漫，位置多靠近段，且程度相对较重；斑块多富含脂质、纤维和巨噬细胞。研究表明，霍奇金淋巴瘤放疗后幸存者的冠心病的风险相对于普通人群增加了 4～7 倍，治疗后 40 年的累积冠心病发生率为 50%；在辐射剂量 10～40 Gy 的患者中，心肌梗死风险增加了 2～7 倍，治疗后 30 年的累积心肌梗死发生率为 10%。

一项纳入 2 169 例乳腺癌患者的研究得出了几个很有意思的

结论：首先，右乳放疗者心脏接受的平均辐射剂量是 1~2 Gy，左乳放疗者心脏接受的平均辐射剂量是 10 Gy，平均心脏辐照剂量是 4.9 Gy；其次，MACEs 的发生率和辐射剂量线性正相关，每增加 1 Gy，MACEs 的事件率增加 7.4%；再次，50 岁之前接受放疗的患者冠心病死亡率增加 6 倍，70 岁以后接受放疗的患者冠心病死亡率增加 2 倍；最后，有 1~2 项心血管危险因素的患者冠心病死亡绝对风险增加 0.7%，心肌梗死风险增加 1.7%。在食管癌放疗患者中开展的一项队列研究中发现，与未接受放疗的患者相比，心源性死亡的风险升高 1.46 倍。

胸部放疗对微血管的损伤会导致心肌慢性缺血，通过炎症反应、氧化应激等机制导致心肌纤维化。多数患者没有显著的临床症状，而且出现时间较晚，一般在放疗后数年甚至数十年才出现，诊断率约为 10%。出现临床症状后，大部分患者表现为射血分数保留的心力衰竭（$OR：16.9，95\% CI：3.9~73.7$）。

放疗还可能影响心脏传导束和调控心律的神经，导致各种快速性或缓慢性心律失常，其中与泛血管病变相关性最大的是房颤。一项研究发现，接受放疗的患者房颤发病率较高（$5.9\% vs 4.2\%，P=0.046$）。房颤事件在放疗后 1 个月内发生率最高。房颤最严重的危害是体循环栓塞事件，容易造成卒中、心肌梗死、肠系膜动脉栓塞、下肢动脉闭塞等多种严重泛血管疾病。

瓣膜病和心包疾病在放疗后发生率也会升高，因不属于泛血管病变范畴，这里不多讨论，可见我们团队出版的《简明肿瘤心脏病学临床指导手册》相关章节。

纵隔接受放疗后，大血管疾病的风险显著增加，主要表现为锁骨下动脉狭窄和上腔静脉综合征。因此，在患者进行胸部放疗后，要重点鉴别上述疾病。问诊时就需要关注新发的循环系统症状，体格检查时需要注意观察双侧血压，颈动脉是否怒张，听诊是否有杂音或心包摩擦音等，同时根据相应的鉴别诊断做有重点

第三章 肿瘤合并泛血管病变与放射治疗

的检查。例如,对于大血管疾病而言,上腔静脉综合征患者可能出现心动过速、呼吸困难、颜面或上肢水肿及头痛等临床表现;锁骨下动脉狭窄患者可能出现双侧血压不一致等体征。

除病史询问和体格检查外,心电图检查对心肌梗死和心律失常的诊断具有重要价值,建议尽可能与基线或症状出现前的心电图进行对比。此外,运动负荷试验对胸部放疗后患者仍有重要意义。有指南推荐,对于无症状但存在危险因素的患者,应在放疗后 5~10 年进行一次运动负荷试验,此后每 5 年复查一次,以发现潜在的心肌缺血。

在乳腺癌、霍奇金淋巴瘤和多种其他肿瘤患者中,CAC 的预测价值也得到了广泛的研究。在一项纳入 47 例霍奇金淋巴瘤患者的研究中,提示照射后 CAC 可以作为预测冠心病适当而简便的方法。在一项纳入 3 122 例多种肿瘤患者的研究中,提示新发的 CAC 是心血管事件的独立危险因素。

随着冠状动脉 CTA 和冠状动脉造影术的普及,越来越多的非阻塞性冠心病被检出。研究发现在狭窄>50% 的患者中,36% 的患者负荷超声心动图提示阴性,78% 的患者负荷核素灌注显像提示阴性。进一步的研究发现,即使单根冠状动脉存在非阻塞性狭窄,心肌梗死的风险仍然会增加 2 倍,因为许多斑块破裂就发生在非阻塞性的病变部位。因此,冠状动脉 CTA 的重要性日益显现,对于冠心病的早期诊断、治疗方案、改善预后都具有指导意义。在一项纳入 31 例霍奇金淋巴瘤幸存者的研究中,距离放疗的平均时间为 24 年,其中 12 名患者通过冠状动脉 CTA 检出了冠心病,而仅有 1 名患者运动负荷试验为阳性。在放疗后何时复查冠状动脉 CTA,目前还没有充分的证据。一般在放疗后 5~10 年建议复查 CT。术前如果 CAC 为 0,那么患者 5~15 年的心血管死亡率极低,因此放疗 5 年后复查冠状动脉 CTA 的必要性不大。CAC DRS 1~3 级的患者如果未接受过冠心病一级预防治疗，那么在放疗后 5 年可以考虑复查 CAC 情况。如果基线时 CT 提示非钙化性冠状动脉斑块，则在复查时应该优先考虑冠状动脉 CTA。如果患者有心绞痛症状或其他指标提示有心肌病变，应当进行冠状动脉影像学评估。

PET 心肌灌注显像也有助于评估放疗后冠状动脉和微循环损伤情况。在患者没有出现左心功能不全和冠状动脉主要分支阻塞症状之前，PET 心肌灌注显像就可以较好地评估心肌微循环情况。该技术还能评估冠状动脉血流储备分数，进一步定量微循环功能。然而，该技术是否能预测临床事件仍需进一步研究。

对于高危患者，放疗 6～12 个月后应当进行超声心动图检查。对于低危患者，在放疗 5 年后，指南和专家共识推荐进行超声心动图检查 TTE，以明确是否存在心肌病或心功能不全。对于儿童肿瘤幸存者或透声条件差的患者，心脏 MRI 检查可能优于 TTE。由于心脏 MRI 主要的优势在于评估左心室功能及心肌水肿、炎症和纤维化，因此在本章节不进一步展开讨论。

当高度怀疑大血管疾病时，CT 或超声检查有助于鉴别诊断。

(三) 腹盆部放疗后的评估和管理

腹盆部肿瘤，如胃肠道肿瘤、妇科肿瘤、前列腺癌、肉瘤及一些淋巴瘤，常常需要进行放疗。放疗一方面会直接损伤血管组织，另一方面会导致肾损伤或内分泌异常，从而增加心血管事件风险。由于腹腔淋巴组织和血管组织密切伴行，因此目前尚无很好的办法来避免血管组织受到辐射。

放疗可能导致腹主动脉、髂动脉、股动脉、肾动脉或肠系膜动脉等出现粥样硬化或狭窄，也可能导致髂静脉血栓或狭窄。辐射总量 40～65 Gy 时，无论是否伴有心血管病危险因素，外周动脉疾病的发病风险都会增加。肾动脉狭窄或放射性肾损伤会引起继发性高血压，从而间接增加泛血管疾病风险。

外周动脉疾病不仅影响患者的生活质量，更会增加住院率和死亡率。接受腹盆部放疗的患者在随访时,要仔细询问病史和体格检查,以识别可能的外周血管疾病症状,如间歇性跛行、下肢动脉搏动减弱等。如果有上述症状,可以通过测量四肢血压、踝臂指数、肾脏B超、下肢血管B超或CTA来协助诊断。

在放疗过程中,应密切监测血压。如果血压升高无其他原因解释,应进一步检查肾功能,肾脏及肾动脉B超,以明确肾功能是否出现异常、肾实质是否出现损害及肾动脉是否出现狭窄等问题。

二、放疗期间泛血管疾病的治疗和管理

在放疗期间出现的泛血管疾病,应根据相关疾病的主流指南,并结合最新的循证医学证据进行规范治疗。由于涉及多个专科领域,建议采取多学科团队协作,讨论并共同制订最佳治疗方案。

与其他病因导致的泛血管疾病不同之处在于,放疗后泛血管病变往往较为弥漫,同时伴有血管周围组织的瘢痕和纤维化,增加了治疗的难度。胸部放疗后,如果需要进行心脏外科手术治疗,手术难度和死亡率会明显升高。头颈部放疗后,如果需要进行血管外科手术治疗,同样面临着周围组织纤维化导致的手术难度增加。

对于放疗幸存者而言,主动脉瓣狭窄的外科瓣膜置换术预后相较于未接受放疗的患者较差。近年来,随着结构性心脏病学的进展,经导管主动脉瓣置换术(transcatheter aortic valve replacement,TAVR)成为外科主动脉瓣置换术(surgical aortic valve replacement,SAVR)的重要替代方案。TAVR和SAVR各有其最佳适应证,其中Thoracic Surgery评分是重要的参考因素,评分较高的患者更倾向于选择TAVR。但在放疗幸存者的研究中发现,该评分会低估这类患者的30天死亡风险。由于放

疗幸存者的 SAVR 风险更大，TAVR 可以进一步改善患者的预后。因此，未来的趋势可能会更推荐对中高危且无 TAVR 禁忌证的患者首选 TAVR 治疗，而 SAVR 主要在低危或需要同时进行其他心脏外科手术时选择。

对于冠心病患者，无论是否接受过放疗，PCI 的效果相似；PCI 应当首选药物涂层支架植入，因为其效果优于金属裸支架或传统球囊扩张术。而对于接受过放疗的患者来说，CABG 风险更高，因为除了手术难度增大以外，很多接受胸部放疗的患者其左内乳动脉也会出现病变，进一步减弱了手术效果。因此，除非患者需要同时进行其他心脏外科手术，否则首选 PCI 治疗。

第四节　典型病例

病例一　重度颈动脉狭窄源于放疗吗？

一、病例资料

患者，男，71 岁，26 年前有鼻咽癌病史，于上海肿瘤医院行放疗后治愈，目前无肿瘤复发证据，遗留右眼及右耳功能明显受损。否认高血压、糖尿病、心脏病病史。患者 2023 年 5 月因大便习惯改变、便中带血，行肠镜检查示距肛门齿状线 15 cm 见不规则隆起，几乎环绕肠腔四周；肠腔狭窄，内镜无法通过，组织脆，易出血。活检病理示：（直肠）腺癌。完善 PET-CT 示：结合病史，提示为直肠 MT；灶周小淋巴结。增强 MRI 示：乙状结肠 MT，周围脂肪浸润，至少 T3 期。2023 年 6 月 8 日行腹腔镜下直肠前切除术，pT2N1M0，LN1/13（＋）pMMR，Classic Panel（40Gene）；基因检测结果：检测到 *KRAS*、*TP53*

基因突变。本次因"直肠恶性肿瘤术后拟行化疗"就诊。

患者手术住院期间，行颈动脉彩超（2023年6月2日）：双侧颈动脉斑块形成，右侧颈内动脉起始段中重度狭窄。进一步完善颈动脉、颈椎动脉CTA（2023年6月6日）：双侧颈动脉多发斑块伴狭窄，右侧颈内动脉起始处重度狭窄，余局部管腔轻中度狭窄，双侧椎动脉起始段及基底动脉局部轻度狭窄。颅内动脉CTA（2023年6月6日）：右侧大脑后动脉P2段局部管腔轻中度狭窄，鼻咽及邻近颅底蝶窦软组织增厚及骨质改变，局部右侧颈内动脉颅内段中度狭窄，多发鼻窦炎，右侧中耳乳突炎。头颅平扫＋FLAIR＋DWI（2023年6月6日）：脑内散在腔隙缺血灶；右侧颞叶软化灶；右侧乳突炎症；部分副鼻窦炎。2023年7月12日冠脉CTA：左前降支中段少许软斑块伴管腔轻微狭窄（管腔狭窄＜20％），中段浅表型心肌桥，余冠脉未见钙化斑块及软斑块形成。

结合既往病史，考虑放疗后血管炎性改变，予阿司匹林抗板、阿托伐他汀调脂治疗，排除禁忌后并予以4周期XELOX方案＋四周期卡培他滨单药辅助化疗。门诊随访，控制可。

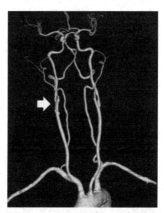

图3-1 颈动脉、颈椎动脉CTA图像

二、病例讨论

放射治疗在肿瘤治疗中是常用的手段，然而其强烈的心血管毒性已逐渐引起临床的重视。放射治疗不仅可能导致心肌损伤和心律失常，还与动脉结构的改变密切相关。尤其是颈动脉的狭窄，作为放射治疗常见的心血管并发症之一，给患者的整体健康

肿瘤合并泛血管病变

带来了潜在威胁。研究显示，经颈部放疗的患者，特别是头颈部肿瘤患者，颈动脉狭窄的发生率显著高于未接受放疗的对照组，常常在治疗结束后数年内逐渐显现。

放射治疗导致颈动脉狭窄的作用机制复杂。首先，放射线对血管内皮细胞和周围组织造成直接损伤，进而导致内膜损伤和炎症反应。这种损伤激活了内皮细胞的凋亡和增生，促进了平滑肌细胞的迁移与增殖，进一步加剧了动脉内膜的增厚与纤维化。其次，放射治疗会引起局部组织缺氧，随之产生的生物化学反应加剧了血管重塑过程，从而引发狭窄的形成。这一过程往往伴随着慢性的炎症反应和基质金属蛋白酶的激活，最终导致动脉结构的改变和功能的下降。

放射治疗引发的颈动脉狭窄通常在治疗结束后的数年内逐渐显现，这种延迟性发生使临床监测变得愈加困难。许多患者在放疗后表现出无症状，直到颈动脉狭窄导致的脑供血不足表现为短暂性脑缺血发作（transient ischemic attack，TIA）或脑卒中，方才引起重视。此外，放射治疗引起的颈动脉狭窄与其他心血管风险因素相互作用，可能加速颈动脉疾病的进展。合并高血压、高胆固醇等基础疾病的患者，接受放射治疗后更易出现严重心血管事件。因此，放射治疗前的风险评估、治疗过程中的定期监测及治疗后的长期随访和早期影像学评估，对高风险患者至关重要，以便及时发现和干预。

病例二　重度冠脉狭窄源于放疗吗？

一、病例资料

患者，女性，34岁，因"活动后胸闷、胸痛6年余，加重1年"于2024年5月17日就诊于复旦大学附属中山医院肿瘤心脏病 MDT 门诊。患者既往有霍奇金淋巴瘤病史，2015 年于北京某医院接受 ABVD 方案（阿霉素＋博来霉素＋长春碱＋达卡巴嗪）化疗 6 个周期。2016 年 1 月开始接受胸部放疗，共 30 次。2018 年因活动后胸闷于吉林某医院行冠状动脉造影，结果提示左主干-前降支重度狭窄，遂植入支架 2 枚。术后半年，患者再次出现活动后胸闷胸痛，但未予重视。2024 年于北京某医院复查超声心动图提示左室增大伴收缩功能减退（LVEF：50%），再次行冠状动脉造影提示左主干-前降支闭塞，建议介入治疗，但患者拒绝。为进一步明确诊治方案，患者来我院就诊。

患者既往否认高血压、糖尿病、高脂血症等病史。我院心内科结合患者近期冠脉造影影像结果，亦建议其行冠状动脉血运重建，但患者及家属要求药物保守治疗，遂离院，未再次就诊。

二、病例讨论

本例患者为青年女性，无高血压、糖尿病、高脂血症及不良生活方式等冠心病传统高危因素，属于 ASCVD 的低危人群。然而，患者于 28 岁就被确诊了严重冠心病并接受了介入治疗，且病情持续进展。究其原因，需考虑其既往因霍奇金淋巴瘤接受胸部放疗（30 次）及相关化疗史的影响。

随着肿瘤诊疗技术进步，肿瘤患者生存期延长，但放疗、化疗等手段所致心血管远期并发症日益凸显。其中，放疗诱导的心脏病（radiation-related heart disease，RRHD）是严重影响患者生活质量与预后的关键问题之一。RRHD 主要包括放疗相关性缺血性心脏病、放疗相关性心功能不全、放射性心包纤维化和放疗相关性心脏瓣膜病等。肿瘤患者在接受胸部放疗时，心脏不可避免地接受不同程度的照射剂量，从而导致 RRHD 的发生。其严重程度与心脏接受的照射剂量、照射体积及放疗类型密切相关。

放疗相关性缺血性心脏病主要包粥样硬化所致的冠状动脉梗

阻或狭窄、心肌缺血等。放疗射线通过直接损伤冠脉内皮细胞，破坏内皮完整性，促使脂质沉积、炎性细胞浸润，启动粥样硬化进程；同时，辐射致血管平滑肌细胞异常增殖、迁移，促使粥样斑块形成、纤维帽增厚，加速冠脉狭窄发展。此外，放疗引发心肌纤维化，改变心脏正常电生理与机械传导，影响心肌收缩舒张协调性，致左室重构，表现为该患者左室增大、收缩功能减退，进一步加重心肌缺血、心功能恶化循环。RRHD的发生与心脏受照射的剂量和/或体积有明显的剂量-效应关系，心脏接受的照射剂量越高、照射体积越大，RRHD的发生风险越高。

在血运重建方面，该患者冠脉病变累及关键左主干-前降支，且存在支架内再狭窄的可能。再次介入治疗（支架植入、球囊扩张等）虽理论上可重建血运，但血管条件受放疗影响，管壁僵硬、弹性差，手术难度显著增加，再狭窄风险较高。此外，冠脉搭桥手术也面临组织粘连、取材部位有限等挑战，且患者抵触有创操作，拒绝血运重建，限制治疗手段实施。在药物治疗方面，药物保守治疗虽能一定程度抗血小板聚集、调脂稳斑、改善心肌重构［如阿司匹林、他汀类、血管紧张素受体脑啡肽酶抑制剂（angiotensin-receptor neprilysin inhibitor，ARNI）等］，但难以从根本上逆转已闭塞的冠状动脉。面对严重心肌缺血和心功能下降，长期预后不容乐观，病情随时可能恶化。

本例清晰地展现了放疗相关性冠心病的诊疗复杂性，从多环节受累的发病机制到诊断的易误判性，再到治疗抉择的两难境地。临床实践中，需加强对肿瘤患者放疗后的长期心血管随访监测，做到早发现、早干预。同时，应积极研发针对放疗后心脏损伤的特异性药物，以改善心肌纤维化、保护冠状动脉内皮功能。此外，多学科协作（如肿瘤科、心内科、心外科等）在制订个体化诊疗方案中至关重要，需权衡有创治疗与保守治疗的利弊，以提升患者的生活质量与远期生存率，填补当前放疗相关性心血管疾病诊疗的空白，为放疗后患者的心血管健康保驾护航。

（赵　昕　张　卉　刘　媛）

参考文献

［1］陈姿宇，安永恒. 胸部肿瘤放疗对冠心病患者心脏损伤的研究进展［J］. 实用肿瘤杂志，2019，34（2）：185-189.

［2］放射性损伤致颈部多发血管狭窄1例并文献复习［J］. 国际神经病学神经外科学杂志，2022，49（5）：46-50.

［3］ABE J I, ALLEN B G, BEYER A M, et al. Radiation-Induced Macrovessel/Microvessel Disease［J］. Arterioscler Thromb Vasc Biol, 2024,44(12):2407-2415.

［4］ATKINS K M, NIKOLOVA A P. Optimizing Cardiovascular Risk Prediction From CT Imaging at the Radiation Oncology Point of Care［J］. JACC CardioOncol, 2024,6(4):541-543.

［5］ATKINS K M, RAWAL B, CHAUNZWA T L, et al. Cardiac padiation dose, cardiac disease, and mortality in patients with lung cancer［J］. J Am Coll Cardiol, 2019,73(23):2976-2987.

［6］ATKINS K M, ZHANG S C, KEHAYIAS C, et al. Cardiac substructure radiation dose and asociations with tachyarrhythmia and bradyarrhythmia after lung cancer radiotherapy［J］. JACC CardioOncol, 2024,6(4):544-556.

［7］BADIYAN S N, PUCKETT L L, VLACICH G, et al. Radiation-induced cardiovascular toxicities［J］. Curr Treat Options Oncol, 2022,23(10):1388-1404.

［8］BASELET B, SONVEAUX P, BAATOUT S, et al. Pathological effects of ionizing radiation: endothelial activation and dysfunction［J］. Cell Mol Life Sci, 2019,76:699-728.

［9］BELZILE-DUGAS E, EISENBERG M J. Radiation-induced cardiovascular disease: review of an underrecognized pathology［J］. J Am Heart Assoc, 2021,10(18):e021686.

［10］BERGOM C, BRADLEY J A, NG A K, et al. Past, Present, and future of radiation-induced cardiotoxicity: refinements in targeting, surveillance, and risk stratification［J］. JACC CardioOncol, 2021, 3

(3):343-359.
[11] BROWN S A, HAMID A, PEDERSON E, et al. Simplified rules-based tool to facilitate the application of up-to-date management recommendations in cardio-oncology [J]. Cardiooncology, 2023,9(1):37.
[12] DARBY S C, CUTTER D J, BOERMA M, et al. Radiation-related heart disease: current knowledge and future prospects [J]. Int J Radiat Oncol Biol Phys, 2010,76(3):656-665.
[13] DARBY S C, EWERTZ M, MCGALE P, et al. Risk of ischemic heart disease in women after radiotherapy for breast cancer [J]. N Engl J Med, 2013,368(11):987-998.
[14] GAGLIARDI G, CONSTINE L S, MOISEENKO V, et al. Radiation dose-volume effects in the heart [J]. Int J Radiat Oncol Biol Phys, 2010,76(3 Suppl):S77-S85.
[15] HECHT H S, BLAHA M J, KAZEROONI E A, et al. CAC-DRS: coronary artery calcium data and reporting system. an expert consensus document of the Society of Cardiovascular Computed Tomography (SCCT) [J]. J Cardiovasc Comput Tomogr, 2018,12(3):185-191.
[16] JAWORSKI C, MARIANI JA, WHEELER G, et al. Cardiac complications of thoracic irradiation [J]. J Am Coll Cardiol, 2013,61:2319-2328.
[17] KIRRESH A, WHITE L, MITCHELL A, et al. Radiation-induced coronary artery disease: a difficult clinical conundrum [J]. Clin Med (Lond), 2022,22(3):251-256.
[18] LAMBERG M, ROSSMAN A, BENNETT A, et al. Next generation risk markers in preventive cardio-oncology [J]. Curr Atheroscler Rep, 2022,24(6):443-456.
[19] LANCELLOTTI P, NKOMO V T, BADANO L P, et al. Expert consensus for multi-modality imaging evaluation of cardiovascular complications of radiotherapy in adults: a report from the European Association of Cardiovascular Imaging and the American Society of Echocardiography [J]. Eur Heart J Cardiovasc Imaging, 2013,14(8):721-740.

[20] LOPEZ-MATTEI J, YANG E H, BALDASSARRE L A, et al. Cardiac computed tomographic imaging in cardio-oncology: An expert consensus document of the Society of Cardiovascular Computed Tomography (SCCT). Endorsed by the International Cardio-Oncology Society (ICOS) [J]. J Cardiovasc Comput Tomogr, 2023, 17(1): 66-83.

[21] LOPEZ-MATTEI J C, YANG E H, FERENCIK M, et al. Cardiac Computed Tomography in Cardio-Oncology: JACC: CardioOncology Primer [J]. JACC CardioOncol, 2021, 3(5): 635-649.

[22] LU L S, WU Y W, CHANG J T, et al. Risk Management for Radiation-Induced Cardiovascular Disease (RICVD): The 2022 Consensus Statement of the Taiwan Society for Therapeutic Radiology and Oncology (TASTRO) and Taiwan Society of Cardiology (TSOC) [J]. Acta Cardiol Sin, 2022, 38(1): 1-12.

[23] MITCHELL J D, CEHIC D A, DENT S F, et al. International Cardio-Oncology Society. (2022). Cardiovascular Manifestations From Therapeutic Radiation: A Multidisciplinary Expert Consensus Statement From the International Cardio-Oncology Society [J]. J American College of Cardiology, 79(10), 1200-1215.

[24] MITCHELL J D, CEHIC D A, MORGIA M, et al. Cardiovascular manifestations from therapeutic radiation: a multidisciplinary expert consensus statement from the International Cardio-Oncology Society [J]. JACC CardioOncol, 2021, 3(3): 360-380.

[25] MITCHELL J D, LAURIE M, XIA Q, et al. Risk profiles and incidence of cardiovascular events across different cancer types [J]. ESMO Open, 2023, 8(6): 101830.

[26] PODLESNIKAR T, BERLOT B, DOLENC J, et al. Radiotherapy-induced cardiotoxicity: the role of multimodality cardiovascular imaging [J]. Front Cardiovasc Med, 2022, 9: 887705.

[27] ROSMINI S, AGGARWAL A, CHEN D H, et al. Cardiac computed tomography in cardio-oncology: an update on recent clinical applications [J]. Eur Heart J Cardiovasc Imaging, 2021, 22(4): 397-405.

[28] RUSSU E, ARBANASI E M, CHIRILA T V, et al. Therapeutic

strategies based on non-ionizing radiation to prevent venous neointimal hyperplasia: the relevance for stenosed arteriovenous fistula, and the role of vascular compliance [J]. Front Cardiovasc Med, 2024, 11:1356671.

[29] SCHIFFER W, PEDERSEN L N, LUI M, et al. Advances in screening for radiation-associated cardiotoxicity in cancer patients [J]. Curr Cardiol Rep, 2023, 25(11):1589-600.

[30] STEFAN M F, HERGHELEGIU C G, MAGDA S L. Accelerated atherosclerosis and cardiovascular toxicity induced by radiotherapy in breast cancer [J]. Life (Basel), 2023, 13(8):1631.

[31] UEHARA M, BEKKI N, SHIGA T. Radiation-associated cardiovascular disease in patients with cancer: current insights from a cardio-oncologist [J]. J Radiat Res, 2024, 65(5):575-590.

[32] WALLS G M, HILL N, MCMAHON M, et al. Baseline cardiac parameters as biomarkers of radiation cardiotoxicity in lung cancer: an NI-HEART analysis [J]. JACC CardioOncol, 2024, 6(4):529-540.

[33] WIJERATHNE H, LANGSTON J C, Yang Q, et al, Kiani MF. Mechanisms of radiation-induced endothelium damage: emerging models and technologies [J]. Radiother Oncol, 2021, 158:21-32.

[34] YANG H J, ZHANG Y, PENG O, et al. [Radiation-induced heart disease: current status and challenges [J]. Sichuan Da Xue Xue Bao Yi Xue Ban, 2022, 53(6):1127-1134.

[35] YILMAZ M, TURK E, SANA M K, et al. Cardiovascular outcomes associated with exposure to radiation therapy in thoracic malignancies: an insight study using the national inpatient database [J]. Cureus, 2023, 15(10):e47113.

第四章

肿瘤合并泛血管病变与化学治疗药物

第一节 抗肿瘤化学治疗药物种类和心血管毒性

人们对抗肿瘤药物心血管毒性的认识最早可以追溯到蒽环类化学治疗药物的临床应用。这类药物在显著提高肿瘤治疗效果的同时,也带来了严重的心脏毒性问题,尤其是与剂量相关的心力衰竭。过去,心力衰竭的机制被传统地划分为两种类型:Ⅰ型(不可逆型)和Ⅱ型(可逆型)。Ⅰ型心力衰竭通常与剂量累积有关,主要表现为不可逆的心肌细胞损伤,如阿霉素(多柔比星)引起的心肌病;而Ⅱ型心力衰竭则多为一过性的心脏功能障碍,如曲妥珠单抗导致的心功能抑制,停药后通常可以部分或完全恢复。

随着肿瘤心脏病学的逐步发展,研究发现抗肿瘤药物的心血管毒性远不止心力衰竭这一种形式。不同类型的化疗药物可能通过多种机制影响心脏和血管功能,其毒性表现形式多样。例如,烷化剂(如环磷酰胺)可能诱发严重的心肌损伤,表现为心肌细胞坏死或间质水肿,从而导致急性或迟发性心力衰竭;抗代谢药物(如 5-氟尿嘧啶和卡培他滨)则可能通过影响冠状动脉血流,引发心肌缺血,甚至诱发 ACS。此外,微管抑制剂(如紫杉醇)常与心律失常相关,表现为室性或房性心律失常,而铂类药物

（如顺铂）可能导致内皮功能障碍，引发血管毒性，包括高血压或血栓形成。

近年来，随着这些化疗药物被广泛应用，其心血管毒性的发病率逐渐增加，对患者生活质量和长期生存率产生了深远影响。这也促使临床医生和研究者更加重视化疗药物的心血管毒性问题。深入探讨这些毒性的发生机制、明确其病理生理特点，并制定有效的防治策略，已成为肿瘤学与心脏病学交叉领域的重要研究方向。

本章将系统介绍临床常用的化学治疗药物及其心血管毒性的发生机制，详细描述其临床表现，并总结针对这些毒性反应的预防和治疗措施，以期为临床实践提供参考依据。

一、作用于 DNA 化学结构的药物

（一）烷化剂

1. **代表药物**　环磷酰胺、异环磷酰胺。

2. **适应证**　常用于治疗恶性淋巴瘤、白血病、乳腺癌、卵巢癌、睾丸癌、软组织肉瘤、骨肉瘤、鼻咽癌、膀胱癌、神经母细胞瘤等恶性肿瘤。

3. **毒性机制**　烷化剂（如环磷酰胺和异环磷酰胺）在体内代谢后会产生毒性代谢产物丙烯醛。丙烯醛是其心脏毒性的重要介导因素。丙烯醛与心肌细胞中的细胞质蛋白和核蛋白结合，形成加合物。这种结合会导致细胞功能受损和心脏损害。此外丙烯醛会与细胞内抗氧化剂谷胱甘肽发生反应，耗竭谷胱甘肽储备，削弱细胞的抗氧化能力。同时导致氧自由基的过量生成，诱发心肌细胞内脂质过氧化，破坏细胞膜结构及功能。其诱发的氧化应激会损害线粒体 DNA，影响线粒体功能，从而加重心肌细胞损伤。与此同时，丙烯醛通过刺激促炎性细胞因子分泌，导致局部炎症反应增强，并通过激活凋亡通路，诱导心肌细胞死亡。

4. 临床表现　心脏毒性主要见于接受高剂量环磷酰胺的患者，尤其是骨髓移植前的预处理阶段。心力衰竭通常在用药后的数天内发生。心脏毒性既可表现为急性，也可表现为慢性。急性毒性通常在用药后 1～3 周内出现，而慢性毒性可能数年后逐渐显现，表现为心肌病和心力衰竭。

5. 防治措施

(1) 心脏毒性的监测：治疗期间需定期进行心脏评估，特别是对高危患者（如既往有心血管疾病、高血压或年龄＞65 岁者），预防尤为重要。

(2) 心脏毒性的治疗：以对症治疗为主，对于其诱发的心力衰竭可使用包含 ARNI、β 受体阻滞剂、醛固酮受体拮抗剂以及 SGLT－2 抑制剂在内的最佳药物治疗方案。此外，有报道巯乙磺酸钠可以通过其活性巯基与丙烯醛结合，形成无毒产物，发挥保护作用，但目前缺乏足够的循证医学证据。

(二) 蒽环类

1. 代表药物　多柔比星、表柔比星、柔红霉素。

2. 适应证　常用于治疗急性白血病、恶性淋巴瘤、软组织肿瘤、乳腺癌、消化道肿瘤、头颈部恶性肿瘤及泌尿生殖系统肿瘤等。

3. 毒性机制　蒽环类药物通过参与线粒体内的氧化还原反应，产生大量的 ROS，如超氧阴离子、过氧化氢等，心肌细胞缺乏过氧化氢酶，抗氧化能力较弱，因此产生的活性氧会直接攻击线粒体 DNA，导致其损伤并影响 ATP 合成。而心肌细胞对线粒体功能高度依赖，损伤会导致能量代谢障碍，引发线粒体膜去极化，激活凋亡通路。此外，自由基攻击心肌细胞膜的多不饱和脂肪酸，引发膜脂质过氧化，导致细胞膜损伤。与此同时，蒽环类药物（如阿霉素）可以螯合铁离子，形成药物-铁复合物。这一复合物通过促进 Fenton 反应，产生更多的活性氧。研究还表蒽环类药物能够抑制心肌细胞中拓扑异构酶Ⅱβ（Top2β），导致 DNA 双链断裂，从而引起基因表达紊乱，干扰心肌细胞的修复和增殖，最终导致细胞凋亡。

4. 临床表现　心脏毒性与累积剂量密切相关，阿霉素的安全累积剂量通常为 $400\sim550\ mg/m^2$。心脏的主要毒性表现为急性及慢性心脏毒性。急性心脏毒性通常在用药后的数小时至数天内发生，表现为心律失常或心传导阻滞，少数病例可能出现心包炎及急性左心功能不全。慢性心脏毒性多在用药后 1 年内发生，主要表现为左心功能不全，最终可能导致心力衰竭。迟发性心脏毒性：用药数年后可发生，表现为心肌病、心律失常及心力衰竭。

5. 防治措施

（1）监测：治疗期间建议至少每 3 个月进行一次心脏评估，包括检测生物标志物（如 cTn、BNP）、心电图及超声心动图。

（2）预防：可采取以下措施减少心脏毒性：①限制累积剂量（如多柔比星累积剂量不超过 $450\sim550\ mg/m^2$）；②使用右雷佐生等心脏保护剂；③优化给药方式（如分次小剂量给药）或选择脂质体蒽环类药物。

（3）治疗：对于其诱发的心力衰竭可使用包含 ARNI、β 受体阻滞剂、醛固酮受体拮抗剂以及 SGLT-2 抑制剂在内的最佳药物治疗方案。

（三）铂类

1. 代表药物　顺铂、卡铂、奥沙利铂。

2. 适应证　广泛用于治疗肺癌、卵巢癌、膀胱癌、头颈部鳞癌、生殖细胞瘤、骨肉瘤、神经母细胞瘤、食管癌、间皮瘤及大肠癌等。

3. 毒性机制　包括：①铂类药物可造成心肌细胞能量代谢障碍，损伤线粒体功能；②激活线粒体内源性凋亡通路，导致心

第四章 肿瘤合并泛血管病变与化学治疗药物

肌细胞损伤;③顺铂可激活花生四烯酸途径,损害血管内膜,增强血小板聚集,增加血栓形成风险。

4. 临床表现

(1) 急性毒性:用药后短期内可能出现胸痛、心悸、血压升高、心肌缺血,甚至心肌梗死。心电图可见节律及速率异常、ST 段改变及 QT 间期延长。

(2) 慢性毒性:与累积剂量相关,表现为慢性心功能不全、冠心病、心肌梗死或左心舒张功能障碍。

5. 防治措施

(1) 监测:治疗期间需定期心脏评估,包括心电图及心功能检测。

(2) 治疗:对症治疗为主,根据具体表现处理心肌缺血或心律失常。

(四) 抗生素类

1. 代表药物　丝裂霉素、博来霉素。

2. 适应证　常用于治疗头颈部肿瘤、消化道肿瘤、皮肤癌、宫颈癌、膀胱肿瘤、恶性淋巴瘤、神经胶质瘤、阴茎癌及外阴癌等。

3. 毒性机制　目前机制尚不完全明确,但可能与细胞毒性作用相关。

4. 临床表现

(1) 博来霉素常表现为心包炎、冠状动脉疾病及外周动脉血栓栓塞,严重时可诱发心肌梗死。

(2) 丝裂霉素的主要心血管毒性为慢性心力衰竭,累积剂量超过 $30\ mg/m^2$ 后风险显著增加。

5. 防治措施

(1) 监测:对有心血管疾病风险因素的患者,需加强心功能监测。

（2）治疗：以对症治疗为主，根据患者临床表现优化治疗策略。

二、影响核酸生成的药物

（一）二氢叶酸还原酶抑制剂

1. 代表药物　甲氨蝶呤、培美曲塞。
2. 适应证　常用于治疗急性白血病、恶性葡萄胎、绒毛膜上皮癌、乳腺癌、恶性淋巴瘤、头颈部癌、肺癌、成骨肉瘤等。
3. 毒性机制　不明。
4. 临床表现　此类药物心脏相关不良反应较少。已报道的相关心脏毒性包括心功能不全、心动过缓、心律不齐、心肌缺血等。
5. 防治措施　密切监测。

（二）胸腺核苷合成酶抑制剂

1. 代表药物　氟尿嘧啶、卡培他滨、替加氟。
2. 适应证　常用于治疗消化道肿瘤、乳腺癌、肺癌、宫颈癌、卵巢癌、皮肤癌、鼻咽癌等。
3. 毒性机制　包括：①氟尿嘧啶可直接损伤血管内皮，导致内皮细胞功能损伤，增加细胞的氧化应激反应，造成细胞内皮凋亡，内皮细胞损伤，也可诱发血小板聚积，形成微血栓；②氟尿嘧啶可引起冠状动脉血管痉挛，造成心肌缺血，甚至心肌梗死。
4. 临床表现　包括：①氟尿嘧啶常见的心脏毒性表现为心绞痛其他常见的症状包括心悸、呼吸困难、血压变化（高血压或低血压）、心肌梗死、心肌炎、充血性心力衰竭和可逆性心肌病等；②严重的氟尿嘧啶诱导的心脏毒性表现包括快速性心律失常（室上性和室性心动过速）、冠状动脉夹层、心源性休克等。
5. 防治措施　包括：①心脏毒性的预防。基础心脏病、高血压是与以卡培他滨为基础的化学治疗心脏毒性相关的重要危险因素:对此类患者应积极治疗合并症,积极监测心脏相关指标。②心脏毒性的监测。使用此类化学治疗药物应密切监测心电图、心肌标志物、超声心动图等,必要时可行冠状动脉造影术。根据检查结果及时调整用药。③心脏毒性的治疗。以对症治疗为主,目前尚未有药物能特异性预防此类药物的心脏毒性。如出现心绞痛,应立即使用抗心绞痛药物,如硝酸甘油。确诊血栓形成后应使用阿司匹林等药物来治疗。心力衰竭时常规联用 ACEI、ARB、β受体阻滞剂及心脏保护剂,包括曲美他嗪、左卡尼汀、辅酶 Q10 等。

(三) DNA 多聚酶抑制剂

1. 代表药物　阿糖胞苷、吉西他滨。

2. 适应证　阿糖胞苷主要用于治疗急性非淋巴细胞白血病、急性淋巴细胞白血病、慢性髓细胞性白血病(急变期)、儿童非霍奇金淋巴瘤、鞘内应用预防和治疗脑膜白血病。吉西他滨主要用于治疗局部晚期或转移性非小细胞肺癌、局部晚期或转移性胰腺癌晚期尿路上皮癌等。

3. 毒性机制　不明。

4. 临床表现　此类药物导致心脏毒性较少,病例报道可见心律失常、急性心肌梗死、心包炎、室上性心动过速等。

5. 防治措施　密切监测心肌标志物、心肌酶谱、心电图、超声心动图。如出现心脏毒性应进行对症治疗。

三、影响 DNA 复制的拓扑异构酶抑制剂

(一) 拓扑异构酶抑制剂

1. 代表药物　伊立替康、拓泊替康、依托泊苷、替尼泊苷、羟喜树碱。

2. 适应证　伊立替康用于治疗晚期大肠癌。托泊替康用于

治疗小细胞肺癌，卵巢癌；羟喜树碱、依托泊苷和替尼泊苷多用于治疗恶性淋巴瘤、白血病、消化道肿瘤、肺癌、膀胱癌；依托泊苷对恶性生殖细胞瘤、神经母细胞瘤、横纹肌肉瘤、卵巢癌有效。

3. 毒性机制　不明。

4. 临床表现　此类药物心脏相关不良反应较少。

5. 防治措施　密切监测。

四、主要作用于有丝分裂 M 期干扰微管蛋白合成的药物

（一）紫杉类

1. 代表药物　紫杉醇、多西他赛。

2. 适应证　乳腺癌、非小细胞肺癌、卵巢癌、头颈部癌食管癌、胃癌、宫颈癌等。

3. 毒性机制　不明。

4. 临床表现　紫杉类药物可导致低血压、心动过缓。尽管发生率较低，但仍有可能出现心律失常［包括室性（室上性）心动过速、二联律、完全性房室传导阻滞、偶发心房颤动］、高压、心肌梗死、静脉血栓、心力衰竭。

5. 防治措施　包括：①心脏毒性的预防与监测。紫杉醇与蒽环奕药物联合使用可增强心脏毒性，建议在紫杉醇之前停用蒽环类药物。使用紫杉类药物应在基线时以及治疗期间进行心电图监测。②心脏毒性的治疗。对症治疗为主，目前尚未有药物能特异性预防此类药物的心脏毒性。

（二）长春碱类

1. 代表药物　长春新碱、长春瑞滨、长春酰胺。

2. 适应证　常用于治疗肺癌、乳腺癌。长春碱、长春新碱、长春酰胺还可用于治疗恶性淋巴瘤、消化道肿瘤、生殖细胞肿瘤、黑色素瘤等。

第四章 肿瘤合并泛血管病变与化学治疗药物

3. 毒性机制　不明。

4. 临床症状　可见心肌梗死,很少观察到高血压及有心电图改变的心绞痛及心肌梗死,偶见变异性心绞痛及可逆转的心电图改变。

5. 防治措施　密切监测。

第二节　肿瘤合并泛血管病变化疗药物治疗风险评估与预防策略

我国泛血管疾病的总体流行病学和预防数据尚待完善,而随着老龄社会的到来,肿瘤和泛血管疾病日益增多,很多患者两类疾病交织发生,临床实践指南多针对单一的疾病,无法满足多病共存患者的诊疗需求。美国老年医学学会2019年发布的老年共病患者指导原则指出,对于预期寿命在2~10年且共病情况较为复杂的患者,难以判断是否能从单病治疗指南中获益,因此诊疗计划需要综合考虑多种因素。

肿瘤合并泛血管病变的化疗药物治疗风险评估与预防,成为临床诊治的重要问题。解决这一类问题需要跨学科协作,同时依赖于临床流行病网络监测和临床大数据的收集、分类、分析,以建立基于真实世界的数据模型,为诊疗参考提供科学依据。

泛血管病变是全球范围内最常见的慢性疾病之一,且大多数泛血管病变患者通常还患有其他慢性疾病。本节旨在为肿瘤合并泛血管病变患者的化疗药物治疗提供风险评估参考及风险预防策略,帮助临床医生明确治疗目标,制定合理的治疗方案。

一、风险评估

在肿瘤初始治疗前需评估泛血管病危险因素,为获得最佳临床结局需在肿瘤治疗方案与泛血管病监测策略之间达成平衡。泛血管病变患者群体是异质性的，在制订治疗决策时应优先考虑患者未来心血管事件的发生风险；风险分层关注血压水平、伴随危险因素和靶器官损害。

二、肿瘤患者基线风险评估——指导肿瘤化学药物治疗相关心血管毒性的筛查

对肿瘤患者进行肿瘤治疗前泛血管病变风险评估时，应在充分考虑经典危险因素的基础上，将肿瘤本身特点、肿瘤治疗方案纳入考量。基线评估主要包括病史采集（年龄、性别、基因）、泛血管病变危险因素、既往泛血管病史、既往心血管毒性治疗、心电图、TTE和心脏生物标志物，其中BNP/NT-proBNP及cTn基线测量尤为重要，有助于明确患者在肿瘤治疗前的心血管风险以及肿瘤治疗期间与之后的监测和随访强度。

无论患者基线心血管风险如何，均建议行基线cTn及BNP/NT-proBNP测定。与此同时，监测心脏生物标志物同时结合影像学监测，首选的监测方法是TTE评估LVEF及GLS。通常，肿瘤科医师负责对患者进行基线危险因素的评估，并将高危患者转诊至心脏科医师进行进一步评估。高危患者的判断依据包括危险因素个数和严重程度。心血管医师对患者进行评估检查后，高风险、极高风险患者需由肿瘤心脏病多学科团队会诊，评估是否可以应用一线肿瘤治疗或调整为二线无心血管毒性肿瘤治疗方案。

对于存在心血管风险因素的患者，建议由肿瘤心脏病多学科团队多学科会诊再次评估，权衡治疗获益与风险后决定是否进行心脏保护治疗及更换低心血管毒性替代方案。比如，有研究表明，年老或体弱患者减量的两药方案优于单药方案。GO2研究将年老或体弱患者随机分配到以下3种剂量级别：A级别，奥沙利铂 $130\,mg/m^2$ ＋卡培他滨 $625\,mg/m^2$（每日2次），21天重复；

第四章 肿瘤合并泛血管病变与化学治疗药物

B级别剂量为A级别的80%；C级别剂量为A级别的60%。结果C级别不仅生存时间不劣于A或B级别，而且患者体验最佳（总体治疗效用、毒性和生活质量）。对于有条件的医疗单位，可建立肿瘤心脏病收治病房，对抗肿瘤治疗阶段的心血管疾病进行全程管理。

ESC指南和ANMCO共识中均指出，蒽环类药物可能增加远期心血管疾病风险，值得注意的是，曾经应用抗肿瘤药物表现出心血管毒性的人群，再次使用抗肿瘤治疗时出现心血管疾病的几率要大于其他肿瘤患者。放疗，尤其是纵隔腔内高剂量放疗的肿瘤患者，远期随访提示易出现冠心病及其他心血管病变。

不良生活习惯吸烟、不健康饮食习惯、酗酒等不良生活习惯本身作为独立危险因素使泛血管病变的患病风险增加，同时可以导致肿瘤相关治疗的复杂化。吸烟和酗酒均被证实可以导致恶性肿瘤发病率和死亡率的增加。此外，年龄和其他健康状况的差异可增加肿瘤治疗的不确定性。

泛血管病变相关风险因素如表4-1所示。

表4-1 泛血管病变相关风险

风险因素	具 体 内 容
已经存在的血管病变	心力衰竭：包括射血分数保留和降低的心力衰竭 无症状的心血管病：LVEF<50%，或B型利钠肽升高* 已经诊断/潜在的冠状动脉疾病：既往心肌梗死、心绞痛、PCI或CABG术、心肌缺血 中/重度心脏瓣膜病合并左室肥厚或左室功能损害 高血压心脏病合并左室肥厚 心肌病：肥厚型心肌病、扩张型心肌病、限制型心肌病、心脏淀粉样变累及心肌

续表

风险因素	具 体 内 容
	症状明显的心律失常：心房颤动、室性心律失常等
	血栓形成和血栓栓塞性疾病
	周围动脉疾病
	肺动脉高压
既往使用特殊药物及治疗	心脏毒性药物应用情况，蒽环类药物应用，胸腔/纵隔腔放疗
年龄因素	年龄：＜18岁；＞50岁应用曲妥珠单抗；＞65岁应用蒽环类药物
	早发心血管疾病家族史（＜50岁发病）
其他健康状况	高血压、糖尿病、高胆固醇血症、慢性肾病
不良生活习惯	吸烟、酗酒、肥胖、缺乏运动

注：LVEF，左心室射血分数；PCI，经皮冠状动脉介入治疗；CABG，冠状动脉旁路移植术。* 无其他原因的 BNP＞100 pg/mL 或 NT-proBNP＞400 pg/mL。

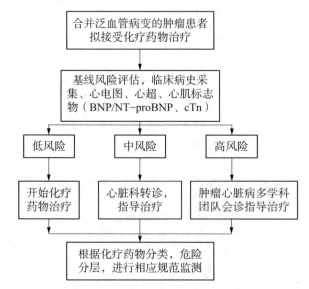

图 4-1 风险筛查及分层指导治疗流程图

第四章　肿瘤合并泛血管病变与化学治疗药物

三、相关心力衰竭监测的方法

监测方法包括心电图、心脏影像学（超声心动图、心脏MRI）和心肌生物标志物（BNP、cTn）。

心电图：心电图可用来检测部分心脏毒性的征象，例如静息状态下的心率增快、ST－T改变、传导系统异常、QT间期延长或心律失常。然而，心电图的改变不具有特异性、常受很多因素影响。心电图的改变有时为一过性的，与慢性心肌病的进展无关。

超声心动图：LVEF是评估心功能最常用的参数。目前肿瘤相关性心功能不全定义为：LVEF下降幅度>10%，且低于正常值下限。相对于二维超声，三维超声重复性更高，且测得的LVEF与心脏MRI测得的LVEF存在较好的相关性，被认为是肿瘤患者监测心功能和心脏毒性的首选技术。应用二维斑点追踪技术，进行超声应变分析，可发现早期心肌损伤。GLS可早期预测LVEF下降，GLS较基线水平下降15%提示早期亚临床左室功能不全。

CMR：CMRI能在几周到数月内检测出蒽环类药物和曲妥珠单抗导致的心脏毒性损伤，包括心肌水肿和可能无症状的左心收缩功能降低，是测量左心室容积、射血分数及左室质量的金标准。

心肌生物标志物：cTn升高是诊断心肌损伤的标志之一。BNP、NT－proBNP也是目前公认的心力衰竭患者常用检测指标，血浓度与心衰程度相关，是判断心衰及其严重程度的客观指标。BNP升高可见于成人及儿童人群化疗导致的左室功能不全。

抗肿瘤治疗出现心力衰竭的时间差异很大。一些抗肿瘤治疗早期即可出现心肌毒性，因而影响肿瘤进一步治疗；有些抗肿瘤治疗方案仅发生远期并发症。目前建议在化疗前、中、后密切监测左心功能来确定相关心脏毒性的发生。影像学和/或生物标志物的精确监测时间和频次取决于肿瘤治疗方案、化疗药物的累积量以及基线时的心血管危险因素。超声心动图、生物标志物（cTnI/cTnT、BNP/NT-proBNP）、心电图监测频率根据风险分层动态调整。

四、化疗药物相关心力衰竭的预防和治疗

化疗药物治疗决策需要平衡抗肿瘤的疗效和潜在的心脏毒性，目前临床上心脏毒性相关研究最多的化疗药物是蒽环类。对于接受高剂量蒽环毒素的患者，联合应用心脏保护剂右雷佐生或持续输注脂质体多柔比星可能是降低心脏毒性风险的选择。

蒽环类药物的心血管毒性可通过多种方式进行预防。首先，限制药物的累积剂量和优化给药方式可以有效减少心脏毒性发生的可能性。药物剂型的调整也是一种策略，例如，使用脂质体阿霉素替代传统的蒽环药物，可以降低对心脏的毒性。血浆峰值浓度与心血管毒性相关，改变给药方式，如采用持续静脉输注，能够显著降低血浆峰值浓度，从而减轻心脏负担。紫杉醇与蒽环类药物联用时需要谨慎，因为紫杉醇可能减少蒽环类药物的清除，增加心血管毒性的风险，因此建议在联合治疗时，蒽环类药物应先于紫杉醇输注，并且要分开输注。此外，建议多柔比星的累积剂量不应超过 360 mg/m^2。

新型改良结构的脂质体制剂（如脂质体多柔比星）可以通过提高药物在肿瘤组织的浓度，减少其在骨髓、心脏正常组织中的分布，从而减少心血管毒性的发生，可作为心血管毒性高风险或拟接受高剂量蒽环类药物治疗成年肿瘤患者的替代方案，但有待于更多临床研究证实。研究表明右雷佐生用于蒽环类药物化疗患者心血管毒性的一级预防，可降低蒽环类药物所致心力衰竭的风险，并且不影响抗肿瘤治疗疗效和死亡风险。

氟尿嘧啶类药物心血管毒性的预防可采用药物替代治疗和应

第四章　肿瘤合并泛血管病变与化学治疗药物

用钙通道阻滞剂或硝酸酯类药物心脏保护药物。雷替曲塞是一种特异性胸苷酸合成酶抑制剂，不经双氢嘧啶脱氢酶代谢，可减少心血管毒性代谢产物积累。ESMO 指南推荐雷替曲塞作为因心血管毒性不适合氟尿嘧啶化疗的标准替代方案。国内多中心Ⅳ期研究同样证实，在不耐受或不适合氟尿嘧啶/亚叶酸钙治疗的晚期结直肠癌中应用雷替曲塞替代治疗心脏安全性较好。

症状管理与预防心血管事件发生的药物治疗，提供个性化的药物治疗方案；对于具有较高心血管病风险的患者，需通过饮食、运动、药物等多种干预措施以降低心功能不全的风险。

有关预防性使用 ACEI/ARB、β 受体阻滞剂来预防化疗引起的心毒性的证据很有限。已有临床症状和体征提示心功能不全时，目前研究 ACEI/ARB、ARNI、β 受体阻滞剂、右雷佐生、醛固酮受体拮抗剂、他汀等药物对抗肿瘤治疗所致心肌损害有保护作用。对于已经出现心功能不全的患者，按照心衰指南推荐 ACEI/ARB、ARNI 和 β 受体阻滞剂是治疗心衰的基石性药物。醛固酮受体拮抗剂可预防 LVEF 降低及 cTnI、NT - proBNP 升高。他汀或可预防蒽环化疗相关心肌毒性，这可能与他汀的抗氧化、抗炎作用相关。新增蒽环类化疗药物心血管毒性的一级预防他汀类药物使用。研究显示，他汀类药物能够降低接受蒽环类药物或曲妥珠单抗治疗的早期乳腺癌的女性的心力衰竭发生风险。

他汀类药物依然是降脂的一线疗法。2023 年 CCD 指南建议考虑使用新药物治疗胆固醇水平居高不降或不耐受他汀类药物的 CCD 患者，并提出几种辅助疗法如依折麦布、前蛋白转化酶枯草溶菌素 9（proprotein convertase subtilisin/kexin type 9，PCSK9）抑制剂、英克司兰钠注射液（inclisiran）、贝派地酸。血浆低密度脂蛋白胆固醇（LDL - C）是动脉粥样硬化疾病的主要原因，也是脂质管理的靶点。抗血小板药物有助于预防心脏病发作、卒中、胸痛或其他心血管疾病患者发生凝血，部分患者的治疗方案中可能包含两种抗血小板药物,这被称为双联抗血小板治疗。新型降糖药 SGLT-2 抑制剂也有望带来更多临床获益。

五、生活方式建议

生活方式的调整对于预防和管理泛血管病变的症状有着至关重要的作用,包括健康的饮食习惯和运动。健康的饮食和生活方式是预防泛血管病变症状恶化的最佳方法。面向各种人群的研究都支持摄入更多的全谷物和纤维,减少饱和脂肪、钠、精制碳水化合物和含糖饮料的摄入。倡导戒烟,吸烟损害血管内皮功能,促进动脉粥样硬化,促进血栓形成,是导致心血管疾病和心血管事件的主要原因。鼓励无禁忌证的患者养成规律性体育活动的习惯,推荐把心脏康复纳入心衰患者的综合管理,对于所有病情稳定,能够运动的心衰患者,都应该推荐进行心脏康复,包括进行个体化风险评估,给予个体化的运动处方、运动监测、健康教育、医患沟通互动。心衰和虚弱、肌少症和恶液质互相影响,临床上可以通过多维度筛查和评估,早期识别虚弱患者,并加强心衰合并虚弱患者的多学科管理,注重教育、营养干预、康复运动、合并症治疗和随访等,从而减少虚弱对心衰的影响。

随着临床证据的不断积累,肿瘤合并泛血管病变化疗的风险评估与预防策略取得了明显的进展,有了一定的参考依据,但如何在患者化疗与泛血管病变保护方面实现个体化治疗,平衡抗肿瘤治疗的风险与获益,最大程度地降低对泛血管病变的风险,仍需进行更多的临床实践与研究。

第三节 肿瘤合并泛血管病变化疗药物治疗期间患者管理

肿瘤合并泛血管疾病的防治,必须综合考量的是肿瘤疗效和

第四章 肿瘤合并泛血管病变与化学治疗药物

泛血管疾病控制，既要关注患者的生存预期，也要重视其生活质量。相关防治策略应从传统的"以疾病患者为中心"和"以临床事件为中心"的模式转向"以患者为中心"和"以促进健康为中心"的全方位、全周期管理理念。特别是在化疗患者中，针对泛血管毒性的监测和防治需要肿瘤专科医师与心血管专科医师的密切合作。

治疗前，应充分评估治疗获益和潜在风险，全面了解患者的器官功能、肿瘤情况，了解药物的作用机制、代谢过程及相互作用和毒副反应。在与患者充分沟通，从而权衡治疗利弊，力求最大程度降低泛血管毒性，特别是心力衰竭的风险。治疗期间和治疗后，应密切监测心功能，并根据患者的具体情况调整治疗方案。一般拟接受化疗的患者，需要等待泛血管病变相关病情及症状得到控制后，再考虑接受化疗，并在化疗过程中动态严密监测。同时，应关注临床表现，是否存在肺循环和/或体循环淤血的症状和/或体征，如呼吸困难、水肿等，外周血管栓塞、血栓形成等。

肿瘤患者治疗过程中带来的直接心血管毒性作用可导致或加重原泛血管病变，也可通过导致机体内环境紊乱（如呕吐导致的电解质紊乱）成为诱因。关于化疗期间的患者管理，有研究多因素分析显示，血红蛋白水平、疼痛和胃肠道功能为低剂量弱体能状态晚期消化道肿瘤患者总生存的独立影响因素。低剂量化疗作为近年来发展起来的一种新的化疗方法，具有不良反应小、可改善患者生命质量、延长患者生存期等诸多优势，弱体能状态晚期消化道恶性肿瘤患者可从低剂量化疗中获益。相应的，合并泛血管病变的肿瘤患者，根据疾病临床特征，同样可以筛选出可能从低剂量化疗中获益的人群，值得根据具体患者进行讨论探索适合的治疗方案。

一、治疗建议与管理原则

团队是以基础、患者为中心的管理模式，考虑健康的社会决定因素以及相关成本，同时将风险评估、检测和治疗纳入共同决策；治疗目标是延长生存期和改善生活质量，因此临床治疗应聚焦于减少心源性死亡、非致死性缺血事件、动脉粥样硬化的进展，优化每个患者的治疗。专科医师与心脏多学科专家之间建立有效合作，患者管理（如生活方式、药物治疗、症状管理和初步检查）可以由肿瘤临床医生有效执行。在整个治疗过程中及治疗后，建立详细的心血管管理计划，细化患者危险分层，提出肿瘤治疗相关心血管毒性的个体化、主动监测流程，同时强调全程管理。监测方案主要包括超声心动图、血管超声、生物标志物和心电图监测，并根据不同治疗药物、不同危险分层细化监测时间节点。

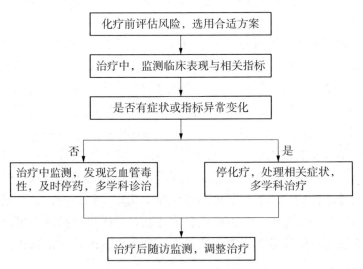

图4-2 化疗相关泛血管毒性管理流程

表 4-2 常见化疗药物心血管毒性防治管理

药物名称	心脏毒性	症状管理
蒽环类	左心室功能障碍	1. 识别危险因素，包括既往药物的使用、肿瘤治疗史、心血管病史，年龄、肝肾功能不全 2. 先蒽环类药物后紫杉，分开输注 3. 预计阿素累积剂量>250~300 mg/m（或等量的结构类似物）可使用心脏保护剂右雷佐生/右丙亚胺 4. 使用脂质体包裹的阿霉素：心脏毒性发生率降低，但仍具有心脏毒性风险 5. 无症状性心功能异常：可考虑给 ACEI/ARB、β-受体阻滞剂治疗，但缺少临床研究证据 6. 症状性心衰：按照心力衰竭和治疗指南开展治疗
紫杉醇	左心室功能障碍、心肌缺血、QTc 间期延长、心动过缓	1. 具有高危因素者可考虑使用脂质体包裹的紫杉醇，但仍具有一定心脏毒性风险 2. 心功能异常/心衰的管理同蒽环类心脏毒性管理 5、6 3. 心肌缺血：临床表现个体化差异明显，采取心肌缺血的标准处理流程 4. QT 间期延长：纠正诱发因素，纠正电解质异常，控制 QT 间期延长的心血管病危险因素；QTc 间期正常后可从小剂量开始继续化疗 5. 心动过缓：治疗原发疾病，必要时停药，联系专科医师行起搏器植入
多西他赛	左心室功能障碍、心肌缺血	参考紫杉醇疾病管理
环磷酰胺	左心室功能障碍	左心室功能障碍的处理疾病管理 2、3
5-氟尿嘧啶/卡培他滨	心肌缺血	选用雷替曲塞代替，采取心肌缺血的标准处理流程
顺铂	静脉血栓栓塞	停药，按照相关抗凝指南建议执行

续表

药物名称	心脏毒性	症状管理
艾立布林	充血性心力衰竭，缓慢性心律失常先天性长QT综合征加重	纠正低钾/低镁血症；避免与其他延长QT间期的药物共同给药，可能会引起累加效应

二、心脏毒性及全程管理

蒽环类药物作为化疗的常用药物之一，其心脏毒性研究数据最多最广泛，监测及管理方式值得临床管理过程中借鉴，其心脏毒性主要表现为心功能不全、心力衰竭、心律失常和心包疾病，尤其是左心功能不全。常表现为：LVEF降低的心肌病，表现为整体功能降低或室间隔运动减弱；充血性心力衰竭（congestive heart failure，CHF）；LVEF较基线降低至少10%，伴或不伴有症状或体征。此外，其他毒性还包括冠状动脉受损、心脏瓣膜损伤、心律失常（主要是QT间期延长）、高血压、血栓形成、外周血管疾病和脑卒中、肺动脉高压等。总体而言，化疗药物引起的心肌损伤症状多样，需要临床医师结合患者情况综合判断，蒽环类药物的研究数据和管理规范可以作为其他多种化疗药物的借鉴。

超声心动图是监测抗肿瘤治疗相关心肌损害及心脏结构、形态学变化的重要工具，具有便捷、敏感、无创、可重复及经济等优点，相关心肌损伤的建议指标包括LVEF、左心室舒张功能指标和心脏瓣膜结构与功能。GLS评估左心室收缩功能减低较LVEF更敏感，可早期发现亚临床心肌损害。若无法行超声心动图检查，可选用心脏MRI检查或核素扫描，首先推荐CMRI；

第四章　肿瘤合并泛血管病变与化学治疗药物

对出现心功能不全的患者是否继续抗肿瘤治疗，肿瘤科医师应该与心脏科医师充分评估患者临床病情和权衡继续抗肿瘤治疗所带来的利弊，做出最合适的决策。

心电图测量药物诱导的 QTc 延长是药物安全的关键参数之一。QT 间期显著延长，增加室性心律失常（如尖端扭转型室性心动过速）的发生。当合并低钾血症或低镁血症等电解质紊乱、遗传性长 QT 综合征及使用其他可能延长 QT 间期的药物（如部分抗生素、止吐药物）时，QT 间期易出现延长。在开始治疗前和治疗期间应及时纠正任何电解质失衡，并应定期监测心电图是否有 QT 间期延长和其他心律失常。

生物标志物可作为实现密切临床监测和指导治疗的工具，应用蒽环类药物、卡培他滨、氟尿嘧啶等监测到 cTn 升高可提示早期心功能损害。在使用潜在心脏毒性化疗的过程和随访中，同一生物标志物的动态监测可以实现对心血管疾病高危患者无症状的左室功能障碍和心衰的预测工具。BNP/NT - proBNP 检测是评估检测接受化疗患者心血管毒性的重要的心脏生物标志物。BNP/NT - proBNP 的增加也与 LVEF 降低有关，有助于识别化疗患者早期心血管毒性的发生。为了便于对比评价病情变化，在整个治疗过程中应采用相同的影像学和/或生物标志物作为监测指标。目前对标志物判断心肌损伤的依据并不十分充分，应用单独一个标志物监测心肌损伤存在局限性。需注意，cTn 异常需考虑鉴别心肌梗死和心肌炎，必要时行影像学进一步检查。另外，BNP/NT - proBNP 水平异常的肿瘤患者的后续管理策略主要依赖于 LVEF 测量，在肿瘤心脏病多学科团队协作诊疗及指南指导的药物治疗基础上，对于 LVEF>50% 的患者可继续行肿瘤治疗，LVEF<50% 的患者则考虑将一线肿瘤治疗调整为二线无心血管毒性肿瘤治疗方案。

对于心肌缺血病史的患者，应建议监测 BNP 和 cTn 水平。

很多抗肿瘤药物可以导致缺血性心肌病，包括抗肿瘤代谢类药物、紫杉醇等，易出现于应用氟尿嘧啶和卡培他滨的肿瘤患者，前者心肌缺血发生率甚至可高达68％，而后者发生率为9％。常见的心肌缺血表现为无症状的心电图 ST 段改变，而胸痛合并或不合并 ST 段改变是临床常见的主诉，并且可能演变为 ACS。因此，在使用氟尿嘧啶和卡培他滨期间，需密切监测心电图及心肌标志物水平；一旦出现症状性心肌缺血需立即停药。心电图作为一项可重复、廉价、可连续监测指标，具有重要价值；心脏彩超也可识别早期心功能改变；而冠状动脉造影及冠状动脉 CTA 等检查并不作为首选，仅用于和原发冠心病鉴别。对于肿瘤治疗后出现 ACS 的患者，治疗方案可借鉴非肿瘤患者 ACS 处理策略。

肿瘤患者出现心律失常通常为多种风险因素的共同结果，一些特定药物应用可常见心律失常。QT 间期延长为最常见的肿瘤治疗相关心律失常。现有研究证实肿瘤治疗过程中较其他非肿瘤患者更易出现获得性长 QT 综合征，进而增加心血管不良事件风险。肿瘤治疗相关 QT 间期延长不仅由心肌细胞毒性导致，代谢异常、电解质紊乱、其他用药如抗组胺药物、止吐药物、抗感染药物、抗精神病药物等均为危险因素。目前认为肿瘤治疗相关 QT 间期延长在停止相关药物、纠正潜在危险因素后可恢复。在肿瘤化疗后出现长 QT 的患者，需注意低钾血症、低镁血症、心动过缓和应用延长 QT 间期药物的情况。

三、药物干预

药物重整是发现不合理用药或药物不良反应的重要手段，药师在肿瘤治疗团队中可以协助团队更好地发现用药问题、协助调整用药。肿瘤治疗中，根据肿瘤药物分类、危险分层需个体化动态监测心脏生物标志物。若 cTn、BNP/NT-proBNP 水平升高，需尽快进行肿瘤心脏病学多学科团队会诊，结合心电图、TTE，

第四章 肿瘤合并泛血管病变与化学治疗药物

评估是否应停止肿瘤治疗，并及时启动心脏保护治疗，如 ACEI/ARB/ARNI 和/或 β 受体阻滞剂和/或螺内酯和/或 SGLT-2 抑制剂，何时再次启动肿瘤治疗需肿瘤心脏病多学科团队共同决策。

无症状心血管毒性是指患者未表现出任何心血管毒性症状，但存在一些生物标志物包括 cTn、LVEF、GLS 的异常。无症状心血管毒性的处理原则新增心肌保护治疗药物 ARNI 和 SGLT-2 抑制剂。ARNI、SGLT-2 抑制剂已成为心力衰竭治疗的基石药物。一项纳入 120 例患者的研究提示，蒽环类药物相关的 LVEF 降低，如不给予药物治疗，LVEF 恢复的概率低于 10%；如接受 ACEIs（或联合卡维地洛），LVEF 部分恢复的可能性在 50% 以上；如能早期治疗（6 个月内），心脏事件风险更低、临床获益更大。近期有报道 ARNI 沙库巴曲缬沙坦钠可改善蒽环类药物相关心肌损害患者心功能，未来需大样本研究证实。

症状性心血管毒性的处理原则是所有 LVEF 降低的心力衰竭患者均应使用 ACEIs，除非有禁忌证或不能耐受。ARBs 推荐用于不能耐受 ACEIs 的患者。对于 NYHA 心功能 Ⅱ～Ⅲ级、有症状的 LVEF 降低的心力衰竭患者，若能够耐受 ACEIs/ARBs，推荐以 ARNI 替代 ACEIs/ARBs，以进一步减少心力衰竭的发病率及死亡率。LVEF 降低的心力衰竭患者长期应用 β 受体阻滞剂能改善症状和生活质量，降低死亡、住院、猝死风险。目前，研究显示 SGLT-2 抑制剂恩格列净可减轻阿霉素治疗相关的心肌细胞炎症、纤维化、铁死亡及凋亡，可减轻阿霉素治疗相关的心肌损伤、预防心功能的下降。并有回顾性临床研究提示，应用蒽环类药物的肿瘤患者，同时应用 SGLT-2 抑制剂，可降低心脏事件的发生率。2021 年欧洲心脏病学会（ESC）急/慢性心衰诊断与治疗指南推荐 ARNI/SGLT-2 抑制剂作为射血分数降低型心衰治疗管理的基石性药物。沙库巴曲缬沙坦可改善 CTRCD 患者心功能。SGLT-2抑制剂可改善蒽环类药物治疗患者心脏结局。恩格列净可减轻阿霉素治疗相关心肌损伤、预防心功能下降。

四、高血压管理

肿瘤治疗可以增加患者发生高血压等心血管不良事件（cardiovascular adverse events，CVAE）的风险。肿瘤治疗会通过多种机制升高血压，降压治疗的总体目标包括：确定及消除高血压病因，有效控制血压，保证肿瘤治疗顺利进行；识别及干预影响预后或治疗选择的心血管危险因素；治疗与高血压相关的靶器官损害及合并症。抗肿瘤治疗前、治疗中、治疗完成后及肿瘤幸存者，如合并心血管疾病或动脉粥样硬化性心血管疾病风险≥10%时，血压≥130/80 mmHg 就要启动降压治疗；对于其他患者，血压≥140/90 mmHg 时启动降压治疗。暂停抗肿瘤治疗的血压阈值为3级高血压；如血压达到 160/100 mmHg，除调整降压治疗方案外，同时可适当降低抗肿瘤药的剂量和/或延长治疗周期；待降压达标后再恢复正常的抗肿瘤治疗。肿瘤治疗相关高血压的治疗，首先要调整生活方式，改善生活方式是治疗的基础，包括限制盐的摄入、非甾体抗炎药物、咖啡、酒精及钾的摄入，适当锻炼，避免久坐、戒烟及焦虑情绪等。与正在接受抗肿瘤治疗患者类似，没有足够证据表明哪类降压药物对带瘤生存患者有益，故此类患者的治疗应遵循普通高血压患者循证依据。

五、生活方式与心脏毒性关系及全程管理

吸烟、肥胖、冠心病、原发性高血压、糖尿病和血脂异常是患者发生心脏毒性的危险因素，其中以原发性高血压最为明显。存在两个及以上高危因素的患者出现心脏毒性的可能性显著增加。研究表明，年龄是心脏毒性风险的独立危险因素，年龄≥60

第四章 肿瘤合并泛血管病变与化学治疗药物

岁心脏受累的风险明显增加。如 LVEF 为 50%~55%、有心肌梗死病史、有心衰病史或合并心脏瓣膜病的患者接受有心脏毒性的抗肿瘤药物治疗后出现心功能不全的风险增加 3.6~11.8 倍。积极管理心血管危险因素，如吸烟、高血压、冠心病、糖尿病、血脂异常、缺乏身体活动、肥胖，可以改善肿瘤幸存者的长期心脏病预后，健康的生活方式，包括饮食和运动的干预，可作为肿瘤幸存者长期随访护理的一部分。

第四节　典型病例

病例一　胰腺癌急性心梗术后能化疗吗？

一、病例资料

患者，男，72岁，既往有高血压、糖尿病等慢性病史，血压、血糖控制可。因"发现胰腺恶性肿瘤1月余"入院。患者既往胰腺占位，未手术。2024年1月复查B超提示腹水，CA199 311 U/mL。2024年1月24日出现持续性胸闷胸痛，诊断急性下壁心肌梗死，行 PTCA 术，术后超声心动图提示 LVEF 67%，左室壁节段活动异常，左房增大，轻度三尖瓣关闭不全。给予阿司匹林＋替格瑞洛抗血小板；阿利西尤单抗降脂、倍他乐克、诺心妥、可兰特等治疗。2024年1月29日外院 PET-CT 提示（图4-3）：胰腺头部多发囊性灶，代谢不高，胰腺体胃部萎缩，考虑 IPMN 可能。腹腔、腔系膜广泛增厚、水肿，代谢增高，考虑肿瘤浸润不能除外；肝周、盆腔积液。2024年2月23日外院腹膜肿瘤穿刺标本病理报告：见异型腺体，可符合腺癌。2024年2月23日 CT 提示（图4-4）：胰头不规则软组织影，腹膜结节状增厚,考虑腹膜转移可能;腹腔积液;胰腺尾部萎缩。我院病理会诊显示(腹膜肿瘤穿刺)腺癌,形态为胰胆管型腺癌,结合免疫组化结果,向胰腺管腺癌。免疫组化:MLH1(+),MSH2(+),MSH6(+),PMS2(+),Her-2(-),Ki-67(2%+),CK20(-),CDX2(少量+),AHNAK2(100%+++),IMP3(20%+),HNF-1β(+),SMAD4(缺失)。

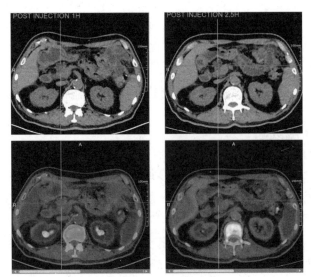

图4-3 外院PET-CT(2024年1月29日)

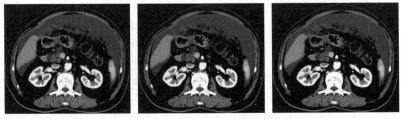

图4-4 CT(2024年2月23日)

第四章 肿瘤合并泛血管病变与化学治疗药物

2024年3月1日因患者急性心梗术后，肿瘤心脏病MDT会诊，完善心电图（图4-5）未见明显异常，心肌标志物正常范围（cTNT 0.011 ng/mL）。MDT讨论后建议：①患者目前无明显胸闷胸痛，左室收缩活动正常，因此心内科暂无化疗或手术禁忌，建议先行抗肿瘤治疗；②继续双联抗血小板、PCSK9强化降脂等治疗。

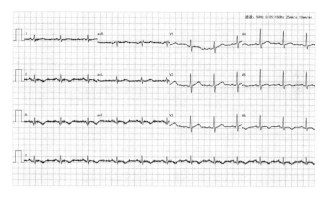

图4-5 心电图

2024年3月9日肿瘤科讨论：结合患者胰腺癌腹膜转移，拟行AG方案，具体：白蛋白紫杉醇200 mg d1＋吉西他滨1.8 g d1, q2w。同时予热灌注对症处理。该患者于2024年3月9日起予AG方案化疗，其间多次复查cTnT正常范围。

预后和转归：2024年6月3日患者于我院复查冠脉造影，冠脉分布右冠优势型。左主干未见狭窄。前降支中段狭窄85%。第一对角支未见狭窄。左回旋支未见狭窄。第一钝缘支未见狭窄。右冠状动脉远段狭窄50%。左室后支未见狭窄。后降支未见狭窄。于前降支中段病变处予以药物球囊扩张，复查造影提示扩张满意，远端TIMI血流3级。

二、病例讨论

胰腺癌是目前恶性程度最高的肿瘤之一,其病理组织中血管相对较少,导致药物难以有效到达胰腺癌细胞内,很大程度限制了抗肿瘤药物的作用。此外,胰腺组织中高达80%的组分由间质组成,这一特点使得胰腺癌天然对免疫治疗耐受。目前针对晚期胰腺癌,临床常用的化疗方案包括AG方案(白蛋白紫杉醇、吉西他滨)、FOLFIRINOX方案(5-氟尿嘧啶、亚叶酸钙、伊立替康和奥沙利铂)、GEM方案、5-FU方案等。但这些方案都可能带来较大的不良反应,需要根据患者的具体情况进行选择。

对于该急性胰腺癌心梗术后患者能否化疗,需综合多方面因素谨慎考量:

(一)支持化疗的因素

1. 疾病本身 明确的肿瘤诊断:患者已确诊为胰腺癌,且伴有腹膜转移。胰腺癌恶性程度高,进展迅速,化疗是综合治疗的重要手段之一。若不及时干预,肿瘤可能快速进展,严重影响患者生存期和生活质量。

2. 心脏功能评估 相对较好的心功能指标:该患者急性心梗术后,超声心动图提示LVEF 67%,一般认为LVEF≥50%时心脏功能尚可,能在一定程度上耐受化疗药物对心脏的潜在毒性。虽然存在左室壁节段活动异常、左房增大及轻度三尖瓣关闭不全,但整体心功能目前处于相对可代偿状态,为化疗提供了一定的可行性基础。

(二)不支持化疗或需谨慎化疗的因素

1. 近期心梗病史 心血管事件风险增加:患者于2024年1月24日发生急性下壁心肌梗死,距离当前时间较短。化疗药物可能会对心脏产生毒性作用,如紫杉醇药物可增加患者的心血管事件,包括晕厥、心律失常、高血压、静脉血栓等。在急性心梗

第四章 肿瘤合并泛血管病变与化学治疗药物

后的恢复阶段,心脏本身处于相对脆弱状态,此时进行化疗,可能进一步加重心脏负担,诱发再次心梗、严重心律失常或心力衰竭等严重心血管并发症,危及患者生命。

2. 身体整体状况　存在腹水:患者存在腹水,PET-CT提示腹腔、腔系膜广泛增厚、水肿,代谢增高,肿瘤浸润不能除外。腹水会影响患者的营养状态和身体机能,使患者对化疗的耐受性下降。同时,腹水可能导致化疗药物在腹腔内分布不均,影响化疗效果。

年龄与基础疾病:高龄男性患者,且既往有高血压、糖尿病病史,身体储备功能较差。高血压和糖尿病本身可增加心血管疾病风险,影响化疗期间的机体调节能力,使患者更易出现化疗相关不良反应,如感染、肝肾功能损害等。

3. 化疗药物选择局限性　药物心脏毒性:部分常用的胰腺癌化疗药物,如吉西他滨、白蛋白结合型紫杉醇等,虽对胰腺癌有一定疗效,但也存在不同程度的心脏毒性。在患者有急性心梗病史的情况下,选择化疗方案时需更加谨慎,避免使用心脏毒性过大的药物组合,这在一定程度上限制了化疗方案的选择和化疗强度。

(三) 综合决策建议

1. 多学科讨论　肿瘤心脏病 MDT:患者目前无明显胸闷胸痛,左室收缩活动正常,因此心内科暂无化疗或手术禁忌,建议先行抗肿瘤治疗。

肿瘤科:结合患者胰腺癌腹膜转移,拟行 AG 方案,同时予热灌注对症处理。

2. 优化心脏功能　继续双联抗血小板、PCSK9 强化降脂等治疗。

3. 谨慎选择化疗方案　相较于 FOLFIRINOX 方案,AG 方案总体耐受性略优。NCCN 指南推荐体力状态良好者首选

FOLFIRINOX方案，AG方案用于无法耐受FOLFIRINOX的患者。

4. 密切监测与支持治疗 在严密监测心肌标志物的基础上行抗肿瘤治疗，并定期复查冠脉造影。

综上所述，该患者在发现胰腺癌的同时，出现急性心肌梗死，遂先处理冠脉病变，同时给予阿司匹林＋替格瑞洛双联抗血小板、PCSK9强化降脂等治疗以优化心脏功能；因患者晚期胰腺癌，外科评估暂无手术适应证，MDT讨论后决定选择耐受性较好的AG方案化疗，同时予热灌注对症处理；在化疗期间严密监测心肌标志物，定期复查冠脉造影，为抗肿瘤治疗保驾护航。

病例二 重度冠脉狭窄合并肠癌能化疗吗？

一、病例资料

患者，男，70岁，既往有高血压病史20余年。2023年12月因"乙状结肠肿瘤（PS：1分）穿孔术后1月"由家属于我院代诊。病理提示：中分化腺癌，肿瘤侵犯至浆膜下层，肠周淋巴结转移（10/16），错配修复蛋白表达功能稳定（pMMR）。复查血常规示：腹部增强CT提示：乙状结肠MT术后，左下腹造瘘口；肝内钙化灶；双肾囊肿；十二指肠降部憩室。盆腔增强CT提示：乙状结肠术后，吻合口软组织增厚，随访；前列腺增生。胸部X线提示：两肺慢性炎症及陈旧灶，随访；冠脉病变。根据患者症状及辅助检查结果，排除转移复发，拟行术后辅助化疗。2024年1月9日再次于我院就诊，患者诉脑梗病史15年，后遗症不明显；颈动脉硬化病史，有吸烟史（具体不明）。建议患者心内科就诊完善相关检测。患者1月15日心电图（图4-6）：窦性心律；Ⅰ度房室传导阻滞；T波改变（T波在Ⅰ、avL导联低平、浅倒置）；超声心动图：左房增大；升主动脉增宽，主动脉瓣钙化，LVEF 67%；颈动脉超声：双侧颈动脉斑块形成伴局部管腔狭窄，左侧颈总动脉闭塞可能，左侧颈外动脉血流反向；冠状动脉CT（图4-7）：冠脉多支病变，RCA近段重度狭窄，RCA中段及D1、D2、OM1中度狭窄，建议行DAS，LAD中段心肌桥。考虑"冠状动脉粥样硬化性心脏病，颈动脉狭窄，乙状结肠恶性肿瘤，高血压，高脂血症"。嘱患者戒烟限酒；加用阿司匹林肠溶片、硫酸氯吡格雷片和阿托伐他汀钙片。

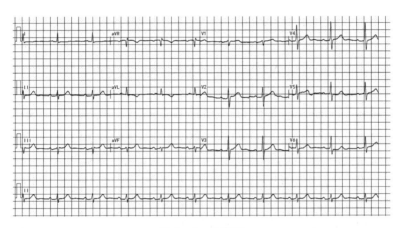

图4-6 心电图

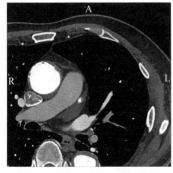 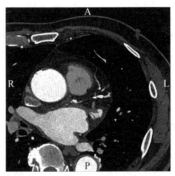

图4-7 冠脉CTA

择期行介入治疗。患者 2024 年 1 月 18 日评估满足术后辅助化疗指征，予奥沙利铂＋雷替曲塞进行辅助化疗。

2024 年 1 月 19 日于我院肿瘤心脏病 MDT 门诊就诊，建议：①继续术后辅助化疗方案，即奥沙利铂＋雷替曲塞；②冠脉 CTA 提示冠状动脉重度狭窄，建议进一步 DSA 检查，必要时冠状动脉介入治疗；③目前冠心病药物治疗方案不变。2024 年 2 月 4 日于我院心内科就诊，行冠状动脉介入：冠脉分布呈右优势型。左主干未见狭窄。前降支近段狭窄 50%。第一对角支未见狭窄。左回旋支未见狭窄。第一钝缘支未见狭窄。右冠状动脉近段狭窄 50%，右冠状动脉中段狭窄 60%，有冠状动脉远段狭窄 40%。左室后支未见狭窄。后降支未见狭窄。OCT 检查：可见右冠钙化斑块为主，最小管腔面积 2.8 mm^2，未见夹层血栓等征象。可见左前降支近段脂质斑块，未见夹层血栓征象。建议继续药物治疗。调整药物为：阿托伐他汀钙片 20 mg，qn；依折麦布 10 mg，qd；硝苯地平缓释片 30 mg，qd；硫酸氢氯吡格雷 75 mg，qd；雷贝拉唑肠溶片胶囊 10 mg，qd；沙库巴曲缬沙坦钠 100 mg，bid。排除心血管相关风险后，分别于 2024 年 2 月 6 日、2024 年 2 月 29 日、2024 年 3 月 26 日、2024 年 4 月 16 日、2024 年 5 月 9 日、2024 年 6 月 6 日和 2024 年 6 月 20 日行术后周期化疗至化疗完成，同时在行化疗期间定期评估患者心血管基础疾病情况，在确认无进展的情况下，完成了本周期化疗。

二、病例讨论

动脉粥样硬化是一种无声且慢性的血管病变过程，是大多数心血管缺血事件的原因。其血管疾病的演变涉及内皮功能障碍、内膜中广泛的脂质沉积、加剧的先天和/或适应性免疫反应、血管平滑肌细胞的增殖和细胞外基质的重塑，导致动脉粥样硬化斑块的形成。易损斑块中心是一个大的无细胞富含脂质的坏死核

第四章 肿瘤合并泛血管病变与化学治疗药物

心,表面被渗透了炎症细胞和弥漫性钙化的薄纤维帽覆盖。当扩张的血管内膜被侵入新的脂质侵入时,坏死核心将被扩大,从而增加斑块的不稳定性。此外,生物力学、血液动力学和物理因素同样会导致斑块不稳定。当斑块被侵蚀或破裂时,这些高风险富含脂质的脆弱斑块将血管结构或坏死核心成分暴露在循环中,导致组织因子的激活,随后形成纤维蛋白单层(凝血级联),并同时招募循环血小板和炎症细胞。暴露的动脉粥样硬化斑块成分、血小板受体和凝血因子之间的相互作用最终导致血小板激活和聚集,随后形成叠加血栓(即动脉粥样硬化),诱发急性缺血综合征或急性心肌梗死。以上是冠状动脉粥样硬化导致心血管急性事件的主要分子机制之一。

引起血管中脂质沉积的原因不仅与代谢紊乱有关,还与自身免疫失调息息相关。脂质各阶段浸润至血管的过程中,会招募不同的免疫细胞至管壁,包括中性粒细胞、单核细胞和 T 细胞,以及 B 细胞、DC 细胞和肥大细胞。这些免疫细胞将释放炎症因子发生炎症级联反应。在单核细胞动员和迁移过程中,干扰互补趋化因子功能可能抑制动脉粥样硬化的发生。在小鼠中,Ly6Chigh 细胞主导高脂血症诱导的单核细胞增多,释放趋化因子受体 CCR2、CCR5 和 CX3CR1 侵入斑块,使单核细胞通过依赖 CCR5 分化为巨噬细胞,而 Ly6Clow 细胞承担"保安"的角色几乎不进入斑块内。不仅如此,高脂血症相关血液单核细胞增多和巨噬细胞积累减少可使 CCL2 和 CXCR1 增多,因此靶向遗传缺失 CCL2 和 CX3CR1 可以减少动脉粥样硬化。由此可见,免疫炎症反应参与了斑块的形成与稳定。

奥沙利铂和雷替曲塞均属于氟尿嘧啶及衍生物,主要通过发生烷基化反应发挥抗肿瘤作用,已经广泛用于治疗多种人类肿瘤。然而,相当比例的患者常常由于耐药复发和/或毒性等多个器官,如肝脏、肾脏、消化道、心血管、血液和神经系统,而获益较差。临床数据表明，有1.2%～7.6%的患者使用氟尿嘧啶会发生心脏毒性反应，其主要临床表现多种多样，包括胸痛、心肌梗死、急性心肌病、心律失常、心源性休克和心脏性猝死。最常见的机制是通过蛋白激酶C对内皮NO合酶导致冠状动脉痉挛和直接损伤内皮细胞引起血管收缩。但氟尿嘧啶引起的心脏毒性极少威胁生命。因此对于此类心血管毒性作用，需及早监测，全程监控，避免心血管不良事件发生，将极大限度改善患者预后，延长患者的生存期。

  本病例中患者在患有肿瘤治疗前已患有高血压病史20余年，且15年前发生过脑血管意外。在此基础上有吸烟病史，吸烟作为心血管疾病发生的高危驱动因素，破坏血管内皮稳定，促进斑块沉积。颈动脉超声报告也证实了患者大动脉，即颈动脉斑块形成伴管腔狭窄。同时，在辅助化疗前完善心血管相关检查后，心电图结果提示患者存在心律失常（Ⅰ度房室传导阻滞和T波改变）；超声心动图结果显示患者可能存在因高血压所致的左心房增大，但左室射血分数，即LVEF正常。虽然CTA提示冠脉重度狭窄，但冠脉造影是诊断冠心病冠脉阻塞程度的金标准。因此为避免患者使用奥沙利铂和雷替曲塞进行辅助化疗发生心血管急性事件，在疗程开启前予患者完善冠状动脉造影术明确是否存在冠状动脉粥样硬化病变。结果显示，患者左冠状动脉主干无狭窄，右冠状动脉虽然有狭窄，但狭窄程度未达到介入治疗指征，目前仍仅需药物控制斑块进展，定期复查心血管相关指标即可。

  从本病例中可以总结出，为了让既往有心血管基础疾病的肿瘤患者得到最大临床获益，完善心血管相关评估是开启化疗治疗前的必要步骤。在对确认患者本身心血管基础疾病不影响患者临床获益的基础上开启化学治疗，同时在化疗时定期监测心血管情况，若发现患者有新发心血管意外可能或者既往心血管疾病进展，应暂停化疗，对心血管疾病及时干预后，再继续抗肿瘤

第四章 肿瘤合并泛血管病变与化学治疗药物

治疗。

（许宇辰　王志明　何小珍　汪雪君）

参考文献

［1］张健，张宇辉，周蕾．国家心力衰竭指南2023（精简版）［J］．中国循环杂志，2023，38（12）：1207-1238．

［2］李道博，刘基巍，夏云龙，等．ANMCO/AIOM/AICO肿瘤心脏病学临床对策共识解读［J］．中国循环杂志，2017，32（Suppl）：162-168．

［3］刘常远，陈歆．美国心脏协会肿瘤治疗相关高血压科学声明解读［J］．医药专论，2023，44（8）：767-772．

［4］沈赞，邵志敏．中国乳腺癌相关心脏病诊疗共识（2022年版）［J］．中国癌症杂志，2022，32（10）：1016-1036．

［5］杨靖，王克强，霍勇，等．泛血管疾病综合防治科学声明［J］．中国循环杂志，2019年，34（11）：1041-1046．

［6］张秀萍，李芳，李智勇，等．弱体能状态晚期消化道恶性肿瘤患者低剂量化疗效果及预后因素分析［J］．肿瘤研究与临床，2021，33（2）：114-118．

［7］中国心血管健康与疾病报告编写组．中国心血管健康与疾病报告2022概要［J］．中国循环杂志，2023，38（6）：583-612．

［8］中国医师协会检验医师分会心血管专家委员会，中华医学会心血管病学分会肿瘤心脏病学组．心脏生物标志物用于肿瘤治疗相关心血管毒性的筛查和管理中国专家共识（2024版）［J］．中华医学杂志，2024，104（36）：3371-3385．

［9］2022 ESC Guidelines on cardio-oncology developed in collaboration with the European Hematology Association (EHA), the European Society for Therapeutic Radiology and Oncology (ESTRO) and the International Cardio-Oncology Society (IC-OS): Developed by the task force on cardio-oncology of the European Society of Cardiology (ESC) [J]. Eur Heart J, 2023, 44(18):1621.

［10］BOYD C, SMITH C D, MASOUDI F A, et al. Decision making forolder adults with multiple chronic conditions: executive summaryfor the American Geriatrics Society Guiding Principles on the Careof Older

[11] Adults With Multimorbidity [J]. J Am Geriatr Soc, 2019.67(4): 665-673.

[11] BURSILL C A, CASTRO M L, BEATTIE D T, et al. High-density lipoproteins suppress chemokines and chemokine receptors in vitro and in vivo [J]. Arterioscler Thromb Vasc Biol, 2010,30(9):1773-1778.

[12] CONROY T, DESSEIGNE F, YCHOU M, et al. FOLFIRINOX versus gemcitabine for metastatic pancreatic cancer [J]. N Engl J Med, 2011,364(19):1817-1825.

[13] CONROY T, HAMMEL P, HEBBAR M, et al. FOLFIRINOX or Gemcitabine as Adjuvant Therapy for Pancreatic Cancer [J]. N Engl J Med, 2018,379(25):2395-2406.

[14] GHARIB M I, BURNETT A K. Chemotherapy-induced cardiotoxicity: current practice and prospects of prophylaxis [J]. Eur J Heart Fail, 2002,4(3):235-242.

[15] HALL P S, LORD S R, COLLINSON M, et al. A randomised phaseII trial and feasibility study of palliative chemo-therapy in frail or elderly patients with advanced gastroesophageal cancer (321GO) [J]. Br J Cancer, 2017,116(4):472-478.

[16] HALL P S, SWINSON D, WATERS J S, et al. Optimizing chemotherapy for frail and elderly patients (pts) with advanced gastroesophageal cancer (aGOAC): The GO2 phase Ⅲ trial [J]. J Clin Oncol, 2019,37 (Suppl 15):400.

[17] HAN X, ZHOU Y, LIU W. Precision cardio-oncology: understanding the cardiotoxicity of cancer therapy [J]. NPJ Precis Oncol, 2017, 1 (1):31.

[18] HWANG I G, JI J H, KANG J H, et al. A multi-center, open-label, randomized phaseIII trial of first-line chemotherapy with capecitabine monotherapy versus capecitabine plus oxaliplatin in elderly patients with advanced gastric cancer [J]. J Geriatr Oncol, 2017, 8 (3): 170-175.

[19] JSTONE P H, LIBBY P, BODEN W E. Fundamental Pathobiology of Coronary Atherosclerosis and Clinical Implications for Chronic Ischemic Heart Disease Management-The Plaque Hypothesis: A Narrative Review [J]. JAMA Cardiol, 2023,8(2):192-201.

[20] KALAM K, MARWICK T H. Role of cardioprotective therapy for prevention of cardiotoxicity with chemotherapy: a systematic review and meta-analysis [J]. Eur J Cancer, 2013, 49(13): 2900-2909.

[21] LÓPEZ-FERNÁNDEZ T, MARCO I, AZNAR M C, et al. Breast cancer and cardiovascular health [J]. Eur Heart J, 2024, 45(41): 4366-4382.

[22] MAZZOLAI L, TEIXIDO-TURA G, LANZI S, et al. 2024 ESC Guidelines for the management of peripheral arterial and aortic diseases [J]. Eur Heart J, 2024, 45(36): 3583-3700.

[23] MCDONAGH T A, METRA M, ADAMO M, et al. 2021 ESC Guidelines for the diagnosis and treatment of acute and chronic heart failure [J]. Eur Heart J, 2021, 42(36): 3599-3726.

[24] RIDKER P M, LEI L, LOUIE M J, et al. Inflammation and Cholesterol as Predictors of Cardiovascular Events Among 13 970 Contemporary High-Risk Patients With Statin Intolerance [J]. Circulation, 2024, 149(1): 28-35.

[25] TEMPERO M A, MALAFA M P, AL-HAWARY M, et al. Pancreatic Adenocarcinoma, Version 2.2021, NCCN Clinical Practice Guidelines in Oncology [J]. J Nat Compr Canc Netw, 2021, 19(4): 439-457.

[26] VOGEL R A, FORRESTER J S. Cooling off hot hearts: a specific therapy for vulnerable plaque? [J]. J Am Coll Cardiol, 2013, 61(4): 411-412.

[27] VON HOFF D D, ERVIN T, ARENA F P, et al. Increased survival in pancreatic cancer with nab-paclitaxel plus gemcitabine [J]. N Engl J Med, 2013, 369(18): 1691-703.

[28] WILCOX N S, AMIT U, REIBEL J B, et al. Cardiovascular disease and cancer: shared risk factors and mechanisms [J]. Nat Rev Cardiol, 2024, 21(9): 617-631.

[29] ZAMORANO J L, LANCELLOTTI P, RODRIGUEZ MUNOZ D, et al. 2016 ESC position paper on cancer treatments and cardiovascular toxicity developed under the auspices of the ESC Committee for Practice Guidelines: the Task Force for cancer treatments and cardiovascular toxicity of the European Society of Cardiology (ESC)

[J]. Eur Heart J, 2016,37(36):2768-2801.

[30] ZHU Y, HERNDON J M, SOJKA D K, et al. Tissue-Resident Macrophages in Pancreatic Ductal Adenocarcinoma Originate from Embryonic Hematopoiesis and Promote Tumor Progression [J]. Immunity, 2017,47(2):323-338.

第五章

肿瘤合并泛血管疾病与靶向治疗药物

第一节 抗肿瘤靶向治疗药物种类和心血管毒性

一、靶向治疗概述

靶向治疗是一种通过药物精准作用于那些对癌细胞生长、增殖和侵袭转移起到关键调控作用蛋白质的治疗方式,是精准医学的基础。靶向治疗的靶点可以是肿瘤细胞表面的蛋白质、受体,或者细胞内的信号传导分子、基因等,通过干扰或阻断这些靶点相关的信号通路来抑制肿瘤细胞的生长、增殖、转移,最终诱导肿瘤细胞凋亡。由于药物作用具有靶向性,靶向治疗对正常机体细胞的损害相较传统化疗药物更小,其作用机制与传统的化疗药物(主要杀灭正在生长、分化的肿瘤细胞)不同。靶向药物主要有以下几个作用方式。

(1) 辅助机体免疫系统杀灭肿瘤细胞

肿瘤细胞往往能躲避机体免疫系统的攻击,从而达到增殖、转移的目的。帮助肿瘤细胞逃避免疫系统攻击的蛋白/通路即可成为靶向治疗的靶点。靶向药物可以标记肿瘤细胞,使机体免疫系统能够识别并杀灭肿瘤细胞,这种疗法即为免疫疗法。

(2) 干预肿瘤细胞生长及分化的通路,抑制肿瘤细胞的生长及分化。

正常细胞的增殖和分化需要强烈的刺激信号,但是肿瘤细胞表面的蛋白会发生变化,使肿瘤细胞无需刺激信号即可一直进行增殖。一些靶向疗法通过靶向这类蛋白,抑制肿瘤细胞的生长,从而延缓疾病进展。

(3)抑制肿瘤组织附近的血管生长

实体瘤组织生长需要大量养分,当其生长到一定程度后,需要血管为其提供养分。肿瘤细胞发出血管生长的信号,促成血管的生长。靶向这些促进血管生长的蛋白,如血管内皮生长因子受体(vascular endothelial growth factor receptor,VEGFR),可使肿瘤组织的血管形成停止,从而使肿瘤萎缩。

(4)向肿瘤细胞投送细胞毒药物,靶向杀灭肿瘤细胞

单克隆抗体可以靶向到一些在肿瘤细胞中特异性高表达的蛋白。这些单克隆抗体与毒素、化疗药物或放射药物等结合形成抗体偶联药物(antibody-drug conjugate,ADC),通过单克隆抗体的靶向作用,将这些物质投送到肿瘤细胞中,可杀灭肿瘤细胞,而没有特定靶点的细胞不会受到伤害。

(5)诱导癌细胞凋亡

正常机体细胞受损或老化时会程序死亡。但是,癌细胞有办法避免程序死亡过程。一些靶向治疗可以靶向到程序死亡的相关蛋白,促使肿瘤细胞凋亡。

(6)靶向肿瘤细胞所需的激素

一些乳腺癌和前列腺癌需要某些激素才能生长。一些靶向药物可通过抑制相关激素的产生,或者阻止其作用于肿瘤细胞,从而抑制肿瘤生长。这种疗法即为激素疗法。

二、靶向药物的分类

分子靶向药物目前尚无统一的分类方法,按照化学结构可分

第五章 肿瘤合并泛血管疾病与靶向治疗药物

为小分子靶向药物、单克隆抗体以及抗体偶联药物。

（一）小分子靶向药物

小分子靶向药物可分为单靶点抗肿瘤小分子化合物和多靶点抗肿瘤小分子化合物。

1. 单靶点抗肿瘤小分子化合物　常见单靶点靶向药物汇总（表5-1）如下：

表5-1　常见单靶点靶向药物靶点及适应证

药物	靶点	适应证
EGFR 抑制剂		
厄洛替尼	EGFR/ErbB1	非小细胞肺癌
吉非替尼	EGFR/ErbB1	非小细胞肺癌
埃克替尼	EGFR	非小细胞肺癌
奥希替尼	EGFR	非小细胞肺癌
伏美替尼	EGFR	非小细胞肺癌
阿美替尼	EGFR	非小细胞肺癌
ALK 抑制剂		
阿来替尼	ALK	非小细胞肺癌
塞瑞替尼	ALK	非小细胞肺癌
恩沙替尼	ALK	非小细胞肺癌
mTOR 抑制剂		
坦罗莫司（替西罗莫司）	mTOR	晚期肾细胞癌
依维莫司	mTOR	晚期肾细胞癌
CDK4/6 抑制剂		
哌柏西利	CDK4/6	乳腺癌
瑞波西利	CDK4/6	乳腺癌
阿贝西利	CDK4/6	乳腺癌
达尔西利	CDK4/6	乳腺癌
选择性雌激素受体调节剂		

续表

药物	靶点	适应证
他莫昔芬	ERα	乳腺癌
氟维司群	ERα	乳腺癌
布鲁顿酪氨酸激酶（BTK）抑制剂		
伊布替尼	BTK	慢性淋巴细胞白血病、套细胞淋巴瘤
泽布替尼	BTK	慢性淋巴细胞白血病、套细胞淋巴瘤
蛋白酪氨酸激酶 BCR-ABL 抑制剂		
伊马替尼	BCR-ABL	慢性粒细胞白血病
达沙替尼	BCR-ABL	慢性粒细胞白血病
厄洛替尼	BCR-ABL	慢性粒细胞白血病
BRAF 抑制剂		
维莫非尼	BRAF	黑色素瘤
达拉非尼	BRAF	黑色素瘤、非小细胞肺癌
恩考芬尼	BRAF	黑色素瘤、结直肠癌
蛋白酶抑制剂		
硼替佐米	26S 蛋白酶体 β5 亚基	多发性骨髓瘤、套细胞淋巴瘤
卡非佐米	20S 蛋白酶体 β5 亚基	多发性骨髓瘤

2. 多靶点抗肿瘤小分子化合物　常见多靶点靶向药物汇总如下（表 5-12）：

第五章 肿瘤合并泛血管疾病与靶向治疗药物

表5-2 常见多靶点的靶向药物靶点及适应证

药物	靶点	适应证
索拉非尼	VEGFR1、VEGFR 2、VEGFR 3、PDGFR、Raf、FLT3，c-KIT等	晚期肝细胞癌、晚期肾细胞癌
舒尼替尼	VEGFR1、VEGFR 2、VEGFR 3、PDGFR、c-KIT、RET，CSF-1R等	晚期肾癌、胃肠道间质瘤、晚期胰腺癌、神经内分泌瘤
阿帕替尼	VEGFR-2、c-KIT、PDGFR等	晚期胃腺癌或胃-食管结合部腺癌、晚期肝细胞癌
瑞戈非尼	VEGFR1、VEGFR2、VEGFR3、TIE-2、RAF-1、BRAF、BRAFV600E、KIT、RET、PDGFR、FGFR等	转移性结直肠癌、胃肠道间质瘤、肝细胞癌
帕唑帕尼	VEGFR1、VEGFR 2、VEGFR 3、PDGFFR、c-KIT等	晚期肾癌、晚期软组织肉瘤
克唑替尼	c-MET、ALK、ROS1等	晚期非小细胞肺癌
阿昔替尼	c-KIT、PDGFRβ、VEGFR	肾细胞癌
凡德他尼	EGFR、VEGFR、RET等	甲状腺髓样癌
卡博替尼	MET、VEGFR1/2/3、ROS1、RET、AXL、NTRK、KIT	甲状腺随样癌、肾癌
索凡替尼	VEGFR、FGFR、CSF-1R	神经内分泌瘤
拉帕替尼	EGFR/ErbB1、HER2/ErbB2	晚期乳腺癌
安罗替尼	VEGFR、PDGFR、FGFR等	非小细胞肺癌、小细胞肺癌、软组织肉瘤、甲状腺髓样癌
仑伐替尼	VEGFR1、VEGFR2、VEGFR3、FGFR1、FGFR2、FGFR3、FGFR4、PDGFR-α、KIT、RET等	肝细胞癌、分化型甲状腺癌

（二）大分子靶向治疗药物

大分子靶向治疗药物一般为抗体类药物。这些抗体根据作用的靶点分为三类,分别为:作用于细胞膜分化相关抗原的抗体,作用于 EGFR 的抗体及作用于 VEGF 的抗体。常见大分子单克隆抗体类药物汇总如下(表 5-3):

表 5-3 常见大分子靶向药物类别、靶点及适应证

药物	类型	靶点	适应证
作用于细胞膜分化相关抗原的单抗			
利妥昔单抗	人/鼠嵌合型单抗	B细胞分化抗原(CD20)	非霍奇金淋巴瘤、慢性淋巴细胞白血病
阿伦珠单抗	人源化、非结合型抗体	CD52	慢性淋巴细胞白血病
替伊莫单抗	鼠源性、携带放射性同位素钇元素抗体	CD20	复发或难治性B细胞非霍奇金淋巴瘤
托西莫单抗	鼠源性、携带^{131}I抗体	CD20	非霍奇金淋巴瘤
作用于 EGFR 的单抗			
西妥昔单抗	人/鼠嵌合型 IgG1 单抗	EGFR	转移性结直肠癌、头颈部肿瘤
帕尼单抗	人源化 IgG2 单抗	EGFR	转移性结直肠癌
尼妥珠单抗	人源化单抗	EGFR	转移性结直肠癌、头颈部肿瘤
作用于 VEGFR 的单抗			
贝伐珠单抗	重组人单克隆抗体	VEGFR	转移性结直肠癌、晚期非小细胞肺癌、转移性肾癌、恶性胶质瘤
雷莫西尤单抗	重组人源化单克隆抗体	VEGFR2	胃癌、非小细胞肺癌、结直肠癌

第五章 肿瘤合并泛血管疾病与靶向治疗药物

续表

药物	类型	靶点	适应证
作用于 HER2 的单抗			
曲妥珠单抗	重组人单克隆抗体	HER2	乳腺癌
帕妥珠单抗	重组人单克隆抗体	HER2	乳腺癌

(三) 抗肿瘤抗体偶联药物

ADC 是一类将具有生物活性的小分子药物通过连接子偶联到单克隆抗体上的新型靶向治疗药物,兼具抗体的靶向性和小分子药物的细胞毒性,可实现对肿瘤细胞的精准杀伤,同时减少对正常组织的副作用。以下为一些已上市的 ADC 药物(表 5-4)。

表 5-4 已上市 ADCs 药物靶点及适应证

药物	组成	靶点	适应证
恩美曲妥珠单抗	曲妥珠单抗+微管抑制剂(emtansine)	HER2	HER2 阳性乳腺癌
维布妥昔单抗	本妥昔单抗+微管抑制剂[单甲基奥瑞他汀 E (monomethyl auristatin E, MMAE)]	CD30	霍奇金淋巴瘤和系统性间变性大细胞淋巴瘤
奥加伊妥珠单抗	伊珠单抗+细胞毒药物(N-乙酰-γ-刺孢霉素)	CD22	急性淋巴细胞白血病
维迪西妥单抗	靶向 HER2 的单抗+细胞毒药物 (MMAE)	HER2	HER2 过表达局部晚期或转移性胃癌(包括胃食管结合部腺癌);接受过含铂化疗且 HER2 过表达的局部晚期或转移性尿路上皮癌(HER2 过表达即免疫组化检查结果为 2+或 3+)

续表

药物	组成	靶点	适应证
戈沙妥珠单抗	靶向 Trop-2 的人源化抗体 hRS7 IgG1κ+细胞毒药物（SN-38）	TROP2	治疗先前已接受过至少两种疗法治疗的转移性三阴性乳腺癌成人患者
德曲妥珠单抗	靶向 HER2 单抗+TOP1 抑制剂	HER2	接受过一种或一种以上抗 HER2 治疗、不可切除或转移性 HER2 阳性成人乳腺癌

三、靶向药物的心血管毒性

靶向药物给肿瘤患者带来显著生存获益的同时，也会带来一定的心血管毒性。下表罗列了一些常见靶向药物及其心血管毒性的报道（表5-5）。

表5-5 一些常见靶向药物及其心血管毒性、机制的报道

药物名称	靶点	适应证	心脏毒性	可能的机制
单克隆抗体				
曲妥珠单抗	HER2	HER2 阳性转移性乳腺癌	LVEF 降低、心力衰竭	阻断 HER2，抑制下游 PI3K/Akt、MAPK 和 Src/FAK 通路，加重心肌细胞氧化应激，导致细胞内活性氧（ROS）积累；抑制 HER2、MAPK 和 mTOR 通路，从而抑制心肌细胞自噬
贝伐珠单抗	VEGF	转移性结直肠癌	高血压、心脏功能障碍、心力衰竭、心肌缺血	阻断 VEGF-VEGFR 信号通路，导致心脏和血管损伤

续表

药物名称	靶点	适应证	心脏毒性	可能的机制
小分子激酶抑制剂				
VEGFR 抑制剂				
舒尼替尼	VEGFR1/2/3、c-Kit、RET、PDGFRα/β、FLT3、CSF1R	胃肠道间质瘤、肾细胞癌	LVEF 降低、充血性心力衰竭、高血压	脱靶毒性（阻断 PDGFR 导致线粒体功能障碍）
索拉非尼	VEGFR 2/3、c-Kit、PDGFRβ	甲状腺癌、肾细胞癌、肝细胞癌	延长 QT 间期、心肌缺血、心肌梗死	线粒体功能障碍和细胞死亡，由于 RAF1 抑制
阿昔替尼	VEGFR1/2/3、PDGFR、c-Kit	晚期肾癌	高血压	抑制 VEGFR 导致动脉高血压
EGFR 抑制剂				
吉非替尼	EGFR1	非小细胞肺癌	心肌梗死、心肌缺血	增加 BNP 和 B-MHC 水平，降低 α-MHC 水平，导致心脏肥大，导致 caspase 3 和 p53 升高，导致细胞凋亡
拉帕替尼	HER1、HER2	乳腺癌	LVEF 降低、延长 QT 间期	抑制 MAPK 通路，导致线粒体功能障碍
ALK 抑制剂				
克唑替尼	ALK	ALK 阳性非小细胞肺癌	延长 QT 间期、心动过缓、心脏传导阻滞	

续表

药物名称	靶点	适应证	心脏毒性	可能的机制
阿来替尼	ALK、RET	ALK阳性非小细胞肺癌	延长QT间期、心动过缓	
蛋白酶抑制剂				
硼替佐米	26S蛋白酶体	多发性骨髓瘤	心律失常、心力衰竭	干扰泛素-蛋白酶体系统（UPS）导致ROS产生
卡非佐米	20S蛋白酶体	多发性骨髓瘤	心律失常、心力衰竭、缺血性心脏病	

（一）高血压

目前临床常用的抗血管生成靶向药物包括抗VEGF受体的单克隆抗体以及酪氨酸激酶抑制剂（tyrosine kinase inhibitors，TKIs）。抗血管生成靶向药物通过抑制VEGF的信号传导，阻止肿瘤血管的形成，从而达到抑制肿瘤生长和转移的目的。然而这类药物也可能会引起肿瘤药物相关性的高血压，但其引发高血压的具体机制尚未完全明确。有研究提示，这可能与一氧化氮（NO）合成减少、内皮素-1（endothelin-1，ET-1）增加、氧化应激增强，微循环稀疏化、血管平滑肌细胞上的Ca^{2+}通道激活、肾血流动力学改变、肾小管功能受损、盐敏感性增加等相关。抗血管生成靶向药物在抗肿瘤治疗期间引发高血压的概率约为11%～90%，其中3级以上高血压（即收缩压≥160 mmHg和/或舒张压≥100 mmHg）或需要紧急治疗，甚至危及生命的高血压发生率在2%～20%之间。不同的抗血管生成靶向药物的高血压发生率及血压升高程度存在明显差异。即便是同一类型的药物，诱发高血压的概率也不尽相同。在 TKIs 类型药物中，仑伐替尼、帕纳替尼高血压的发生率为 53%～74%；帕唑帕尼为 40%～42%；阿西替尼为 22%～84%；舒尼替尼、索拉非尼为 21%～30%。在单克隆抗体类型药物中，贝伐珠单抗的高血压发生率为 21%～30%，西妥昔单抗与雷莫芦单抗的高血压发生率为 11%～20%。

（二）血栓栓塞

抗血管生成靶向药物，如贝伐珠单抗、索拉非尼、舒尼替尼、安罗替尼、索凡替尼等，在发挥抗肿瘤疗效的同时也可能引起患者凝血功能障碍，从而导致血栓栓塞事件。抗血管生成药物通过抑制 VEGF 作用，可能导致内皮细胞的功能障碍，引起内皮剥脱和血管通透性增加，激活凝血因子，从而导致血栓事件发生。一项纳入超过 2 万病例的 Meta 分析结果显示，接受贝伐珠单抗治疗的肿瘤患者，其动静脉血栓发生风险相比对照组显著升高。在抗血管生成 TKIs 药物中，舒尼替尼、索拉非尼引发 ATE 的发病率为 1.4%；仑伐替尼治疗组与安慰剂组的 ATE 发生率分别为 5% 和 2%。

（三）左心室功能不全

尽管 VEGF 靶向治疗显著改善了各种实体瘤患者的预后，但大量临床证据表明，VEGF 靶向治疗会增加心力衰竭的发生风险。目前，关于血管内皮生长因子相关性心力衰竭的临床特征和分子机制的系统性研究仍然有限。一项纳入 3 784 名乳腺癌患者的随机对照试验的 Meta 分析结果显示，接受贝伐珠单抗治疗的患者，其 3 级以上（LVEF＜40%）充血性心力衰竭发生率为 1.6%，而安慰剂组仅为 0.4%。一项纳入 10 647 名接受 TKIs 治疗（包括阿昔替尼、帕唑帕尼、索拉非尼、舒尼替尼和凡德他尼）的恶性肿瘤患者的 Meta 分析结果显示，2.4% 的患者合并无症状左心室收缩功能障碍（left ventricular systolic dysfunction，

LVSD)，1.2%的患者出现症状性心力衰竭。在一项纳入1 110名患者，对比培唑帕尼和舒尼替尼治疗肾细胞癌（renal cell carcinoma，RCC）的随机对照试验中，两个治疗组的心力衰竭发生率均为1%，而每组均有9%的患者LVEF下降了≥15%。在ASSURE试验中，1 599名肾细胞癌患者接受了舒尼替尼、索拉非尼或安慰剂治疗。在6个月的时间里，接受舒尼替尼治疗的患者中，1.8%的患者LVEF下降超过15%，并降至正常范围下限以下；接受索拉非尼治疗的患者中，这一比例为1.4%，而接受安慰剂治疗的患者中，该比例为0.9%。

（四）心肌缺血

EGFR及其配体在多种类型的肿瘤中频繁过表达，如非小细胞肺癌（non-small cell lung cancer，NSCLC）、乳腺癌、膀胱癌、前列腺癌和头颈部鳞状细胞癌。第一代至第三代EGFR酪氨酸激酶抑制剂包括厄洛替尼、吉非替尼、埃克替尼、阿法替尼、达克替尼、奥希替尼、阿美替尼和伏美替尼。

EGFR是$CD4^+$T细胞活性的关键调节因子。关于EGFR抑制剂对动脉粥样硬化的影响尚无统一定论。一方面，部分研究表明EGFR抑制剂可能对动脉粥样硬化具有潜在的保护作用。EGFR在血管内皮细胞、平滑肌细胞等多种与动脉粥样硬化发生发展相关的细胞中均有表达。EGFR信号通路的异常激活可促进血管平滑肌细胞的增殖与迁移，这在动脉粥样硬化斑块形成过程中起着关键作用。而EGFR抑制剂能够阻断该信号通路，从而抑制血管平滑肌细胞的过度增殖和迁移，减少斑块内平滑肌细胞的含量，使斑块稳定性增加。此外，EGFR抑制剂还可能通过抑制炎症反应，减少炎症因子如肿瘤坏死因子-α（tumor necrosis factor-α，TNF-α）、IL-6等的释放，降低血管内皮细胞的炎症损伤，进而减轻动脉粥样硬化的发展。

一些靶向药物为多靶点靶向药，典型代表是索拉非尼。索拉

第五章 肿瘤合并泛血管疾病与靶向治疗药物

非尼能有效抑制肿瘤细胞和血管中的多种激酶，包括 VEGFR2、VEGFR3、PDGFRα、PDGFRβ 及 c-Kit。多项临床研究证实了索拉非尼与心脏缺血或梗死的相关性。一项针对转移性肾细胞癌患者的Ⅲ期临床试验结果显示，索拉非尼组在治疗期间心脏病发作或心脏缺血的发生率为 4.9%，安慰剂组为 1.4%。一项针对晚期肝细胞癌的多中心、随机、双盲、安慰剂对照的Ⅲ期临床试验结果显示，在接受索拉非尼治疗的患者中（$n=297$），有 3% 出现了心肌缺血或梗死。冠状动脉痉挛在心脏缺血的发病机制中起着至关重要的作用。一些临床试验表明，索拉非尼也可引起冠状动脉痉挛和心肌梗死，通常表现为胸痛和心电图 ST-T 异常改变。

与索拉非尼一样，帕唑帕尼与心肌缺血等心血管不良事件相关。帕唑帕尼是一种口服多靶点血管生成抑制剂，靶向 VEGF1、VEGF2、VEGF3 受体以及 PDGFα 和 PDGFβ 受体和 c-Kit，治疗复发或难治的肾细胞癌和软组织肉瘤。Sternberg 等发现，在接受帕唑帕尼治疗的患者中，动脉血栓事件的发生率为 3%，其中 2% 为心肌梗死/缺血患者。相比之下，安慰剂组中未检测到动脉血栓事件。

一项研究从接受索拉非尼、帕唑帕尼或舒尼替尼治疗的肿瘤患者中分离出血浆内皮细胞来源的微粒（endothelial cell-derived microparticles，ECMPs）。ECMPs 是内皮损伤的生物标志物，在接受治疗的患者血浆中显著升高，通过增加氧化应激和炎症反应直接影响内皮功能。安罗替尼抑制 VEGFR2、PDGFRβ 和 FGFR1 的激活，以及它们共同的下游 ERK 信号通路。虽然此类病例很少，但有一例患者既往无冠心病心脏病、高血压、高脂血症或糖尿病，在安罗替尼治疗后发生了高血压、高脂血症和心绞痛，并最终发生了急性心肌梗死。急性心肌梗死由心肌缺血引起，冠状动脉粥样硬化和血栓形成是心肌缺血的原因。在应激状态下，VEGF 对抑制内皮细胞凋亡起着重要作用。VEGF 抑制剂可降低内皮细胞存活和增殖，从而增加动脉血栓形成的风险。在上述病例中，患者在给予抗血管生成药物后出现高脂血症。由于高脂血症是动脉粥样硬化发生的主要危险因素，因此间接提示了安罗替尼和动脉粥样硬化之间存在潜在相关性。在机制上，阻断 VEGF 信号通路导致内皮功能障碍，促进动脉粥样硬化。

（五）肾小球血栓性微血管病

肾小球血栓性微血管病（thrombotic microangiopathy，TMA）是一种以微血管病性溶血性贫血、血小板下降以及微血管内血栓形成，导致肾脏受累为主要特征的急性临床病理综合征，肾脏受累时多引起急性肾衰竭。研究发现，VEGF 抑制剂与肾小球血栓性微血管病存在关联。Eremina 等报道了 6 例因使用 VEGF 抑制剂贝伐珠单抗导致 TMA 病例。Pfister 等对接受 VEGF 抑制剂治疗后罹患 TMA 的患者开展了肾脏活检研究，并将其病理特征与由非典型溶血性蛋白尿综合征、高血压等其他原因引发的 TMA 进行对比。研究结果显示，接受 VEGF 抑制剂治疗的患者所患 TMA 具有独特的典型形态特征，主要表现为节段性肾小球毛细血管微动脉瘤和节段性透明蛋白病。

综上所述，靶向药物的出现彻底改变了恶性肿瘤患者的治疗方式，但也可能诱发心血管毒性反应，包括血压升高、血栓形成、左心室功能不全、动脉粥样硬化、肾小球血栓性微血管病等。已有心血管疾病的患者、老年患者，以及存在其他心血管危险因素的人群在靶向药物治疗中需加强监测，及时发现并治疗。

第五章 肿瘤合并泛血管疾病与靶向治疗药物

第二节 肿瘤合并泛血管病变靶向药物治疗风险评估与预防策略

心血管毒性风险是一个动态变量，建议对所有接受潜在心血管毒性抗肿瘤治疗的患者进行基线心血管风险评估，此举有助于肿瘤学团队在制定抗肿瘤方案时综合考量心血管风险因素，便于向患者开展心血管风险教育，并对随访策略进行个性化调整。对于新确诊肿瘤患者，建议在抗肿瘤治疗期间根据不同心血管毒性风险、肿瘤类型、肿瘤分期和治疗方案给予心血管毒性分层监测。

在启动靶向治疗前，尤其是计划使用已知具有心血管毒性的靶向药物，或者患者存在既往心血管病史时，需要对患者进行全面的心血管风险因素评估。评估因素包括：①传统心血管危险因素，如性别、年龄、肥胖、糖尿病、血脂异常、生活习惯（吸烟史、酗酒、高脂高盐饮食、久坐等）；②既存心血管疾病，如高血压、冠心病、心律失常、血栓栓塞事件等。这些因素与靶向药物的心血管毒性相互叠加，可能会大大增加心血管并发症的发生风险。通过全面评估并调整治疗方案，可有效降低肿瘤相关心血管并发症的发生率。因此，需要详细询问患者既往是否罹患心血管疾病，如冠心病、心力衰竭、心律失常、高血压、外周血管疾病（如动脉硬化闭塞症、下肢静脉曲张等）及脑血管疾病（如脑梗死、脑出血等）等，掌握其心血管疾病家族史，测量患者的血压、血糖、血脂等指标，评估患者的生活方式（如吸烟、饮酒、运动习惯等）。对于存在心血管危险因素的患者，应在靶向治疗前尽可能将这些风险因素控制在最佳水平。例如，对于高血压患者，应将血压控制在合适范围；对于糖尿病患者，应优化血糖管理；对于吸烟者，应鼓励戒烟等。通过全面的综合评估与精准的风险控制措施，能够有效降低靶向治疗过程中引发心血管并发症，或导致潜在心血管问题恶化的风险。这不仅可以确保患者在接受肿瘤靶向治疗的同时保持心血管系统的安全与稳定，还能增强患者对整体治疗的耐受性，显著提升其生活质量。

此外，在启动靶向治疗前，建议对心肌损伤标志物及相关生化指标进行测定，如 hs－cTnI 或 hs－cTnT、BNP、NT－proBNP、LDL－C 和总胆固醇（total cholesterol，TC）等，必要时采集心电图、超声心动图、冠状动脉 CTA 等影像学检查结果。对于已经存在心血管危险因素的患者，更应着重考虑测量此类心肌损伤标志物及影像学的基线，以便为后续治疗过程中的心脏功能监测与评估提供准确的基线数据参考，从而及时发现潜在的心脏损伤风险，确保靶向治疗的安全性与有效性。

目前已有一些队列研究在探索心血管毒性风险评分系统，但高风险患者的定义和分层管理策略仍有一定争议。心血管毒性风险的初始评估由肿瘤科医师进行，存在风险因素者建议肿瘤心脏病团队多学科诊疗再次评估，权衡治疗获益与风险后决定是否进行心脏保护治疗及更换低心血管毒性替代方案。靶向药物（如 VEGF 抑制剂、BCR－ABL 抑制剂、蛋白酶体抑制剂、CDK4/6 抑制剂、BRAF 抑制剂＋MEK 抑制剂）治疗后可出现不同类型的心血管毒性。建议在潜在心脏毒性抗肿瘤治疗后或心脏受照射的放疗的肿瘤幸存者基线和第 1 年进行肿瘤治疗相关心血管风险评估（包括体格检查、血压、血脂、糖化血红蛋白、心电图和利钠肽）和心血管风险管理，并建立长期随访管理计划。针对高/极高风险人群建议治疗期间转诊心内科并采取心血管疾病预防手段，在抗肿瘤治疗完成 3 个月和 1 年后评估心血管风险，之后每年行心血管风险随访评估；治疗完成 1、3 和 5 年后行经胸超声心动图检查，此后每 5 年行经胸超声心动图检查。

对于拟应用潜在心血管毒性抗肿瘤治疗且具有心血管毒性中

高风险的患者，为降低其心血管毒性的发生风险，建议进行一级预防。首先建议改善生活方式，如戒烟、饮酒量不超过 100 g/周及足够的体育锻炼。健康的生活方式可以降低肿瘤、心血管疾病的发生风险及诊断肿瘤后罹患心血管疾病的风险。二级预防方面，他汀类药物能够降低接受蒽环类药物或曲妥珠单抗治疗的早期乳腺癌女性患者的心力衰竭发生风险。研究显示，ACEI/ARB 类药物和 β 受体阻滞剂对于降低抗 HER2 靶向治疗所致心血管毒性发生率有一定作用。

抗血管多靶点靶向药物对心血管影响较大，如阿帕替尼相关高血压的发生率约 30%，通过早期干预可显著降低风险。针对靶向药物的常见心血管不良反应，如高血压、心肌损伤、心功能下降、血管栓塞、肾微血管病变及蛋白尿等，应积极预防。

1. 高血压　基线评估：用药前筛查高血压病史，评估心血管风险。可采用生活方式干预：限盐（每日≤6 g）、戒烟限酒、控制体重（BMI<24 kg/m^2）、规律运动。治疗药物方面优先选用长效降压药（如 ACEI/ARB 类、钙通道阻滞剂），必要时联合用药以平稳控制血压。控制水平目标血压：收缩压＜140 mmHg，舒张压＜90 mmHg；合并心血管疾病者需更低。

2. 心肌损伤与心功能下降　定期监测：定期检查心电图、心脏超声、BNP 或 cTn 水平。及早发现心肌损伤或 LVEF 下降，可联合使用抑制心室重塑药物（如 ACEI/ARB、β 受体阻滞剂、螺内酯）。如患者有心衰症状，可应用利尿剂（如呋塞米）联合 ACEI+β 受体阻滞剂（如美托洛尔）。控制 LVEF 维持在≥50%；动态监测 BNP 水平，显著升高时需调整治疗方案。

3. 血管栓塞　针对高危患者进行筛查：如凝血功能异常、肿瘤侵犯大血管者慎用抗血管生成药物。对于血栓高风险患者，可预防性使用低分子肝素或阿司匹林。如发生急性栓塞：立即停用靶向药，启动抗凝（如利伐沙班）或溶栓治疗。

4. 肾微血管病变及蛋白尿　定期监测：用药前及治疗中每 2~4 周检查尿常规、24 h 尿蛋白定量。建议早期联用 ACEI/ARB 类药物（如贝那普利）减少蛋白尿。轻度蛋白尿（1.0~3.4 g/24 h）：维持靶向药剂量，加用 ACEI/ARB。重度蛋白尿（>3.4 g/24 h）：暂停靶向药，请肾内科会诊，必要时永久停药。尿蛋白定量需控制在<1.0 g/24 h；若持续>3.4 g/24 h 需终止治疗。

另外，安罗替尼、索凡替尼、依维莫司等靶向药物可能引发的血糖/血脂代谢异常；依维莫司为 mTOR 抑制剂，可干扰胰岛素受体底物（insulin receptor substrates，IRS）功能，导致胰岛素抵抗和 β 细胞功能受损，且可导致脂质合成酶（如 SREBP）活性升高，增加胆固醇和甘油三酯合成。安罗替尼/索凡替尼（多靶点 TKI）则可能通过抑制 VEGF 信号通路间接影响胰岛素敏感性，或干扰脂肪代谢通路（如 PPAR-γ）、抑制脂肪分解相关通路（如 LPL 活性）导致甘油三酯蓄积。

针对血糖代谢异常的患者，应在用药前筛查空腹血糖、HbA1c 及糖尿病病史。对于存在糖尿病或肥胖（BMI≥28 kg/m^2）者需谨慎使用，必要时内分泌科会诊。生活方式上应该给予低糖饮食（控制碳水化合物比例≤50%），增加膳食纤维摄入。规律有氧运动（如每周 150 min 快走），减轻胰岛素抵抗。对高风险患者（如 HbA1c≥6.5%），可预防性联用二甲双胍（500 mg，bid）改善胰岛素敏感性。血糖控制目标：空腹血糖≤7 mmol/L，餐后 2 h 血糖≤10 mmol/L，HbA1c≤7%。若持续空腹血糖≥10 mmol/L，需永久停用相关靶向药（如依维莫司）。

对于血脂代谢异常，应在用药前检测血脂四项（总胆固醇、LDL-C、HDL-C、甘油三酯）。注意低脂饮食（饱和脂肪<7%总热量），增加 ω-3 脂肪酸（如深海鱼油）摄入。限制酒精，控制体重（腰围男性<90 cm，女性<85 cm）。对基线 LDL-C≥

第五章 肿瘤合并泛血管疾病与靶向治疗药物

3.4mmol/L 或心血管高风险患者，联用他汀类药物。控制 LDL-C<2.6mmol/L（一般患者）或<1.8mmol/L（合并动脉粥样硬化者）；甘油三酯<5.6mmol/L，避免急性胰腺炎风险。

动态监测非常重要，监测频率为用药后每 2～4 周检测空腹血糖、血脂；每 3 个月复查 HbA1c。依维莫司因其对代谢影响显著，故治疗期间需更密集监测，血糖/血脂控制不佳时，优先减少靶向药剂量（如依维莫司从 10 mg 减至 5 mg，qd）。若出现严重代谢异常（如糖尿病酮症）需永久停药。

抗肿瘤靶向治疗药物的副作用预防策略需个体化，结合基线评估、动态监测和多学科协作。

第三节 肿瘤合并泛血管病变靶向药物治疗期间患者管理

伴随抗肿瘤治疗领域的不断突破与进步，众多肿瘤患者的生存时间得以显著延长。然而，随着生存时间的延长，加之新型抗肿瘤药物（诸如靶向药物）的广泛应用，抗肿瘤药物带来的各类不良反应，尤其是心血管毒性反应逐渐显现。研究表明，合并心血管疾病的肿瘤患者全因死亡风险是未合并心血管疾病肿瘤患者的 3.78 倍，其 8 年生存率也更低（60% vs 81%），在长期存活的肿瘤患者中，8.8% 死于心血管疾病。心力衰竭作为最严重的心血管并发症更是在一定程度上提高了患者的死亡率。有研究表明，心力衰竭患者出院后 30 天的全因死亡率为 2.4%（95% CI：2.3～2.5），1 年时为 13.7%（95%CI：13.5～13.9），3 年时为 28.2%（95%CI：27.7～28.6）。

泛血管疾病是以血管病变（其中 95% 为动脉粥样硬化）为共同病理特征，主要危害心、脑、肾、四肢及大动脉等重要器官的一组系统性血管疾病。研究表明，靶向药物与动脉粥样硬化有密切又复杂的关系:一些靶向药物能加重原有的动脉粥样硬化,一些则会减轻这些症状。鉴于这种复杂的关系,有必要对接受靶向治疗的肿瘤患者进行全过程的监测。肿瘤患者靶向药物治疗期间的患者管理主要分为3个阶段:治疗前基线检查、治疗中监测与心血管风险预防、发现心血管病变后处理与随访。

常见靶向药物心血管毒性反应如表5-6所示。

一、肿瘤与泛血管病变靶向药物治疗期间患者管理

肿瘤患者靶向治疗期间需定期进行心血管监测。定期的心血管监测能够及时发现和处理靶向治疗相关的心血管毒性问题,评估患者的心脏功能并为治疗方案的调整提供科学依据。心血管监测包括详细询问病史和全面体格检查,并定期对患者进行心血管实验室及影像学监测。

常规心电图:定期进行心电图检查是监测心血管毒性的重要手段。心电图可以检测心脏的电活动,及时发现心律失常、心肌缺血等异常情况。越来越多的研究和临床证据表明,仑伐替尼和舒尼替尼作为VEGFR TKI中的典型代表,与QTc间期延长之间存在关联。因此,在治疗过程中需定期(如每2~3个月)进行心电图检查。一旦出现心悸、胸闷、胸痛等任何心血管相关症状,无论处于治疗过程中的哪个阶段,都应立即安排心电图检查。

超声心动图:超声心动图是评估心脏结构和功能的常用方法。它可以测量心脏的射血分数、心室壁厚度、心脏瓣膜功能等指标,准确评估心脏的收缩和舒张功能。在靶向治疗前,应进行基线超声心动图检查,以了解患者的心脏基础状况。治疗过程中,根据药物的心血管毒性风险和患者的具体情况,定期(如每3~6个月)复查超声心动图,及时发现心脏功能的变化。此外,对于一些高危患者,还可考虑采用更先进的心脏功能评估技术,

第五章　肿瘤合并泛血管疾病与靶向治疗药物

表 5-6　常见靶向药物心血管毒性反应

药物	高血压	心绞痛	急性心梗	雷诺氏综合征	中风	外周动脉疾病	肺动脉高压	深静脉血栓或肺栓塞
蛋白酶抑制剂								
硼替佐米	+	−	ND	−	ND	−	ND	ND
卡非佐米	+++	+++	+++	−	−	−	++	−
mTOR 抑制剂								
依维莫司	+++	++	+	−	−	−	−	++
替西罗莫司	++	+++	−	−	−	−	−	++
单抗（靶点）								
利妥昔单抗（抗 CD20）	+++	+	+	−	−	−	−	−
贝伐单抗（抗 VEGF/VEGFR2）	+++	++	++	−	++	−	−	+++
雷莫卢单抗（抗 VEGF/VEGFR2）	+++	+++	++	−	++	−	−	−
VEGFR 融合分子								
阿柏西普	+++	−	++	−	++	−	−	−
多靶点激酶抑制剂								
凡德他尼	+++	−	−	−	+	−	−	++
阿昔替尼	+++	++	++	−	+	−	−	++
乐伐替尼	+++	++	++	−	−	−	−	++

续表

药物	高血压	心绞痛	急性心梗	雷诺氏综合征	中风	外周动脉疾病	肺动脉高压	深静脉血栓或肺栓塞
帕唑帕尼	+++	+++	++	-	+	-	-	++
索拉非尼	+++	+	++	-	+	-	-	+
舒尼替尼	+++	+++	+	-	+	-	-	++
卡博替尼	+++	+	++	-	++	-	-	++
瑞戈非尼	-	++	+	-	-	-	-	+
达沙替尼	++	++	+	-	-	-	++	ND
尼洛替尼	+++	+++	+++	-	++	+++	-	+
帕纳替尼	-	-	-	-	++	++	-	+
阿来替尼	+++	++	-	-	-	-	-	+
达克替尼	-	-	-	-	-	-	-	++
达拉非尼	+++	-	-	-	-	-	-	++
卡博替尼	-	-	-	-	-	-	-	++
克唑替尼	++	-	-	-	-	-	-	++
贝美替尼	+++	-	-	-	-	-	-	++
曲美替尼	+++	-	-	-	-	-	-	++

第五章 肿瘤合并泛血管疾病与靶向治疗药物

如 CMR，以更精确地评估心肌损伤程度和心脏功能。

心肌损伤标志物：心肌损伤标志物可反映靶向治疗中心血管毒性的发生和发展。如 cTnT 或 cTnI、肌酸激酶同工酶（creatine kinase-MB，CK－MB）等的升高，提示可能存在心肌损伤。BNP 或 NT－proBNP 水平的变化与心力衰竭的发生密切相关。可溶性生长刺激表达基因 2 蛋白（solube growth-stimulating expressed gene 2 protein，sST2）是检测心肌细胞坏死和心力衰竭的新型标志物，在心血管疾病的诊断、预后评估等方面正逐渐展现出重要的价值。

肌球蛋白 C 是心肌细胞的重要组成部分，在心肌收缩和舒张过程中发挥关键作用。当心肌细胞受到损伤时，肌球蛋白 C 会释放到血液中，其水平的变化可能反映心肌细胞的坏死程度。研究表明，肌球蛋白 C 在心肌梗死和心力衰竭患者中的水平显著升高，且与疾病的严重程度和预后密切相关。肌球蛋白 C 作为新型标志物在肿瘤心脏病患者中的意义和价值有望得到进一步的挖掘和明确。

在靶向治疗期间，定期检测心肌损伤标志物，有助于心肌损伤和心力衰竭迹象的早期发现。一般建议治疗前、治疗过程中每 1～3 个月检测一次，具体频率可根据患者情况和药物风险进行调整。

血压监测：高血压是抗血管生成靶向药物最常见的心血管毒性反应之一，抗血管生成靶向药物引起高血压的总发病率为 22%～25%，重度高血压为 7%～8%。在靶向药物治疗过程中，需定期测量血压。一般来说，治疗初期应增加血压测量的频率，建议每周至少测量 2～3 次，以便及时发现血压的变化趋势。随着治疗的推进，若血压相对稳定，可适当减少测量次数，但仍需保持每月至少测量 1～2 次。对于血压波动较大或本身存在高血压危险因素的患者，如老年患者、肥胖患者、合并糖尿病或慢性肾病的患者等,更应加强监测,必要时进行动态血压监测。

一旦怀疑患者发生靶向药物治疗相关心血管毒性反应,推荐尽早请心血管专家会诊,评估心脏受损的类型和严重程度,并给予相应的药物治疗,改善心功能。

二、靶向药物常见心血管毒性反应的监测与处理

(一)高血压

高血压是靶向抗肿瘤药物常见的心血管不良反应之一,尽早发现并干预,有助于精准把握降压治疗的启动时机,优化治疗方案,确定更适宜的血压控制目标,以及全面做好患者的综合管理。患者的血压监测包括诊室血压测量与诊室外血压测量。其中,诊室外血压测量包括动态血压监测和家庭血压监测。在应用靶向药物之前,应开展患者的血压监测与评估工作。在治疗的第一个周期内,建议每周对患者的血压值进行检查;后续疗程中,至少每月进行家庭血压监测一次。血压监测需贯穿整个疗程,直至疗程结束。一旦发现血压升高,必须进一步评估其升高程度、波动特点,以及是否存在疼痛、恶心、睡眠障碍、焦虑抑郁等可逆性因素。对于确诊抗血管靶向药物相关高血压的患者,高血压治疗的核心目标在于降低因高血压引发的心、脑、肾及血管相关并发症的发生风险,减少患者的总体死亡风险。因此,制定治疗方案时,需充分考量患者的血压水平以及整体风险状况。

(二)动脉和静脉血栓栓塞

贝伐珠单抗及多种抗血管生成 TKI 的使用,均会导致动脉和静脉血栓栓塞事件发生风险的增加。对于正在接受或即将接受贝伐珠单抗治疗的门诊肿瘤患者,建议依据患者是否存在静脉血栓栓塞(venous thromboembolism,VTE)的危险因素,对肿瘤患者是否采用阿司匹林或抗凝药物进行预防治疗做出分层推荐。

第五章 肿瘤合并泛血管疾病与靶向治疗药物

一旦在治疗期间，患者出现任何级别的 VTE，都必须及时进行诊断和治疗。

在抗血管生成 TKI 药物中，舒尼替尼、索拉非尼引发动脉血栓栓塞事件（arterial thromboembolic event，ATE）的发病率为 1.4%；仑伐替尼治疗组与安慰剂组的 ATE 发生率分别为 5% 和 2%。在开始使用抗血管生成 TKI 治疗前，应当积极对患者存在的心血管危险因素进行干预，这些危险因素主要包括高血压、高脂血症及糖尿病等。同时，需要严格控制患者的基线血压水平。对于在过去 6~12 个月内发生过严重心血管事件的患者，原则上不建议使用 TKI 药物。对于高风险患者，如有 ATE 既往史的患者，可以考虑应用低剂量阿司匹林进行预防治疗。若患者在接受抗血管生成 TKI 治疗期间发生了 ATE，必须立即停止抗血管生成治疗，并按照常规的 ATE 治疗标准对患者进行处理。

（三）左心室功能不全

所有 VEGF 靶向治疗都有可能引起左心室功能减退。多项临床研究报道了贝伐珠单抗与心力衰竭的相关性。舒尼替尼可使多达 28% 的患者出现 LVEF 下降，使 3%~15% 的患者发展为临床心力衰竭。第三代 EGFR-TKIs 奥希替尼所致 LVEF 由基线下降超过 10% 发生率高于标准 EGFR-TKIs，分别为 3.1%（8例）和 1.2%（3例）。因此，拟应用 VEGF 及 EGFR 靶向治疗前，建议进行全面的危险因素评估，仔细进行心脏检查，检测基线心电图、LVEF、生物标志物和血脂等，高危患者需肿瘤心脏病团队进行综合管理。治疗开始前建议进行全面的危险因素评估，仔细进行心脏检查，检测基线心电图、LVEF、生物标志物和血脂等，高危患者需肿瘤心脏病团队进行综合管理。建议对老年患者，以及有心血管疾病史或曾暴露于蒽环类药物的患者，进行基线 LVEF 评估。治疗开始后，需定期评估功能情况，对

肿瘤合并泛血管病变

LVEF 和生物标志物进行监测。

(四) 心肌缺血

多种类型的靶向药物都与心肌缺血事件存在相关性。VEGF 靶向治疗通过抑制 VEGF 及其受体信号通路,减少肿瘤血管生成。但该作用也会波及心脏正常血管,导致冠状动脉血流减少,从而增加心肌缺血风险。瑞戈非尼心肌缺血和心肌梗死的发生率约为 3%～5%,索拉非尼心肌缺血或心肌梗死的发生率约 2.7%～2.9%。抗 VEGF 单克隆抗体贝伐珠单抗心肌缺血的发病率为 1.5%(95% CI:1%～2.1%)。因此,拟应用 VEGF 及 EGFR 靶向治疗前,应对患者进行全面的心血管评估,包括详细询问病史、进行体格检查及相关的辅助检查,识别出心血管高危因素,如高龄、高血压、糖尿病、冠心病等。对于存在心血管疾病的高危患者在使用 VEGF 及 EGFR 靶向治疗药物前需格外谨慎,需充分评估治疗利弊。在治疗过程中,需严格控制心血管危险因素,如积极控制血压、血糖、血脂,戒烟限酒,适当运动等。一旦发现患者出现心肌缺血症状或相关指标异常,应根据病情严重程度及时调整治疗方案。

(五) 肾微血管病变管理

TMA 是一组以血管内皮细胞受损、微血管内血栓形成为显著特点的疾病。抗血管生成靶向药物所导致的 TMA 呈现非剂量依赖性特征。多数情况下,患者仅出现肾脏局限性的 TMA 表现,如肾功能异常、蛋白尿及高血压等。并且,停药后肾损伤的可逆性存在较大个体差异。若条件允许,建议尽可能进行肾活组织病理学检查(肾活检)评估病情。若患者 TMA 症状消失,可在密切监测肾功能和蛋白尿的前提下,继续使用抗血管生成药物治疗。鉴于目前缺乏高质量的证据支撑,对于已明确诊断为抗肿瘤药物所致的 TMA,不推荐采用血浆置换疗法。

第五章 肿瘤合并泛血管疾病与靶向治疗药物

第四节 典型病例

病例一 重度冠脉狭窄合并胃癌能靶向治疗吗?

一、病例资料

患者,男,72岁,因"纳差不适2月余"就诊。2023年4月患者因进食后腹胀伴中上腹隐痛于外院行胃镜检查示:胃窦前壁可见一隆起凹陷病灶,幽门变形,内镜难以通过;病理示:"胃窦"中-低分化腺癌。2023年5月14日外院行胃增强CT示:胃窦壁增厚MT可能,胃周及腹膜后数枚小淋巴结。为行手术治疗至我院就诊,我院病理会诊示:(胃窦)腺癌,分化Ⅱ级,Lauren分型肠行。癌组织浸润黏膜肌层。免疫组化示:Claudin18.2(80%++);Her-2(60%++,归为2+,FISH阳性);Met(-);MLH1(+);MSH2(+);MSH6(+);PMS2(+);PD-1(-);PD-L1(22C3)(TPS=0,CPS=0;肿瘤-,间质-);PD-L1(E1L3N)(肿瘤-,间质-)。PET-CT未见远处转移。拟诊断为胃恶性肿瘤(腺癌,cT3N1M0,ⅡB期,PS1分)。患者既往高血压病史40余年,口服波依定降压,血压控制可;房颤病史,CHA2DS2-VASc评分3分,口服地高辛治疗。既往有胸闷胸痛症状,伴慢性阻塞性肺疾病,术前查cTnT 0.045 ng/mL(正常参考值:<0.014 ng/mL);NT-proBNP 446.0 pg/mL(正常参考值:0~300 pg/mL);肺功能提示阻塞性通气功能障碍,一氧化碳弥散试验轻度异常。心电图示:心房颤动伴R-R长间歇1.44秒1次;ST段改变(ST段在V5、V6导联呈水平型压低0.5 mm)(图5-1A)。冠脉

CTA示：冠脉散在斑块伴管腔不同程度狭窄（左主干＜25％，对角支＜25％，右冠＜50％，后降支＜25％），其中左前降支近、中段中重度狭窄（50％～75％），建议行DSA检查（图5-2）。头颅MRI：脑内多发缺血灶，Fazekas Ⅱ级；左侧半卵圆中心、颞枕叶交界处少许微出血灶。考虑患者心脑血管条件较差，手术风险高，与家属协商后暂行保守治疗，同期行心血管疾病治疗，遂于2023年6月28日及2023年7月20日予以第1～2周期H＋RALOX方案（曲妥珠单抗440 mg＋奥沙利铂150 mg＋雷替曲塞4 mg）新辅助治疗。

2023年8月22日患者至我院心内科就诊，随访cTnT 0.031 ng/mL，NT-proBNP 297.0 pg/mL，心电图示：心房颤动，V1、V2导联呈QS型及r波递增不良（图5-1B）。排除禁忌后行冠状动脉造影术检查：冠脉分布右冠优势型，左主干粗短未见狭窄，前降支近段狭窄70％，远段TIMI血流2级，第一对角支未见狭窄，左回旋支中段管腔不规则，第一钝缘支未见狭窄，远段TMI血流2级。右冠状动脉中远段管腔不规则，左室后支未见狭窄，后降支未见狭窄，远段TMI血流2级。患者前降支临界病变，行冠状动脉血管内超声检查：前降支可见纤维斑块，未见斑块破裂征象，最小管腔面积为3.69 mm^2，斑块负荷为73％。因患者合并房颤，术后予利伐沙班（10 mg/次，1次/天，口服）抗凝、阿托伐他汀（20 mg/次，1次/晚，口服）调脂稳斑、盐酸阿罗洛尔（5 mg/次，2次/天，口服）及非洛地平缓释片（5 mg/次，1次/天，口服）降压治疗等。

经治疗，患者心脑血管病情稳定，肿瘤病灶较前缩小，随访心电图示：心房颤动伴R-R长间歇1.24秒1次（图5-1C）。排除禁忌后于2023年9月12日于我院胃肠外科行腹腔镜辅助下远端胃切除，D1＋清扫，B-Ⅱ＋Braun吻合，胆囊切除术，术后病理：ypT1bN0M0；LVI（－）（治疗后，远端胃）溃疡型腺癌，分化级Ⅱ—Ⅲ级，Lauren 分型混合型，癌组织浸润胃壁黏膜下层。未见明确神经及脉管侵犯。两切缘均未见癌累及。免疫组化：CK｛pan｝（＋）；Claudin18.2（30％＋）；D2-40（－）；E-cad（膜＋）；Her-2（2＋）；Ki-67（80％ 阳性）；Met（90％＋＋）；MLH1（＋）；MSH2（＋）；MSH6（＋）；PMS2（＋）；P53｛D07｝（100％＋＋＋）；PD-1（肿瘤－，间质1％＋）；PD-L1（22C3）（TPS＝1％，CPS＝5）；PD-L1（E1L3N）（TPS＝5％，CPS＝7）；原位杂交 EBER（－）。术后恢复良好，定期随访尚未见肿瘤复发征象。

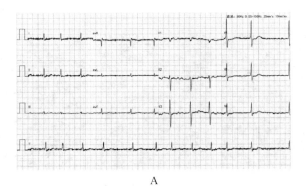

A

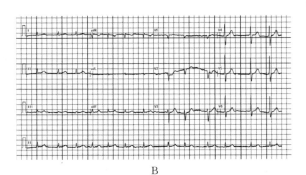

B

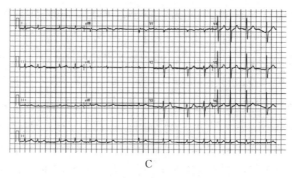

C

图 5-1　三次住院时的心电图

注：A. 2023 年 5 月我院胃肠外科初次住院时的心电图；B. 2023 年 8 月行冠脉造影前的心电图；C. 2023 年 9 月外科手术前的心电图。

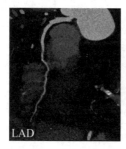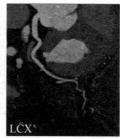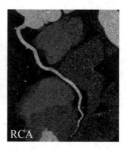

图 5-2　冠脉 CTA

二、病例讨论

该患者为老年男性，近期胃镜提示胃癌，需行手术治疗。患者既往有高血压及房颤病史，同时近期有胸闷胸痛症状，外科术前冠脉 CTA 评估提示：冠脉散在斑块伴管腔不同程度狭窄，其中左前降支近、中段中重度狭窄（50%～75%）。同时头颅 MRI 示左侧半卵圆中心、颞枕叶交界处少许微出血灶。总体来看，患者心脑血管条件较差，手术风险较大，需先进行保守治疗，可通过术前靶向化疗治疗控制肿瘤生长，同期行冠脉介入治疗改善心

第五章 肿瘤合并泛血管疾病与靶向治疗药物

脏疾病。一方面,患者消化道肿瘤和颅脑出血风险均较高,一旦接受介入治疗,术后抗血小板治疗药物的应用可能会增加出血的风险,因此更需要关注出血风险;另一方面,靶向药物的心血管毒性可能会进一步加重心脑血管风险,需要密切监测患者病情变化,寻找合适的手术时机。

近年来,包括 HER2 靶向药物、酪氨酸激酶抑制剂、蛋白酶体抑制剂、雄激素剥夺疗法和 MEK/BRAF 抑制剂在内的抗肿瘤靶向治疗的快速发展为肿瘤治疗带来了革命性的变革。这些治疗方法通过靶向特定的分子通路和生物标志物,显著提高了肿瘤患者的生存率和生活质量。与传统的化疗方案相比,靶向治疗具有更高的特异性和选择性,能有效减少对正常细胞的损害,从而降低了许多常见不良反应的发生率。但多种细胞类型维持功能和存活所必需的基本信号通路的重叠导致这些药物在使用过程中仍会产生全身毒性,其中潜在的心血管毒性是一个重要的问题。

抗肿瘤靶向治疗的心血管毒性主要与靶向靶点有关,如曲妥珠单抗阻断心肌细胞 HER2 的功能,可能导致心肌细胞功能障碍,表现为 LVEF 下降,且与药物累积剂量无关。EGFR 抑制剂通过抑制 EGFR 信号通路,进而促进内皮细胞的功能障碍引发高血压,也可通过抑制 HER2 对左室功能产生影响,部分 EGFR 抑制剂还可导致 QT 间期延长。贝伐珠单抗通过靶向 VEGF 信号传导,使高血压和动脉血栓栓塞风险增加。

在本例病例中,患者术前冠脉 CTA 评估示冠脉有不同程度的狭窄,提示在抗肿瘤治疗过程中需注意评估心血管风险。抗肿瘤靶向治疗有促进动脉粥样硬化进程,增加心血管事件发生的风险。抗血管生成药物如贝伐珠单抗,可能通过抑制 VEGF 影响新血管生成,从而导致血管再生的障碍和动脉硬化。此外,高血压和血栓的形成也是常见后果,可能进一步增加心血管事件的发生风险。这类并发症常常以脑血管意外(如中风)、心血管事件

肿瘤合并泛血管病变

（如心肌梗死）等形式表现，严重威胁患者的生命安全。

心血管事件的发生率在不同的抗肿瘤靶向药物中存在显著差异，且往往受到多种因素的影响，包括患者的年龄、基础心血管疾病，以及使用的具体药物类型。如 EGFR 抑制剂的心血管事件发生率在 5%～10% 左右，而抗血管生成药物可能更高，尤其是在存在其他心血管风险因素的患者中，发生率可达到 20%～30%。因此，定期的心电图监测、超声心动图检查及血压监测对于早期识别和干预心血管毒性至关重要。本例患者在行冠状动脉造影检查及腔内影像学检查后，评估患者尚未达到介入治疗指征，在强化心血管药物治疗的基础上，密切监测心血管健康，同时启动抗肿瘤治疗。

综上所述，抗肿瘤靶向治疗潜在的心血管毒性具有复杂性和多样性，肿瘤合并心血管疾病，或者肿瘤治疗及康复的长期过程中所发生的心血管疾病，都将是现在及未来的重要临床问题。因此，全方位的监测及管理措施能够帮助改善患者的预后，提高治疗的安全性。临床医师需密切关注患者的心血管健康状况，及时识别潜在的心血管不良反应，以便及早采取相应的应对措施。

病例二 重度冠脉狭窄合并直肠癌能靶向治疗吗？

一、病例资料

患者，男性，72 岁。2024 年 4 月 9 日因"大便次数增多变稀 2 月余"就诊于当地医院，否认病程中发热、恶心、呕吐、腹胀、便血等症状，于外院行肠镜检查，提示"进镜距肛门口约 10 cm 见环周菜花状新生物，肠管狭窄，无法继续进镜"，肠镜病理提示"浸润性腺癌"。4 月 12 日至复旦大学附属中山医院肿瘤内科门诊行 PET-CT 提示"结合病史，提示为直肠上段 MT；

第五章 肿瘤合并泛血管疾病与靶向治疗药物

周围脂肪间隙及盆底腹膜受侵,病变肠周、骶前及左侧髂血管旁淋巴结转移可能;肝脏多发转移"。诊断为"直肠上段恶性肿瘤(腺癌,cT2N2M1,ⅣA 期)"。患者既往有高血压、糖尿病病史。进一步完善检查,心电图提示"窦性心律;V1、V2 导联呈 QS 型及 r 波递增不良,伴 ST 段抬高≤2 mm;ST 段在Ⅰ、aVL、V4—V6 导联水平型压低 0.5 mm";心超提示"左室多壁段收缩活动异常;左房增大;轻度主动脉瓣反流;LVEF 38%";冠状动脉 CT 提示"冠脉多发混合斑块,管腔中重度狭窄,建议行 DSA";腹部超声提示"肝内多发实质占位——考虑继发性 MT 可能,胆囊多发息肉;双肾囊肿";Hb 98 g/L,NT-proBNP 1 365 pg/mL,cTnT 0.016 ng/mL,粪隐血++。患者有抗肿瘤药物治疗指征,但考虑当时患者肠道肿瘤侵犯严重,合并重度冠脉狭窄及心功能不全,使用抗肿瘤药物过程中存在急性肠梗阻、恶性心律失常、急性心肌梗死、心衰加重及猝死风险,与患者及家属进行充分的沟通,并进一步提请了肿瘤心脏病 MDT 门诊。经讨论,患者肠癌原发病灶存在出血,而冠脉介入手术前需要使用较大剂量抗血小板聚集的药物,术中还要使用抗凝药物,有大出血风险,故而暂时无法进行冠脉介入治疗;此外,患者合并较严重的心衰,此时进行结直肠癌的手术,患者预计无法耐受;于是决定先用抗肿瘤药物控制肿瘤的发展,同时予以心脏病药物改善患者心肌缺血、提高患者心功能,为之后冠脉重建争取时机,最后再考虑手术治疗结直肠原发肿瘤。4 月 19 日开始,患者接受了 2 周期三药联合化疗的抗肿瘤治疗,具体方案为:伊立替康 200 mg d1+奥沙利铂 100 mg d1+雷替曲塞 4 mg d1 q2W,同时予以沙库巴曲缬沙坦、美托洛尔、达格列净、螺内酯、唯立西呱、托拉塞米、阿托伐他汀、氯吡格雷、单硝酸异山梨酯改善心功能及冠心病治疗。经过治疗,患者消化道症状缓解、原发灶出血得到了控制。5 月 13 日,患者于心内科住院行冠脉造影,术中见"左主干未见狭窄;前降支近段发出第一对角支后完全闭塞;左回旋支近段狭窄40%,远段局限性狭窄50%;第一钝缘支近段狭窄40%,侧枝供应前降支远段及右冠远段;右冠状动脉近段狭窄完全闭塞",取药物球囊于右冠近段病变处扩张释放药物,于前降支近段病变处植入一枚支架,手术顺利,术后恢复良好。7月13日患者复查超声心动图超提示心功能有了明显的改善,LVEF恢复到了54%;腹盆腔CT和MRI均显示患者的结直肠肿瘤及转移至肝脏的病灶有了明显缩小。8月15日,在7周期的抗肿瘤治疗后,患者接受了"腹腔镜下直肠前切除术+淋巴结清扫术",术中一切顺利,无心脏并发症发生。此后,患者继续接受手术后的抗肿瘤药物治疗,准备待肝脏病灶进一步控制后至肝外科行肝转移灶手术,力争达到无肿瘤残留状态。

二、病例讨论

随着老龄化加剧,肿瘤与心血管疾病共患现象渐趋常见,二者相互交织,诊疗棘手。尤其像胃癌、结直肠癌这类消化系统肿瘤,合并冠心病、心功能不全时,各治疗手段利弊权衡复杂,需多学科深度融合制定精准策略,本案全程彰显MDT关键价值。

该患者初始诊断为直肠腺癌伴肝脏多发转移,合并严重冠心病、心力衰竭,主要面临以下三个问题:①抗肿瘤治疗受限:肿瘤需及时干预遏制进展,可鉴于肠道肿瘤侵犯重,若贸然用抗肿瘤药,因肠道蠕动、血运改变,极易引发急性肠梗阻;同时,脆弱心血管系统难以承受抗肿瘤药潜在心脏毒性,恶性心律失常、急性心肌梗死、心衰恶化甚至猝死风险高悬,常规抗癌路径遇阻。②心脏介入两难:冠脉病变急需血运重建改善心肌供血、助心功能恢复,然肠道肿瘤出血隐患犹如"定时炸弹",冠脉介入

第五章 肿瘤合并泛血管疾病与靶向治疗药物

术前抗血小板、术中抗凝要求，会加剧肠道肿瘤病灶出血，陷入"救心"与"止血"矛盾漩涡，手术时机难定。③手术耐受性存疑：患者心功能差、冠脉重窄，按常规评估，难以耐受结直肠癌根治手术创伤、应激，强行手术，术中术后心脏并发症大概率发生，危及生命，手术治疗被迫搁置。

立足肿瘤与心脏"双主线"，以药物治疗为先锋。抗肿瘤药物方面，应尽量避免氟尿嘧啶类及抗血管类靶向药物，该患者选择伊立替康＋奥沙利铂＋雷替曲塞方案，既往心脏不良反应发生率低，可以兼顾肿瘤治疗效果和心脏缺血事件安全性。

心脏治疗方面，该患者初始心超提示心脏节段性收缩异常伴射血分数降低，结合其冠脉 CT 结果和长期高血压、糖尿病病史，考虑其心功能不全原因为缺血性心肌病可能大，在积极治疗心衰的同时，尽早对冠脉严重狭窄处进行开通能有效改善患者心功能。心脏药物方面，针对冠心病，早期选用氯吡格雷抗血小板聚集，联合他汀类药物调脂、稳定斑块，硝酸酯类药物改善患者心肌缺血；心衰的治疗方面，该患者接受了 β 受体阻滞剂——美托洛尔、盐皮质激素受体拮抗剂——螺内酯、ARNI——沙库巴曲缬沙坦、SGLT-2 抑制剂——达格列净、sGC 激动剂——维利西呱的联合治疗。近年来多项心衰治疗的重磅 RCT 研究结果推动了指南的更新，新型抗心衰药物能有效改善射血分数降低的心衰（HFrEF）患者预后，为心衰患者的治疗带来福音。

该患者经过 2 周期抗肿瘤治疗后，消化道症状缓解、原发灶出血受控，于是接受了冠状动脉的介入治疗，心功能也在冠脉开通和多靶点抗心衰药物治疗的共同作用下有了明显的改善。而有了肿瘤病灶缩小、冠脉开通和心衰改善的基础，患者有了手术治疗的机会。

指南指出，对于已经做了冠脉介入治疗的患者，距离外科手术安排的最短时间目前推荐为：单纯球囊扩张术后 2 周，药物球囊切割术后 1~3 个月，裸支架植入术后 1 个月，药物洗脱支架植入术后 6 个月（随着药物洗脱支架的更新换代，出现支架内血栓的风险下降，特殊情况下经多学科会诊，可缩短双联抗血小板时间至 3 个月），在推荐的最短时间内，不考虑停药安排肿瘤外科手术。

本案例是肿瘤心脏病 MDT 成功范例，在"生命天平"两端——肿瘤与心脏间精准平衡、步步为营。未来，应深化跨学科科研合作，探索更安全高效的抗肿瘤药和心脏介入新技术，优化共病诊疗流程指南，借助大数据、人工智能提前预警、精准分层，为这类复杂共患患者点亮更多生存希望之光，改写晚期肿瘤合并心脏病"艰难求生"的剧本。

（蔡青青　刘荣乐　潘建安　刘　媛）

📖 参考文献

[1] 赵小建，王琛，刘敏，等．抗血管生成靶向药物导致高血压的研究进展［J］．临床荟萃，2020，35（8）：749-754．

[2] 中国临床肿瘤学会指南工作委员会．中国临床肿瘤学会（CSCO）肿瘤心脏病学指南 2023［M］．北京：人民卫生出版社，2023．

[3] 中国药学会医院药学专业委员会，中华医学会心血管病学分会肿瘤心脏病学学组．酪氨酸激酶抑制剂心血管毒性药学综合管理中国专家共识［J］．中国医院药学杂志，2023，43（19）：2119-2135．

[4] 中华医学会心血管病学分会，中国抗癌协会整合肿瘤心脏病学分会，中华心血管病杂志编辑委员会．恶性肿瘤患者冠心病预防与管理中国专家共识［J］．中华心血管病杂志，2022，50（11）：1047-1057．

[5] 中华医学会心血管病学分会，中国医师协会心血管内科医师分会，中国医师协会心力衰竭专业委员会，等．中国心力衰竭诊断和治疗指南 2024［J］．中华心血管病杂志，2024，52（3）：235-275．

[6] ARIMA Y, OSHIMA S, NODA K, et al. Sorafenib-induced acute myocardial infarction due to coronary artery spasm［J］. J Cardiol．

第五章　肿瘤合并泛血管疾病与靶向治疗药物

2009;54(3):512-515.

[7] ARMENIAN S H, Xu L, KY B, et al. Cardiovascular Disease Among Survivors of Adult-Onset Cancer: A Community-Based Retrospective Cohort Study [J]. J Clin Oncol, 2016,34(10):1122-1130.

[8] BOULEFTOUR W, BOUSSOUALIM K, SOTTON S, et al. Second-generation hormonotherapy in prostate cancer and bone microenvironment [J]. Endocr Relat Cancer, 2021,28(8):T39-T49.

[9] CHEN Y C, CHEN J H, HSIEH F I. Major adverse cardiovascular events of vascular endothelial growth factor tyrosine kinase inhibitors among patients with different malignancy: A systemic review and network meta-analysis [J]. J Chin Med Assoc, 2024,87(1):48-57.

[10] CHOUEIRI T K, MAYER E L, JE Y, et al. Congestive heart failure risk in patients with breast cancer treated with bevacizumab [J]. J Clin Oncol, 2011,29(6):632-638.

[11] Dobbin S J H, Petrie M C, Myles R C, et al. Cardiotoxic effects of angiogenesis inhibitors [J]. Clin Sci (Lond), 2021,135(1):71-100.

[12] DONG M, YU T, TSE G, et al. PD-1/PD-L1 Blockade Accelerates the Progression of Atherosclerosis in Cancer Patients [J]. Curr Probl Cardiol, 2023,48(3):101527.

[13] ESCUDIER B, EISEN T, STADLER W M, et al. Sorafenib for treatment of renal cell carcinoma: Final efficacy and safety results of the phase III treatment approaches in renal cancer global evaluation trial [J]. J Clin Oncol, 2009,27(20):3312-3318.

[14] GE J B. Deepening the idea of systems biology and promoting the development of pan-vascular medical science [J]. Zhonghua Xin Xue Guan Bing Za Zhi, 2016,44(5):373-374.

[15] GUGLIN M, KRISCHER J, TAMURA R, et al. Randomized trial of lisinopril versus carvedilol to prevent trastuzumab cardiotoxicity in patients with breast cancer [J]. J Am Coll Cardiol, 2019, 73(22): 2859-2868.

[16] HAHN V S, ZHANG K W, SUN L, et al. Heart Failure With Targeted Cancer Therapies: Mechanisms and Cardioprotection [J]. Circ Res, 2021,128(10):1576-1593.

[17] HEIDENREICH P A, BOZKURT B, AGUILAR D, et al. 2022

AHA/ACC/HFSA Guideline for the Management of Heart Failure: A Report of the American College of Cardiology/American Heart Association Joint Committee on Clinical Practice Guidelines [J]. J Am Coll Cardiol, 2022, 79(17): e263 – e421.

[18] HERRMANN J. Vascular toxic effects of cancer therapies [J]. Nat Rev Cardiol, 2020, 17(8): 503 – 522.

[19] LAUBACH J P, MOSLEHI J J, FRANCIS S A, et al. A retrospective analysis of 3954 patients in phase 2/3 trials of bortezomib for the treatment of multiple myeloma: towards providing a benchmark for the cardiac safety profile of proteasome inhibition in multiple myeloma [J]. Br J Haematol, 2017, 178(4): 547 – 560.

[20] LI W, CROCE K, STEENSMA D P, et al. Vascular and Metabolic Implications of Novel Targeted Cancer Therapies: Focus on Kinase Inhibitors [J]. J Am Coll Cardiol, 2015, 66(10): 1160 – 1178.

[21] LLOVET J M, RICCI S, MAZZAFERRO V, et al. Sorafenib in advanced hepatocellular carcinoma [J]. N Engl J Med, 2008, 359(4): 378 – 390.

[22] LORENC P, SIKORSKA A, MOLENDA S, et al. Physiological and tumor-associated angiogenesis: Key factors and therapy targeting VEGF/VEGFR pathway [J]. Biomed Pharmacother, 2024, 180: 117585.

[23] LYON A R, LÓPEZ-FERNÁNDEZ T, COUCH L S, et al. 2022 ESC Guidelines on cardio-oncology developed in collaboration with the European Hematology Association (EHA), the European Society for Therapeutic Radiology and Oncology (ESTRO) and the International Cardio-Oncology Society (IC – OS): Developed by the task force on cardio-oncology of the European Society of Cardiology (ESC) [J]. Eur Heart J, 2022, 43(41): 4229 – 4361.

[24] MALATY M M, AMARASEKERA A T, LI C, et al. Incidence of immune checkpoint inhibitor mediated cardiovascular toxicity: A systematic review and meta-analysis [J]. Eur J Clin Invest, 2022, 52 (12): e13831.

[25] MARTIN G A, MITROI C, MAZON R P, et al. Stratification and management of cardiovascular risk in cancer patients: A consensus

第五章 肿瘤合并泛血管疾病与靶向治疗药物

document of the SEC, FEC, SEOM, SEOR, SEHH, SEMG, AEEMT, AEEC, and AECC [J]. Rev Esp Cardiol (Engl Ed), 2021, 74(5):438-448.

[26] MAUREA N, COPPOLA C, PISCOPO G, et al. Pathophysiology of cardiotoxicity from target therapy and angiogenesis inhibitors [J]. J Cardiovasc Med (Hagerstown), 2016,17(Suppl 1):e19-e26.

[27] MICHOS E D, MARSHALL C H. Healthy lifestyle benefits both cancer and cardiovasculardisease: More bang for the buck. JACC CardioOncology, 2021,3(5):675-677.

[28] MOSLEHI J J, DEININGER M. Tyrosine Kinase Inhibitor-Associated Cardiovascular Toxicity in Chronic Myeloid Leukemia [J]. J Clin Oncol, 2015,33(35):4210-4218.

[29] NAIB T, STEINGART R M, CHEN C L. Sorafenib-associated multivessel coronary artery vasospasm [J]. Herz, 2011, 36(4):348-351.

[30] NARAYAN V, KEEFE S, HAAS N, et al. Prospective Evaluation of Sunitinib-Induced Cardiotoxicity in Patients with Metastatic Renal Cell Carcinoma [J]. Clin Cancer Res, 2017,23(14):3601-3609.

[31] PITUSKIN E, HAYKOWSKY M, MACKEY J R, et al. Rationale and design of the Multidisciplinary Approach to Novel Therapies in Cardiology Oncology Research Trial (MANTICORE 101: breast): A randomized, placebo-controlled trial to determine if conventional heart failure pharmacotherapy can prevent trastuzumab-mediated left ventricular remodeling among patients with HER2+ early breast cancer using cardiac MRI [J]. BMC Cancer, 2011,11:318.

[32] PITUSKIN E, MACKEY J R, KOSHMAN S, et al. Multidisciplinary approach to novel therapies in cardio-oncology research (MANTICORE 101-breast): A randomized trial for the prevention of trastuzumab-associated cardiotoxicity [J]. J Clin Oncol, 2017,35(8):870-877.

[33] PRETELLI G, MATI K, MOTTA L, et al. Antibody-drug conjugates combinations in cancer treatment [J]. Explor Target Antitumor Ther, 2024,5(3):714-741.

[34] SERRANO A, ZALBA S, LASARTE J J, et al. Quantitative

[35] Approach to Explore Regulatory T Cell Activity in Immuno-Oncology [J]. Pharmaceutics, 2024,16(11):1461.

[35] SINGH A P, GLENNON M S, UMBARKAR P, et al. Ponatinib-induced cardiotoxicity: delineating the signalling mechanisms and potential rescue strategies [J]. Cardiovasc Res, 2019, 115(5): 966-977.

[36] WALIANY S, CASWELL-JIN J, RIAZ F, et al. Pharmacovigilance Analysis of Heart Failure Associated With Anti-HER2 Monotherapies and Combination Regimens for Cancer [J]. JACC CardioOncol, 2023, 5(1):85-98.

[37] WANG H, LI Y, CHAI K, et al. Mortality in patients admitted to hospital with heart failure in China: a nationwide Cardiovascular Association Database-Heart Failure Centre Registry cohort study [J]. Lancet Glob Health, 2024,12(4):e611-e622.

[38] WANG L, HUANG Z, HUANG W, et al. Inhibition of epidermal growth factor receptor attenuates atherosclerosis via decreasing inflammation and oxidative stress [J]. Scientific Reports, 2017,7(1):45917.

[39] WAXMAN A J, CLASEN S, HWANG W T, et al. Carfilzomib-Associated Cardiovascular Adverse Events: A Systematic Review and Meta-analysis [J]. JAMA Oncol, 2018,4(3):e174519.

[40] WU J, LU A D, ZHANG L P, et al. Study of clinical outcome and prognosis in pediatric core binding factor-acute myeloid leukemia [J]. Zhonghua Xue Ye Xue Za Zhi, 2019,40(1):52-57.

[41] XU K, TANG H, XIONG J, et al. Tyrosine kinase inhibitors and atherosclerosis: A close but complicated relationship [J]. Eur J Pharmacol, 2023,954:175869.

[42] XU L, XIA S, LI L W. Cardiovascular oncology: opportunities and challenges of interdisciplinarity [J]. Zhonghua Xin Xue Guan Bing Za Zhi, 2021,49(2):198-204.

[43] ZARBIN M A. Anti-VEGF Agents and the Risk of Arteriothrombotic Events [J]. Asia Pac J Ophthalmol (Phila), 2018,7(1):63-67.

[44] ZARIFA A, ALBIYYAR A, KIM P Y, et al. Cardiac toxicities of anticancer treatments: chemotherapy, targeted therapy and immunotherapy

[J]. Curr Opin Cardiol, 2019, 34(4):441-450.

[45] ZHANG X, GAO Y, YANG B, et al. The mechanism and treatment of targeted anti-tumour drugs induced cardiotoxicity [J]. Int Immunopharmacol, 2023, 117:109895.

第六章

肿瘤合并泛血管病变与免疫检查点抑制剂

第一节 免疫检查点抑制剂药物作用机制和种类

一、免疫检查点的生理功能

T细胞的激活是人体清除肿瘤细胞的重要机制，而免疫检查点在此过程中发挥着重要作用。免疫检查点是一类主要在细胞表面发挥免疫应答作用的蛋白，这些蛋白对T细胞的免疫应答起抑制作用。免疫检查点蛋白有PD-1（programmed death 1）、CTLA-4（cytotoxic T lymphocyte-associated antigen 4）、LAG3（lymphocyte-activation gene 3）、TIM3（T-cell immunoglobulin and mucin-domain-containing molecule 3）、TIGIT（T-cell immunoreceptor with lg and ITIM domains）和BTLA（B and T-lymphocyte attenuator）等等，当前可作为药物靶点的免疫检查点蛋白主要为PD-1及其配体PD-L1（programmed death ligand-1）和CTLA-4。PD-1主要表达在激活的T细胞、B细胞和自然杀伤性细胞（natural killer，NK）表面，其生理作用在于与其配体（如PD-L2）结合，降低T细胞活性，避免攻击正常组织。在病理条件下，肿瘤细胞表面高表达PD-L1，PD-L1与T细胞表面的PD-1结合，降低T细胞

第六章 肿瘤合并泛血管病变与免疫检查点抑制剂

活性,从而帮助肿瘤细胞逃避免疫反应。CTLA-4与PD-1有所不同,其表达于细胞内的细胞器膜上,在T细胞被激活时,转移至细胞膜上,与B7蛋白家族(CD80、CD86)结合,形成CTLA-4/B7复合物,终止T细胞活性。除此以外,PD-1/CTLA-4/CD28也通过影响PI3K/AKT/mTOR通路参与了肿瘤的代谢和增殖过程。

综上所述,免疫检查点(PD-1/PD-L1、CTLA-4)通过各自的机制,降低甚至终止T细胞的免疫反应活性,从而使肿瘤细胞逃避免疫反应,也参与了肿瘤细胞的代谢和增殖的过程。因此,通过抑制免疫检查点的作用,重新激活T细胞对肿瘤细胞的免疫反应活性,从而达到清除肿瘤细胞的目的,是肿瘤免疫治疗的核心观念。以此发展出针对PD-1/PD-L1通路及CTLA-4的免疫检查点抑制剂(单克隆抗体),使肿瘤免疫治疗获得重大发展,也使患者得到巨大的获益。

二、免疫检查点抑制剂的作用机制

(一) CTLA-4抑制剂作用机制

CTLA-4是一种与CD28相关的分子,在T细胞激活调节中发挥重要作用。CTLA-4与CD28共享B7配体(CD80和CD86)并与CD28竞争性结合,对下游通路起抑制性作用,最终对T细胞的激活起抑制作用。正常生理情况下,CTLA-4对免疫应答起负调节作用,避免过度免疫反应。CTLA-4在未激活的T细胞中表达较低,而在T细胞激活后迅速上调。而在患有肿瘤的情况下,CTLA-4的免疫负调节作用,则使肿瘤细胞逃避免疫应答,使机体无法清除肿瘤细胞。CTLA-4抑制剂通过增强T细胞的功能,从而发挥清除肿瘤细胞的作用(图6-1)。

(二) PD-1/PD-L1抑制剂作用机制

PD-1是一种跨膜蛋白,表达于活化的T细胞、B细胞和髓样细胞表面，其配体为 PD-L1 和 PD-L2。PD-L1 在多种细胞上组成性表达并可被激活上调，PD-L2 仅在巨噬细胞和树突状细胞经细胞因子刺激后诱导表达。PD-1 与 PD-L1 的结合是肿瘤细胞逃避机体免疫应答的机制之一。PD-1 抑制剂是一类能够特异性结合 PD-1 的单克隆抗体，通过阻断 PD-1 与 PD-L1 的结合，解除肿瘤细胞对 T 细胞的抑制作用，使 T 细胞能够重新被激活并发挥抗肿瘤效应。PD-L1 抑制剂也发挥类似的作用（图 6-1）。

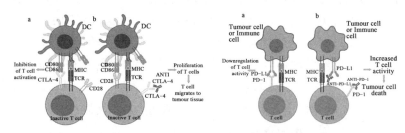

图 6-1　CTLA-4 抑制剂及 PD-1/PD-L1 抑制剂的作用机制图

（三）免疫检查点抑制剂的种类

目前在中国大陆上市的免疫检查点抑制剂主要为 CTLA-4 抑制剂、PD-1 抑制剂和 PD-L1 抑制剂。除了上述三个种类的抑制剂以外，免疫检查点抑制剂还包括 LAG-3 抑制剂（lymphocyte activation gene-3，淋巴细胞活化基因 3）、TIM-3 抑制剂（T cell immunoglobulin and mucin-domain containing-3，T 细胞免疫球蛋白黏蛋白分子 3）、TIGIT 抑制剂（T cell immunoglobulin and ITIM-domain protein，T 细胞免疫球蛋白和 ITIM 结构域蛋白）和 VISTA 抑制剂（V-domain Ig-suppressor of T cell activation，含 V-set 结构域的 T 细胞激活抑制因子）等。上述不同种类的免疫检查点抑制剂尚未有上市药物，均在临床前研发或临床开发阶段。

表 6-1 罗列了一些在中国上市的免疫检查点抑制剂。

表6-1 在中国上市的免疫检查点抑制剂

靶点	药物	适应证
CTLA-4	伊匹木单抗	恶性胸膜间皮瘤
PD-1	纳武利尤单抗	非小细胞肺癌、头颈部鳞状细胞癌、胃癌、胃食管连接部癌或食管腺癌、胃或食管连接部腺癌、恶性胸膜间皮瘤、尿路上皮癌、食管鳞状细胞癌、食管癌或胃食管连接部癌
	帕博利珠单抗	非小细胞肺癌、食管癌、头颈部鳞状细胞癌、结直肠癌、肝细胞癌、胆道癌、三阴性乳腺癌、微卫星高度不稳定型或错配修复基因缺陷型肿瘤、胃癌
	特瑞普利单抗	黑色素瘤、膀胱尿路上皮癌、鼻咽癌、食管鳞癌、非小细胞肺癌、肾细胞癌、小细胞肺癌、三阴性乳腺癌
	信迪利单抗	霍奇金淋巴瘤、非小细胞肺癌、肝细胞癌、食管鳞癌、胃及胃食管交界处腺癌
	卡瑞利珠单抗	复发或难治性经典型霍奇金淋巴瘤、非小细胞肺癌、肝细胞癌、食管鳞癌、鼻咽癌
	替雷利珠单抗	复发或难治性经典型霍奇金淋巴瘤、非小细胞肺癌、膀胱尿路上皮癌、肝细胞癌、食管鳞癌、鼻咽癌、胃或胃食管结合部腺癌、高度微卫星不稳定型实体瘤
	派安普利单抗	复发或难治性经典型霍奇金淋巴瘤、非小细胞肺癌
	赛帕利单抗	复发或难治性经典型霍奇金淋巴瘤

续表

靶点	药物	适应证
PD-L1	斯鲁利单抗	微卫星高度不稳定型实体瘤、食管鳞癌、非小细胞肺癌、小细胞肺癌、
	普特利单抗	微卫星高度不稳定型实体瘤、结直肠癌、晚期实体瘤
	阿替利珠单抗	非小细胞肺癌、小细胞肺癌、肝细胞癌
	度伐利尤单抗	非小细胞肺癌、小细胞肺癌、胆道癌
PD-L1/CTLA-4双特异性抗体	卡度尼利单抗	宫颈癌

第二节 免疫检查点抑制剂与动脉粥样硬化研究进展

一、ICIs治疗与动脉粥样硬化事件有关

ICIs在过去十余年的发展迅速且彻底地改变了肿瘤治疗，随着其在临床实践中的使用率越来越高，近年来出现的免疫相关不良事件（immune related Adverse Events，irAEs），尤其是可能导致严重后果的心血管事件，引发了人们对ICIs广泛应用的担忧。最近的研究显示，接受ICIs治疗的患者中重大心血管不良事件的发生率高达10.3%。早期关于ICIs对心血管潜在影响的众多报道多聚焦于免疫性心肌炎。由于临床研究本身的限制，如样本量小和随访时间相对较短，加之早期对ICIs在心血管疾病一级/二级预防中对心血管系统的影响还缺乏具体了解，ICIs与

动脉粥样硬化之间的关系并未得到重视，也使 ICIs 相关动脉粥样硬化的发生率被严重低估。随着临床医生意识的提高，以及更详细的心脏评估数据，越来越多的证据表明，ICIs 与动脉粥样硬化的进展有关，包括增加心肌梗死、血栓、卒中等的发生概率。

在一项大型单中心研究中，研究者纳入了 2 842 名使用任意 ICIs 的患者，与年龄、肿瘤类型和心血管病史匹配的对照组相比，在两年随访期内，使用 ICIs 会导致复合心血管事件风险增加 4 倍以上，心肌梗死风险增加 7 倍以上，冠状动脉血运重建风险增加 3 倍，中风风险增加 4 倍。另一项回顾性分析发现，ICIs 治疗随访期间，心肌梗死发生率为 1%～7%，卒中发生率为 2%～7%。一些观察性研究发现，接受 ICIs 治疗的肿瘤患者更容易出现不稳定性动脉粥样硬化斑块。对接受 ICIs 治疗的黑色素瘤患者进行 2-[18F] 氟脱氧葡萄糖（FDG）正电子发射断层扫描显示，治疗后 6 个月左右，所有主动脉节段的 FDG 摄取均显著升高，尤其是在非钙化和轻度钙化节段。在另一项研究的子研究中，40 名黑色素瘤患者在三个不同的时间点进行 CT 检查，测量胸主动脉斑块总体积和非钙化斑块体积，结果显示 ICIs 治疗使斑块总体积进展率提高了 3 倍，从 ICIs 治疗前的每年 2.1% 提高到 ICIs 治疗后的每年 6.7%，ICIs 治疗后非钙化斑块的比率也有所上升。

二、动脉粥样硬化机制

动脉粥样硬化现已被认为是一种慢性炎症性疾病。最近的随机对照试验，包括 CANTOS（IL-1β 单克隆抗体卡纳单抗抗炎治疗研究）、COLCOT（秋水仙碱心血管结局试验）和 LoDoCo（低剂量秋水仙碱研究）均表明，有针对性地应用抗炎疗法可显著减少动脉粥样硬化负担和相关不良事件的发生。

动脉粥样硬化的病理生理始于受损的内皮细胞表达细胞黏附

分子，吸引单核细胞进入内皮下，转化为巨噬细胞，巨噬细胞根据微环境的不同分化为不同的亚型，如游离脂肪酸、氧化脂质和 IFN-γ 等因子可促进激活经典的促炎表型，而 IL-4、IL-13 和 IL-10 等因子可促进激活抗炎表型。促炎巨噬细胞在早期 AS 斑块中占主导地位，促进细胞内脂质的积累、泡沫细胞的形成以及促炎细胞因子（如 IL-1β 和 IL-6）的分泌。抗炎巨噬细胞可促进胶原蛋白的形成并有效清除脂质，且与动脉粥样硬化斑块的消退有关。AS 斑块中慢性炎症的特征是形成富含脂质和细胞碎片的坏死核心，这是泡沫细胞和血管平滑肌细胞凋亡和坏死的结果。

研究发现，动脉粥样硬化斑块中存在大量 $CD4^+$ T 细胞。在早期动脉粥样硬化过程中，抗原递呈细胞（antigen presenting cell，APC）会向淋巴组织中的幼稚 T 细胞递呈与动脉粥样硬化相关的抗原，从而导致 T 细胞向斑块迁移。与动脉粥样硬化相关的 T 细胞抗原类型尚不完全清楚，目前已经明确的有氧化低密度脂蛋白（oxidized Low Density Lipoprotein，oxLDL）颗粒、热休克蛋白和载脂蛋白 B。存在于斑块内的 $CD4^+$ T 细胞在局部微环境的不断刺激下，定向分化为辅助性 T 细胞（T helper lymphocyte，Th）1、Th2 或 Th17 细胞亚群并最终放大炎症反应。其中 Th1 是存在于斑块中的主要 $CD4^+$ T 细胞，它们会产生炎性细胞因子，包括 γ 干扰素（interferon-γ，IFN-γ）和肿瘤坏死因子-α（tumor necrosis factor-α，TNF-α）。IFN-γ 的产生可增强巨噬细胞和 T 细胞的募集作用，促进巨噬细胞极化、细胞因子分泌和泡沫细胞形成。IFN-γ 还可以抑制血管内皮细胞的增殖，从而降低斑块稳定性。在一项实验研究中，与对照组相比，IFN-γ 受体功能障碍的小鼠形成的动脉粥样斑块更小、表型更稳定。TNF-α 则通过募集白细胞、产生炎性细胞因子及促进内皮细胞损伤和氧化应激，从而促进动脉粥样硬化。研究表明，TNF-α缺乏的小鼠斑块病变较小，而 TNF-α 的存在则与小鼠病变坏死增加和斑块进展加快有关。抑制小鼠 Th1 的分化也具有动脉粥样硬化保护作用，并能减少斑块中检测到的 IFN-γ 的数量。

三、ICIs 导致动脉粥样硬化机制

免疫检查点受体如程序性细胞死亡蛋白 1（programmed cell death protein 1，PD-1）、细胞毒性 T 淋巴细胞相关蛋白 4（cytotoxic T-lymphocyte-associated protein 4，CTLA-4）和淋巴细胞活化基因 3（lymphocyte-activation gene-3，LAG-3）在 T 细胞表面表达，可阻止 T 细胞活化。T 细胞活化是 T 细胞受体（T cell antigen receptor，TCR）与主要组织相容性复合体 I 或 II（MCH-I/II）结合，同时与 CD28—CD80/CD86 结合相互作用，在共刺激作用下招募包括磷脂酰肌醇 3 激酶（phosphoinositide 3-kinase，PI3K）在内的多种分子到 CD28 细胞内部。PI3K 激活 PI3K/蛋白激酶 B（Akt）通路，促进 T 细胞的增殖、分化和抗凋亡信号传导。根据环境中的细胞因子不同，T 细胞的活化将促进 CD8 细胞分化为细胞毒性 T 细胞，CD4 细胞分化为刺激性 Th 细胞或抑制性 Treg 细胞。抑制性免疫检查点受体可以防止免疫系统过度激活，促进自我耐受。

PD-1 表达于 T 细胞表面，与 PD-L1 和 PD-L2 两种配体相互作用。PD-L2 主要在巨噬细胞和树突状细胞中表达，而 PD-L1 则存在于造血细胞和各种器官的组织细胞中。PD-1 与其任一配体结合后，通过募集含 Src 同源 2 结构域的蛋白酪氨酸磷酸酶 2（Src homology 2 domain-containing protein tyrosine phosphatase 2，SHP-2）抑制下游 PI3K-Akt 通路，导致 T 细胞活性下调，从而减少炎性细胞因子的产生、减弱细胞生存信号及细胞增殖。阻断 PD-1/PD-L1 会增强炎症反应，进而加重动

脉粥样硬化斑块的形成。多项临床研究观察到冠心病和急性冠状动脉综合征患者体内 PD-1 或其配体的表达量减少,这表明 PD-1 在动脉粥样硬化的发生发展过程中发挥保护作用。在高脂血症小鼠中,PD-L1/PD-L2 缺陷和 PD-1 受体抑制剂都能扩大动脉粥样硬化病变范围,使斑块内 T 细胞活化增加和 TNF-α 分泌增强。抑制 PD-1 也会增加病变内巨噬细胞的含量,并增强病变 $CD8^+$ T 细胞的细胞毒性。PD-1 缺乏可激活 $CD4^+$ T 细胞和调节性 T 细胞,最终结果是斑块 T 细胞浸润增加,动脉粥样硬化病变发展加剧。

CTLA-4 位于细胞内,在 T 细胞激活时转运到细胞表面。与 PD-1 抑制途径类似,它与 CD80 和 CD86 结合,通过抑制 PI3K 下游信号传导抑制 T 细胞活化。此外,CTLA-4 还能与蛋白磷酸酶 2A(protein phosphatase 2A,PP2A)相互作用,使 AKT 去磷酸化,进一步阻断该通路。致使 $CD8^+$ T 细胞中细胞因子的产生减少,并促进 $CD4^+$ T 细胞向 Treg 细胞分化。与 PD-1 不同,CTLA-4 可在免疫反应的早期阶段抑制 T 细胞活化。

研究发现,使用 CTLA-4 合成类似物阿巴西普可阻止 $CD4^+$ T 细胞活化,并将小鼠股动脉的动脉粥样硬化发展程度降低 78%,而使用 CTLA-4 阻断抗体则会增加动脉粥样硬化病变的面积。有研究评估了抗体介导的 CTLA-4 阻断对动脉粥样硬化发生的作用。研究发现,用 CTLA-4 抑制抗体处理的小鼠动脉粥样硬化病变的面积增加了两倍,斑块中的 T 细胞含量增加。CTLA-4 抑制还与斑块向更晚期表型发展有关,抑制 CTLA-4 后,斑块内胶原蛋白含量减少、内膜增厚、坏死核心区域增加。

LAG-3 在活化的 T 细胞表面和 Treg 细胞表面表达,它参与控制 T 细胞扩增、促使细胞死亡并上调 Treg 活性。该受体与

CD4 同源，能以更高的亲和力与主要组织相容性复合体 II 类分子（major histocompatibility complex class II，MHC‑II）结合。除了 MHC‑II 之外，LAG‑3 的配体还包括肝窦内皮细胞凝集素（liver sinusoidal endothelial cell C-type lectin，LSECtin）、半乳糖凝集素‑3（galactoside-binding lectin-3，Gal‑3）和纤维蛋白原样蛋白 1（fibrinogen-like protein 1，FGL1）。LAG‑3 的细胞内信号传导机制仍不清楚，但有研究认为与它抑制 TCR/CD3 途径的激活、T 细胞的扩增和 CD8 细胞的细胞毒活性降低有关。

多种族动脉粥样硬化研究（multi-ethnic study of atherosclerosis，MESA）的一项子研究显示，患有 CAD 的受试者体内 LAG‑3 水平较高。此外，这项研究还确定 LAG‑3 是预测罹患 CAD 风险的重要指标。然而，LAG‑3 表达的增加是否会在动脉粥样硬化中起到促进或补偿作用，还需要进一步研究。

新型免疫疗法还包括巨噬细胞介导的免疫检查点 CD47。CD47 是一种免疫球蛋白样分子，能与信号调控蛋白 α（signal regulatory protein alpha，SIRPα）结合，并影响吞噬作用。在肿瘤和动脉粥样硬化坏死核心等细胞凋亡和新陈代谢率较高的组织中，有效清除凋亡细胞碎片有助于阻止进一步的炎症反应发生。巨噬细胞通过检测细胞表面标志物来启动吞噬作用的程序化细胞清除过程，而细胞可能会表达影响吞噬作用的标志物，CD47 就是此类标志物。研究发现，CD47 在小鼠和人类动脉粥样硬化斑块尤其是在坏死核心中表达升高。在动脉粥样硬化模型中使用 CD47 抑制性抗体治疗，可通过增强流出细胞功能来显著减少动脉粥样硬化。此外，CD47 抑制还能下调巨噬细胞对 IL‑1 和 IFN‑γ 反应的相关基因的表达，PET‑CT 检测显示动脉粥样硬化斑块内炎症减少。有关 CD47 抑制剂的研究正在肿瘤临床试验中进行，在一项对非霍奇金淋巴瘤患者的小型回顾性分析中发现，CD47 抑制剂 Magrolimab 治疗 9 周后，颈动脉 FDG 吸收减少，表明 CD47 抑制剂可能会减少血管炎症。CD47 抑制剂可能是能够同时兼顾抗肿瘤和抗动脉粥样硬化的新型免疫抑制剂。

四、危险因素

动脉粥样硬化传统危险因素如高龄、高血压、糖尿病、男性、吸烟等会增加 ICIs 相关动脉粥样硬化的发生，既往接受过放射治疗及有心血管事件病史也会增加心血管事件的发生风险。此外，临床上肥胖症和代谢综合征与肿瘤风险的增加密切相关。在肿瘤进展过程中，胆固醇对快速增殖中的细胞膜的形成及肿瘤的迁移和侵袭发挥重要作用。而高胆固醇血症也是动脉粥样硬化的主要驱动因素之一，包括高甘油三酯血症、高血糖和高胆固醇血症等在内的异常代谢状态会促进慢性炎症状态的产生，进一步刺激髓源性抑制细胞（myeloid-derived suppressor cells，MDSCs）生成。MDSCs 可以改变 TCR 受体，损害下游信号通路，能够分泌转化生长因子-β（transforming growth factor-β，TGF-β）、IL-10 和其他细胞因子降低效应 T 细胞的功能，同时高表达 PD-L1，最终抑制 T 细胞的功能。Ma 等人利用载脂蛋白 E（apolipoprotein E，ApoE）敲除小鼠模型证明了高胆固醇血症对 IL-9 水平的负向调节作用，IL-9 会损害 $CD8^+$ T 细胞分化和抗肿瘤效应。肿瘤微环境中富含的胆固醇会诱导 T 细胞耗竭和免疫检查点如 $CD8^+$ T 细胞上的 PD-1、TIM-3 和 LAG-3 的高表达。基于此，基线胆固醇水平可能会影响患者对免疫治疗的反应。Perrone 等人发现，在接受 ICIs 治疗的患者中，基线高胆固醇血症患者总生存率更高。其他研究也发现，肥胖患者接受 ICIs 治疗的预后更好。通过上述机制，有理由推测，基线胆固醇水平较高的肿瘤患者 T 细胞功能障碍可能更严重，而免疫检查点抑制剂恢复了 T 细胞功能，带来了更好的治疗反应。不过，高胆固醇血症究竟是影响对 ICIs 反应的因素之一，还是仅仅充当了慢性炎症的标志物，目前证据尚不充分，还有待进一步证实。

五、治疗

针对传统危险因素的治疗是动脉粥样硬化的基础治疗手段，包括戒烟、控制体重、控制血糖、降低血脂等，对能够自主活动的肿瘤病人尽量采取非久坐的生活方式。

尽管研究提示基线高胆固醇血症与 ICIs 疗效改善之间存在相关性，但已有研究证实他汀类药物和 PCSK9 抑制剂与 ICIs 配伍具有协同作用，且与它们的降胆固醇作用无关。他汀类药物除了降脂功能外，还与斑块稳定、内皮功能障碍逆转和炎症减轻有关，其减轻炎症机制尚未完全明了，可能与抑制白细胞功能抗原-1（leukocyte function associated antigen-1，LFA-1）有关，LFA-1 是一种黏附分子，在 T 细胞活化中发挥作用。在 Drobni 等人的研究中，使用他汀类药物后，能够抑制 ICIs 治疗相关的主动脉斑块的快速发展。对接受 ICIs 治疗的晚期 NSCLC 和恶性胸膜间皮瘤患者进行的几项临床研究表明，他汀类药物与提高反应率、缩短治疗失败时间、改善无进展生存期和总生存期有关。另有研究发现，ICIs 治疗期间同时服用他汀类药物或皮质类固醇的患者，与未服用的患者相比，动脉粥样硬化斑块进展率降低了约 50%，由于皮质类固醇可能会升高血糖和血压，引起血脂异常，且皮质类固醇与肿瘤总体预后的关系尚不明确，因此对皮质类固醇在 ICIs 相关动脉粥样硬化中的作用还需进一步研究。他汀类药物也存在肌病、肝功能损伤等不良反应。Drobni 等人最近证实，同时接受他汀类药物和 ICIs 治疗的患者发生肌病的风险进一步增加。因此，在使用 ICIs 时密切监测药物的不良反应也非常重要。

接受 ICIs 治疗的肿瘤患者，尤其是已确诊为 ASCVD 的患者，是可以从 PCSK9 治疗中获益的目标人群。PCSK9 抑制剂已被批准用于治疗与高胆固醇血症有关的动脉粥样硬化性心脑血管疾病，但最近又对其在肿瘤免疫耐受中的作用进行了研究。从机理上讲，PCSK9 通过促进主要组织相容性复合体 I 型（MHC-I）降解，抑制 MHC-I 向细胞表面的再循环。抑制 PCSK9 可增加肿瘤细胞表面 MHC-I 的表达，促进细胞毒性淋巴细胞的瘤内浸润。更确切地说，PCSK9 直接与淀粉样前体蛋白 2 [amyloid beta（A4）precursor-like protein 2，APLP2] 相互作用，APLP2 实际上是 MHC-I 通向溶酶体降解的桥梁，能够通过诱导外周免疫耐受来阻止 MHC-I 的再循环。MHC-I 促进溶酶体降解的机制同样适用于 CD81、CD36 和低密度脂蛋白受体。因此，使用 PCSK9 抑制剂可以通过优化 T 淋巴细胞的识别能力，对肿瘤细胞产生外周免疫耐受。

胆固醇酯是胆固醇的一种贮存形式，在肿瘤微环境中数量增加，其中的关键酶之一是乙酰辅酶 A 乙酰转移酶（acetyl-CoA acyltransferase 1，ACAT1），它能促进胆固醇酯转化成贮存形式，并促进胆固醇在血液中的运输。研究表明，抑制 ACAT1 可降低乳腺癌和胶质母细胞瘤的癌细胞迁移速率和肿瘤进展速率。在动脉粥样硬化的早期阶段，ACAT1 在巨噬细胞中的表达增加，以增强其储存游离胆固醇的能力，而 ACAT1 抑制剂的使用已被证明能促进细胞死亡。有研究将 ACAT1 抑制剂应用于肿瘤免疫疗法，结果表明在抗 PD-1 疗法中添加阿伐麦布能更有效地治疗小鼠黑色素瘤，$CD8^+$ T 细胞的抗肿瘤活性明显增强。阿伐麦布也在人类高脂血症患者中被进行过研究，但其对血浆胆固醇和动脉粥样硬化斑块大小的影响并不一致。

第六章 肿瘤合并泛血管病变与免疫检查点抑制剂

第三节 肿瘤合并泛血管病变免疫检查点抑制剂治疗风险评估与预防策略

随着 ICIs 的临床应用逐渐普及,肿瘤治疗领域取得了显著的进展。ICIs 通过解除免疫系统的"刹车",有效地增强了对肿瘤细胞的免疫攻击,成为晚期肿瘤治疗的新标杆。常见的 ICIs 包括 CTLA-4、PD-1、PD-L1 抑制剂,其在治疗非小细胞肺癌、黑色素瘤、肾透明细胞癌等多种恶性肿瘤中取得了良好的效果。然而,在一些肿瘤患者中,除了肿瘤本身的疾病负担外,还可能合并泛血管病变(如静脉血栓形成、动脉硬化、免疫相关血管损伤等)。泛血管病变的存在会对 ICIs 治疗的安全性和有效性构成挑战。因此,对于这类患者,如何进行全面的风险评估和预防治疗,已成为临床肿瘤学中亟待解决的问题。

一、临床病史与基础疾病评估

在 ICIs 治疗前,全面的临床病史和基础疾病评估能够帮助识别高风险患者,特别是以下几类与血管相关的疾病。

(一)既往血栓史

既往血栓形成史是 ICIs 治疗风险评估中的关键因素。血栓性事件(如深静脉血栓、肺栓塞、心房颤动等)可能因免疫治疗而加剧,特别是在血液黏度增加或凝血机制异常的患者中。研究显示,接受 ICIs 治疗的患者中,静脉血栓栓塞(venous thromboembolism,VTE)的发生率显著高于未接受免疫治疗的患者,这可能与 ICIs 导致的炎症因子升高、内皮细胞活化及血小板异常有关。对于已有血栓病史的患者,应在治疗前评估其当前的抗凝状态,并制订血栓预防策略,如使用低分子肝素或直接口服抗凝药物。

(二）动脉硬化与高血压

高血压和动脉硬化是动脉血管病变的主要风险因素，与心血管事件高度相关。ICIs 可能通过引发免疫相关炎症反应，加重血管内皮损伤，导致动脉斑块不稳定甚至破裂，从而增加心肌梗死、卒中等事件的风险。

（1）高血压患者在接受免疫治疗时，需监测血压波动并优化抗高血压治疗。控制血压的同时，应评估是否伴有微血管病变（如视网膜病变、肾小球硬化）。

（2）动脉硬化患者可通过影像学（如冠状动脉钙化评分或动脉硬度指数）进一步评估病变程度，必要时联合使用他汀类药物以稳定斑块。

（三）糖尿病

糖尿病患者由于长期高血糖状态，容易导致微血管和大血管的病变，如视网膜病变、肾小管损伤和动脉粥样硬化。高血糖不仅加剧血管病变，还可能通过影响免疫系统功能，增加免疫治疗相关血管并发症的风险。

（1）治疗前，建议通过 HbA1c 评估糖尿病控制水平，同时监测肾功能，如估算肾小球滤过率（estimated glomerular filtration rate，eGFR），以判断是否需调整药物剂量。

（2）对于糖尿病合并微血管病变的患者，应优化降糖方案，并考虑联合使用 ACEI 或 ARB 类药物以保护血管功能。

（四）免疫系统相关疾病

自身免疫性疾病（如系统性红斑狼疮、类风湿性关节炎等）在 ICIs 治疗中的特殊性在于，免疫治疗可能激活患者的基础疾病，诱发全身性免疫反应，进一步损伤血管。

（1）自身免疫疾病患者的血管风险主要表现为免疫性血管炎，其特点包括血管壁炎症、血管通透性增加和血栓形成倾向。

（2）在治疗前，应详细评估患者的基础免疫疾病活动状态，

第六章 肿瘤合并泛血管病变与免疫检查点抑制剂

并根据需要联合使用糖皮质激素或免疫抑制剂。

二、影像学检查与血管病变评估

影像学检查是评估血管病变的重要工具,能够为判断患者的血管功能和结构异常提供客观依据。

(一)超声检查

超声检查特别适合静脉血栓的早期筛查,如检测深静脉血栓(deep vein thrombosis,DVT)。此外,颈动脉超声还可用于评估动脉粥样硬化程度,包括斑块厚度和硬化程度。

(1)对于存在静脉血栓风险的患者,定期进行下肢静脉超声检查可以帮助早期发现 DVT,并及时干预。

(2)动脉粥样硬化高风险患者,可通过颈动脉超声监测动脉狭窄的进展情况。

(二)CTA 和 MRA

CTA 和 MRA 是详细评估动脉病变的重要影像学方法。CTA 适合评估大血管病变,如肺动脉栓塞或冠状动脉狭窄,而 MRA 则更适合评估软组织及微血管病变。

(1)CTA 在肿瘤患者中的应用包括评估肿瘤相关血管生成及其对血管系统的侵袭。

(2)MRA 可用于观察动脉硬化、血管壁增厚等病变,有助于判断患者是否适合接受 ICIs 治疗。

(三)冠脉造影

冠脉造影被认为是评估冠状动脉疾病的"金标准",尤其适用于已有心血管疾病风险的患者。冠脉造影能够揭示动脉粥样硬化的严重程度,帮助判断患者是否需要进行冠脉介入治疗。

(四)MRI 与 PET-CT

MRI 和 PET-CT 在肿瘤免疫治疗风险评估中具有独特优势。MRI 可以准确显示肿瘤对周围血管的压迫、侵袭等情况,而 PET-CT 则可用于动态监测肿瘤免疫微环境变化及血管病变的进展。

三、免疫系统评估

免疫系统的功能评估对于判断 ICIs 治疗的风险至关重要，尤其是 ICIs 可能导致 irAEs。

(一) 免疫状态检查

通过详细的血清学检测和免疫功能评估，可以判断患者是否存在潜在的免疫异常。例如：

(1) 检测自身抗体（如 ANA、RF）可帮助判断是否存在潜在的自身免疫性疾病。

(2) 白细胞分类计数及细胞因子水平（如 IL-6、TNF-α）可反映免疫系统的活跃程度。

(二) 肿瘤免疫微环境评估

肿瘤免疫微环境（tumor microenvironment，TME）是 ICIs 疗效和风险的重要预测因子。TME 中免疫细胞与血管的相互作用对免疫治疗的效果和副作用均有影响。

(1) 免疫细胞浸润：通过检测肿瘤组织中 $CD8^+$ T 细胞、Treg 细胞等比例，可评估 ICIs 治疗的潜在疗效。

(2) 血管生成：TME 中 VEGF 水平升高可能与 ICIs 治疗失败相关，联合抗血管生成治疗可能改善预后。

(三) 免疫检查点分子水平评估

通过检测肿瘤细胞表面 PD-L1、CTLA-4 等免疫检查点分子，可以评估患者对 ICIs 的反应预期。高 PD-L1 表达水平与肿瘤的免疫逃逸密切相关，通常提示 ICIs 治疗可能更有效。

四、风险评估模型

为了更精准地评估 ICIs 治疗风险，针对肿瘤合并泛血管病变的患者,研究人员提出了多种风险评估模型。

(一) HAS-BLED 评分

HAS-BLED 评分是一种出血风险评估工具,结合了高血压、肝肾功能、既往出血史等多种因素,能够为患者的抗凝治疗决策提供指导。

(二) 免疫相关不良反应风险模型

研究人员基于免疫相关不良反应(如免疫性心肌炎、肺炎、肠炎等)的特征,开发了预测工具,用于评估 ICIs 治疗期间 irAEs 的风险。这些模型结合患者的免疫状态、血管功能和肿瘤免疫微环境,为制订个体化治疗方案提供了重要参考。针对肿瘤合并泛血管病变的患者,制订有效的预防策略是减少免疫治疗风险、提高治疗安全性和有效性的关键。预防策略应包括治疗前的筛查、治疗过程中的监测、联合治疗方案等多个方面。

五、治疗前的筛查与评估

治疗前的筛查和评估对于识别高风险患者至关重要,能够为制订个体化治疗方案提供理论依据。在免疫检查点抑制剂治疗前,肿瘤合并泛血管病变的患者需要进行综合的评估,以识别潜在的风险,并采取有效的干预措施。

(一) 血管功能评估

肿瘤患者在接受免疫检查点抑制剂治疗前,首先需要进行全面的血管功能评估,特别是对于已有血管病变史的患者。这包括评估动脉和静脉的健康状态,以检测是否存在潜在的血管损伤、血栓形成或动脉硬化。

影像学检查是血管功能评估的主要手段,包括:

1. 超声检查　用于检测血管的结构异常、血流速度、血栓的形成等。

2. CTA　对血管进行三维成像,便于对血管病变的诊断。

3. MRA　用于评估血管的功能状态，尤其适用于软组织评估和微小血管的分析。

这些影像学检查能够帮助医生提前发现血管病变，及时评估血栓的形成风险，为治疗方案的制定提供依据。对于已知有血栓病史或动脉硬化的患者，可能需要加强血栓预防，并在治疗前就考虑采取抗凝治疗。

（二）免疫评估与监测

免疫系统的评估在筛查阶段至关重要，特别是在 ICIs 治疗过程中，免疫反应过度激活可能导致血管损伤、免疫相关不良反应等。免疫检查点抑制剂通过解除免疫系统的"抑制"，激活 T 细胞反应，因此免疫系统异常的患者可能面临更高的风险。

在治疗前，医生应详细了解患者的免疫病史，包括是否有自身免疫性疾病（如类风湿性关节炎、系统性红斑狼疮等）或以前使用免疫抑制药物的经历。通过血清学检测、免疫分子水平评估等方法，评估患者的免疫状态，判断是否存在免疫系统的过度激活，及时识别高风险患者。

（三）血栓风险评估

对于肿瘤患者，尤其是伴有血管病变的患者，血栓形成是常见且严重的并发症。治疗前的血栓风险评估对于制定有效的血栓预防策略至关重要。常用的血栓风险评分工具包括 HAS-BLED 评分，该评分系统综合考虑高血压、肝肾功能异常、出血历史、血小板低等因素，评估患者的血栓形成风险。高风险患者应接受抗凝治疗并进行密切监测。对于那些具有高血栓风险的患者，可以通过低分子肝素、阿司匹林等药物进行预防，以降低血栓事件的发生概率。

六、治疗中的风险监测与管理

ICIs 的治疗往往伴随着一定的免疫相关不良反应和血管并发

第六章　肿瘤合并泛血管病变与免疫检查点抑制剂

症。因此，在治疗过程中，定期监测和积极干预是确保患者安全的关键。

（一）定期影像学检查

在免疫治疗过程中，定期进行影像学检查是监测血管病变、血栓形成和免疫相关不良反应的重要手段。影像学检查可以帮助及时发现病变进展，尽早发现血栓、出血或免疫相关血管损伤，便于做出及时干预。

超声、CTA 和 MRI 等影像学检查可用于定期评估患者的血管状态。对于高风险患者，影像学检查应更加频繁，确保在治疗过程中，能够早期发现潜在并发症，并采取相应的治疗措施。

（二）临床症状监测

治疗过程中，临床症状监测同样至关重要。医生应密切观察患者的临床表现，尤其是肢体肿胀、呼吸急促、胸痛等症状，这些可能是血栓形成或免疫相关血管损伤的早期信号。

一旦出现异常症状，医生应及时进行干预，必要时可调整免疫治疗方案或添加相应的支持治疗措施。此外，患者的症状监测也有助于判断免疫治疗的整体效果，帮助临床医生做出更精准的治疗决策。

（三）血液学监测

血常规和凝血功能等血液学检查是治疗过程中的常规监测项目。这些检查可以帮助医生及早发现血栓或出血并发症，及时调整治疗方案。

对于已经出现血栓或出血症状的患者，可能需要停用或调整免疫检查点抑制剂的剂量，同时采取抗血栓药物、止血药物等措施，以减少风险并改善预后。

七、联合治疗策略

针对免疫治疗中的血管并发症，联合治疗策略可以有效降低风险，优化治疗效果。

（一）抗血栓治疗

对于血栓风险较高的患者，可以考虑联合使用抗血栓药物，如低分子肝素、阿司匹林等。研究表明，低分子肝素等抗凝药物在肿瘤患者中具有良好的预防作用，有助于减少血栓事件的发生。

抗血栓治疗可以有效降低 VTE 等血栓性并发症的发生率，从而提高免疫治疗的安全性和耐受性。

（二）免疫抑制联合治疗

对于免疫异常风险较高的患者，可以考虑使用免疫抑制药物，如糖皮质激素，以减少免疫反应过度激活所引发的血管损伤风险。免疫检查点抑制剂治疗时，免疫系统的过度激活可能导致免疫相关不良反应（如皮疹、胃肠反应、心肌炎等），联合使用免疫抑制剂可有效降低这些风险。

（三）低剂量免疫检查点抑制剂治疗

对于高风险患者，使用低剂量免疫检查点抑制剂治疗可以降低免疫系统的过度激活带来的副作用风险。研究表明，适当降低剂量可能在确保疗效的同时减少免疫相关不良反应，从而提高患者的耐受性。

八、生活方式干预

除了药物治疗外，生活方式的干预同样对预防免疫治疗中的并发症起到积极作用。改善患者的生活习惯、控制基础疾病等能够有效降低免疫治疗的风险，并增强患者的整体健康状况。

（一）控制饮食

健康的饮食结构对于血管健康至关重要。建议患者增加高纤维食物的摄入，避免高盐、高脂肪饮食。这些饮食调整有助于控制血糖、血脂，从而减少动脉硬化、血栓等血管病变的发生。高纤维食物还能够改善肠道健康，调节免疫系统功能，进一步降低免疫相关不良反应的发生。

（二）适当运动

适度的运动对于心血管健康具有显著益处，可以增强心血管功能，改善血管健康，减少静脉血栓的形成。运动能够促进血液循环，增强免疫系统的功能，从而为免疫治疗提供有力支持。对于肿瘤患者，尤其是免疫治疗患者，鼓励进行适当的有氧运动（如步行、游泳等），可有效提高其治疗耐受性。

（三）戒烟限酒

吸烟和饮酒是血管病变的已知危险因素，尤其对心脑血管系统的损害更为显著。吸烟会加速动脉硬化，增加血栓形成的风险；而饮酒则可能导致肝功能损害，影响免疫系统的正常反应。戒烟限酒不仅有助于提高免疫治疗的安全性，还能改善整体健康，降低血管并发症的发生。

九、结论

肿瘤合并泛血管病变的患者在接受 ICIs 治疗时面临多种风险，尤其是血栓形成、出血和免疫相关血管损伤等。因此，在治疗过程中，需要进行全面的风险评估和个体化的治疗方案设计。通过细致的临床病史评估、影像学检查、免疫状态评估，以及有效的治疗前筛查和治疗中的风险管理，可以显著提高治疗的安全性。通过联合治疗、生活方式干预等手段，可以进一步降低治疗风险，帮助患者获得最佳的治疗效果。

第四节　肿瘤合并泛血管病变免疫检查点抑制剂治疗期间患者管理

在众多 irAEs 中，血管相关并发症因其潜在的严重性和复杂性,成为临床关注的重点。这些并发症包括血栓形成、免疫相关血管炎、出血、心肌炎和心肌梗死等,特别是在合并泛血管病变的肿瘤患者中,这些并发症可能对患者的生命安全和治疗效果构成严重威胁。例如,血栓形成不仅增加了患者的死亡风险,还可能导致器官功能的损害;免疫相关血管炎则可能引发多系统的炎症反应,进一步加重患者的病情;心肌炎和心肌梗死等心血管并发症则可能导致严重的心功能障碍和致命性事件;而出血并发症则可能导致急性危及生命的情况。因此,在ICIs治疗过程中,对于合并泛血管病变的患者,必须采取高度个性化的管理策略,以确保治疗的安全性和有效性。本节将围绕动态监测、分层并发症管理、个体化治疗策略、多学科协作和患者教育等多个方面展开深入讨论。

一、治疗期间的动态监测

动态监测是ICIs治疗期间风险管理的核心环节。通过系统化的实时评估,可以早期识别潜在的风险因素,并及时采取干预措施,降低并发症的发生率和严重性。对于合并泛血管病变的患者,动态监测尤为重要,因为这些患者本身就存在血管系统的基础疾病,ICIs治疗可能进一步加剧这些病变。

(一)临床症状的实时观察

除了实验室指标,临床症状的实时观察也是动态监测的重要组成部分。通过密切关注患者的临床表现,可以及时发现潜在的并发症,进行早期干预。

1. 血栓症状监测 ICIs治疗期间,血栓形成的风险显著增加,尤其是VTE和动脉血栓。患者及医护人员需要对以下症状保持高度警惕:

(1) DVT:DVT通常表现为肢体肿胀、发红和局部压痛,特别是在下肢。患者若出现这些症状,应立即进行超声检查以确

第六章 肿瘤合并泛血管病变与免疫检查点抑制剂

认是否存在 DVT，并及时开始抗凝治疗。

（2）**肺栓塞**（pulmonary embolism，PE）：PE 的症状包括突发性胸痛、呼吸困难、咳嗽（有时伴有血痰）和心率加快等。这些症状可能提示肺动脉栓塞的发生，需要紧急处理，包括影像学检查（如 CT 肺动脉造影）和抗凝治疗。

2. **血管炎相关症状** 免疫相关血管炎可能影响不同大小的血管，引发多系统症状。具体表现包括：

（1）**系统性症状**：如发热、乏力、关节痛等，这些症状往往较为非特异，但在 ICIs 治疗患者中出现时，应考虑免疫相关血管炎的可能性。

（2）**皮肤症状**：包括皮疹、瘀斑或坏疽性血管炎。皮肤症状是血管炎的常见表现，需通过皮肤活检等手段确诊。

（3）**内脏器官受累**：如肾小管炎和冠状动脉炎症，可能导致肾功能异常、心功能不全等严重后果。患者若出现相关症状，应及时进行器官功能评估和相应的治疗。

3. **出血症状监测** 由于抗凝治疗和 ICIs 引发的血管损伤，患者可能出现不同程度的出血倾向。需要密切监测以下出血症状：

（1）**轻度出血**：如牙龈出血、皮肤瘀斑等，通常通过调整抗凝药物剂量即可缓解。

（2）**严重出血**：包括消化道出血（如便血、呕血）或颅内出血，这类出血需要紧急处理，可能需要停止抗凝治疗、输注血液制品或进行手术干预。

4. **心血管症状监测** 心血管并发症，如免疫相关心肌炎和心肌梗死，具有潜在的高危性，需特别关注。

（1）**心肌炎症状**：包括胸痛、心悸、呼吸困难、乏力和心电图异常等。这些症状可能提示心肌炎的发生，需立即进行超声心动图和心肌标志物检测。

肿瘤合并泛血管病变

（2）心肌梗死症状：表现为持续性胸痛、放射至左臂或下颌的疼痛、出汗、恶心和呼吸困难等。心肌梗死是一种急症，需立即进行心电图、cTn 检测，并采取急诊介入治疗。

（二）动态实验室监测

实验室指标的动态监测能够提供关于患者体内生理和病理状态的重要信息，有助于及时发现异常变化，预防和管理并发症。

1. 炎症标志物的监测　炎症反应在 ICIs 治疗过程中扮演着关键角色，既是治疗效果的重要指标，也是潜在不良反应的预警信号。

（1）C 反应蛋白（C-reactive protein，CRP）和红细胞沉降率（erythrocyte sedimentain rate，ESR）：CRP 是一种急性期反应蛋白，其水平的升高通常反映了体内存在炎症反应。ESR 则是通过测量红细胞在一定时间内沉降的速度来间接反映体内的炎症状态。持续或显著的 CRP 和 ESR 升高可能提示免疫相关血管炎、肿瘤进展或血栓形成的风险增加。例如，CRP 水平的持续升高可能提示患者体内存在持续性的炎症反应，需要进一步评估是否存在潜在的血管炎或其他炎症性并发症。

（2）白细胞分类计数：通过对白细胞不同类型的比例进行监测，可以帮助识别特定类型的免疫反应。例如，嗜酸性粒细胞比例的上升可能与免疫相关性肺炎、心肌炎或其他 irAEs 相关。这些变化提示患者可能正在经历免疫系统的异常激活，需要及时调整治疗方案或采取相应的干预措施。

2. 凝血和纤溶指标　凝血功能的监测对于评估患者的血栓形成及出血风险至关重要，特别是在合并泛血管病变的肿瘤患者中，凝血功能异常可能导致严重的并发症。

（1）D-二聚体：D-二聚体是一种纤维蛋白降解产物，其水平的升高通常提示体内存在活跃的纤维蛋白溶解过程，常见于血栓形成。对于接受 ICIs 治疗的患者，D-二聚体水平的持续升高可能提示 VTE 或 PE 的风险增加,需要进一步的影像学检查以确认是否存在血栓形成。

(2) 凝血酶原时间(prothrombin time,PT)和活化部分凝血活酶时间(actived partial thromboplastin time,APTT):PT 用于评估外源性凝血途径的功能,APTT 则评估内源性凝血途径。通过这两个指标,可以全面评估患者的凝血功能,了解抗凝治疗的效果及调整抗凝药物的剂量。例如,PT/INR 的延长可能提示抗凝治疗过度,需要调整药物剂量以避免出血风险。

(3) 纤维蛋白原:纤维蛋白原是凝血过程中的关键蛋白,其水平的变化对评估患者的血栓形成风险和出血倾向具有重要意义。纤维蛋白原水平过高可能提示血栓风险的增加,而过低则可能提示患者存在出血倾向,需要根据具体情况调整治疗方案。

3. 心肌标志物的监测 心肌损伤的早期识别对于预防和管理心血管并发症至关重要。

(1) cTn:cTn 是心肌损伤的敏感标志物,其水平的升高通常提示心肌炎或心肌梗死。定期监测 cTn 水平,有助于早期发现心肌损伤,及时采取干预措施。

(2) BNP 或 NT-proBNP:这些标志物用于评估心脏功能,尤其是心力衰竭的风险。ICIs 治疗可能导致心肌炎,从而引发心功能不全,监测 BNP 或 NT-proBNP 有助于评估心脏负担和功能状态。

二、并发症的分层管理

根据并发症的类型和严重程度,制定分层管理策略,可以有效优化患者的治疗结局,同时减少治疗中断。分层管理包括对不同类型并发症的具体处理策略,以确保针对性和有效性。

（一）血栓性并发症的处理

血栓性并发症在 ICIs 治疗中较为常见，其处理需要根据血栓的类型和患者的具体情况制定相应的治疗方案。

1. VTE　静脉血栓是 ICIs 治疗期间最常见的血管相关并发症之一。其处理策略包括：

（1）抗凝治疗：推荐使用低分子肝素或直接口服抗凝药物，如利伐沙班或阿哌沙班。对于活动性肿瘤患者，低分子肝素更为推荐，因为其在肿瘤患者中的安全性和有效性得到了广泛认可。

（2）长期管理：对于高风险患者，如有复发性血栓或合并其他血栓风险因素，可能需要延长抗凝治疗的疗程，以降低血栓复发的风险。此外，定期评估抗凝治疗的效果和安全性，调整治疗方案也是长期管理的重要内容。

2. 动脉血栓　动脉血栓的发生与炎症和内皮损伤密切相关，可能影响冠状动脉、颈动脉和四肢动脉，导致急性心肌梗死、中风等严重后果。

（1）急性期管理：急性心肌梗死患者需立即启动溶栓治疗或进行介入治疗（如冠状动脉支架植入术），以恢复血流，减少心肌损伤。对于中风患者，则需根据类型（缺血性或出血性）采取相应的治疗措施。

（2）长期预防：动脉血栓的长期预防包括联合应用抗血小板药物（如阿司匹林）和他汀类药物。阿司匹林能够抑制血小板聚集，降低动脉血栓形成的风险，而他汀类药物则通过降低血脂、稳定动脉粥样硬化斑块，进一步减少动脉血栓的发生。

（二）出血并发症的处理

出血并发症可能由于抗凝治疗过度或 ICIs 引发的血管损伤所致，处理策略需根据出血的严重程度进行分类管理。

1. 轻度出血　轻度出血通常与抗凝治疗相关，表现为牙龈出血、皮肤瘀斑等。这类出血通常不危及生命，但需要及时调整

第六章 肿瘤合并泛血管病变与免疫检查点抑制剂

抗凝药物剂量,以避免进一步出血。

(1) 药物调整:根据出血的程度和患者的凝血功能指标,适当降低抗凝药物的剂量或暂时停止抗凝治疗。

(2) 补充治疗:对于由于抗凝治疗引起的贫血,可以通过补充铁剂、维生素 B_{12} 或叶酸来纠正贫血状态,预防贫血相关的症状。

2. 严重出血 严重出血可能威胁生命,需要紧急处理。常见的严重出血包括消化道出血(如便血、呕血)和颅内出血。

(1) 药物干预:首先应暂停抗凝治疗,防止出血进一步加重。然后,可以使用凝血因子浓缩剂或输注血小板来纠正凝血功能障碍,控制出血。

(2) 手术治疗:对于无法通过药物控制的出血,如消化道出血严重或颅内出血,可能需要紧急手术止血或进行内镜干预,以止住出血源。

(三) 免疫相关血管炎的处理

免疫相关血管炎是 ICIs 治疗的一种罕见但严重的副作用,可能涉及多个器官系统,严重影响患者的健康和生活质量。

1. 糖皮质激素 作为一线治疗,糖皮质激素是控制 IRA 的重要手段。起始剂量通常为 $1\sim2\,mg/kg/日$,随后逐步减量,以避免长期使用引起的副作用。

2. 免疫抑制剂 对于糖皮质激素效果不佳或需要长期控制的严重病例,可能需要联合使用其他免疫抑制剂,如环磷酰胺、甲氨蝶呤或托珠单抗。这些药物能够进一步抑制异常的免疫反应,控制血管炎的进展。

3. 停用 ICIs 对于难以控制的严重血管炎患者,可能需要永久停用 ICIs,以避免进一步的免疫系统激活和血管损伤。然而,停用 ICIs 可能会影响肿瘤的治疗效果,因此需要在多学科团队的协作下,权衡利弊,制定最合适的治疗方案。

(四)免疫相关心肌炎和心肌梗死的处理

心肌炎和心肌梗死作为 ICIs 治疗中的严重心血管并发症,需要特别关注和及时处理,以降低患者的死亡率和长期心脏功能损害。

1. 免疫相关心肌炎　免疫相关心肌炎是一种罕见但潜在致命的 irAEs,主要表现为心肌炎症反应,可能导致心力衰竭和致命性心律失常。

(1)诊断与评估:

1)症状识别:包括胸痛、心悸、呼吸困难、乏力和晕厥等。

2)心电图:可显示心律失常、ST 段变化等非特异性异常。

3)心肌标志物:如 cTn 显著升高提示心肌损伤。

4)超声心动图:用于评估心脏结构和功能,检测心肌壁运动异常和心脏输出量变化。

5)心脏 MRI:可用于进一步评估心肌炎症和纤维化程度。

6)心肌活检:在必要时进行,以确诊心肌炎并排除其他病因。

(2)治疗策略:

1)糖皮质激素:一旦确诊,应立即开始高剂量糖皮质激素治疗(如甲泼尼龙 1~2 mg/kg/日)。

2)免疫抑制剂:对于对糖皮质激素反应不佳的患者,可考虑添加免疫抑制剂,如环磷酰胺、硫唑嘌呤或托珠单抗。

3)心脏支持治疗:包括使用利尿剂、血管扩张剂和正性肌力药物,以支持心功能。

4)ICIs 停用:对于确诊的免疫相关心肌炎患者,应立即停用 ICIs,以防止病情进一步恶化。

(3)监测与随访:

1)频繁监测:包括心肌标志物、心电图和心脏功能评估,确保治疗的有效性和调整治疗方案。

第六章 肿瘤合并泛血管病变与免疫检查点抑制剂

2）长期随访：评估心脏功能恢复情况，预防和管理潜在的长期心脏并发症。

2. **免疫相关心肌梗死**　心肌梗死是 ICIs 治疗期间的另一种严重心血管并发症，主要由于动脉血栓形成导致冠状动脉急性闭塞。

（1）诊断与评估：

1）症状识别：典型症状包括持续性胸痛（压榨样、放射至左臂或下颌）、呼吸困难、出汗、恶心和晕厥。

2）心电图：显示 ST 段抬高或下降、T 波倒置等心肌缺血或坏死的特征性变化。

3）心肌标志物：cTn 显著升高是心肌梗死的重要诊断依据。

4）冠状动脉造影：用于明确冠状动脉闭塞的部位和程度，并指导急诊介入治疗（如 PCI）。

（2）治疗策略：

1）急性期管理：

A. 抗血小板治疗：立即给予阿司匹林和其他抗血小板药物（如氯吡格雷）以抑制血小板聚集。

B. 抗凝治疗：使用肝素类药物进行抗凝，以防止血栓扩展。

C. 溶栓治疗或介入治疗：对于 ST 段抬高型心肌梗死患者，应立即进行溶栓治疗或 PCI，以恢复冠状动脉血流。

2）长期管理：

A. 二级预防：包括继续抗血小板治疗（如阿司匹林或氯吡格雷）、他汀类药物、β受体阻滞剂和 ACE 抑制剂，以预防再发心肌梗死和改善心脏功能。

B. 生活方式干预：包括戒烟、控制体重、饮食调整和适量运动，以降低心血管风险。

（3）监测与随访：

1）定期心脏评估：包括心电图和超声心动图，以监测心脏功能和评估治疗效果。

2) 管理并发症：如心力衰竭、心律失常等，需要及时处理和调整治疗方案。

（五）免疫相关心脏并发症的综合管理

由于 ICIs 治疗可能同时引发多种心血管并发症，如心肌炎和心肌梗死，综合管理策略显得尤为重要。

1. 多学科团队协作　心血管科、肿瘤科和免疫科需紧密合作，共同制订和实施治疗方案，确保患者得到全面和协调的医疗服务。

2. 个体化治疗方案　根据患者的具体情况（如心功能状态、肿瘤类型和治疗反应），制订个体化的治疗方案，平衡抗肿瘤效果与心血管安全性。

3. 患者教育与支持　向患者及其家属提供心血管并发症的相关知识，教导其识别早期症状并及时就医，提高治疗的依从性和效果。

三、个体化管理策略

在 ICIs 治疗过程中，个体化管理策略至关重要，尤其对于耐受性较差或存在多重并发症的患者。个体化管理不仅能够提高治疗的安全性，还能优化治疗效果，提升患者的生活质量。

（一）联合治疗优化

为提高治疗的效果和减少并发症的发生，通常需要采用联合治疗策略。这些策略需根据患者的具体情况，综合考虑治疗的收益和风险。

1. 抗血栓联合治疗　对于既往有血栓史或具备高风险因素的患者，建议联合使用抗血小板药物和抗凝药物，以最大限度地降低血栓形成的风险。

（1）抗血小板药物：如阿司匹林，能够抑制血小板聚集，减少动脉血栓的形成。

(2) 抗凝药物：如直接口服抗凝药物（利伐沙班、阿哌沙班）或低分子肝素，能够抑制凝血过程，减少静脉血栓的形成。

在联合治疗中，需密切监测患者的出血风险，定期评估凝血功能指标，确保治疗的有效性和安全性。

2. 联合抗炎治疗　在ICIs治疗期间，适当的抗炎治疗能够降低免疫相关炎症的强度，减少irAEs的发生率。

(1) 小剂量糖皮质激素：如泼尼松，能够抑制异常的免疫反应，减少炎症反应带来的组织损伤。

(2) 其他抗炎药物：在某些情况下，可能需要联合使用其他抗炎药物，如非甾体抗炎药，以进一步控制炎症。

然而，抗炎治疗需根据患者的具体情况，权衡治疗的效果和潜在的不良反应，确保治疗的全面性和个体化。

（二）剂量调整与间歇治疗

对于因不良反应耐受性较差的患者，可考虑通过调整ICIs的剂量或采用间歇治疗的方法，以减少毒性，提高耐受性。

1. 剂量调整　根据患者的耐受情况，适当降低ICIs的剂量，以减少毒性反应的发生。例如，对于出现轻度不良反应的患者，可以降低ICIs的剂量，并观察症状是否缓解。

2. 间歇治疗　对于出现较严重不良反应的患者，可以暂停ICIs的治疗，待并发症缓解后再重新启动治疗。这种方法能够在保证治疗效果的同时，降低并发症对患者的影响。

剂量调整和间歇治疗需在多学科团队的指导下进行，确保治疗的连续性和有效性，同时减少不良反应的发生。

四、多学科协作与患者教育

多学科团队协作和患者教育是ICIs治疗管理的重要环节，能够全面提升治疗的效果和患者的生活质量。

(一)多学科协作

多学科协作模式能够有效协调不同专业的诊疗意见,优化治疗决策,确保患者得到全面的医疗服务。

1. **心血管科** 负责评估和管理患者的心血管风险,处理动脉和静脉血栓形成及相关并发症,管理心肌炎和心肌梗死等严重心血管事件。

2. **肿瘤科** 负责 ICIs 治疗的整体管理,监测治疗效果和不良反应,调整治疗方案。

3. **免疫科** 负责免疫相关血管炎等复杂免疫并发症的诊断和治疗,制订个性化的免疫调节策略。

4. **血液科** 负责管理血液系统的异常,如血栓形成和出血并发症,指导抗凝和抗血小板治疗。

通过不同专业的协同工作,MDT 能够提供全面、系统的治疗方案,确保患者在 ICIs 治疗期间得到最优的医疗支持。

(二)患者教育与支持

患者教育与支持是确保 ICIs 治疗成功的重要因素。通过教育,患者能够了解治疗的目的、可能的副作用及其管理方法,从而积极配合治疗,提高治疗的依从性和效果。

1. **症状识别与报告** 患者及其家属需了解血栓、出血、免疫相关血管炎、心肌炎和心肌梗死的早期信号,并在出现症状时及时报告医务人员。这包括:

(1)了解症状:通过健康教育,患者能够识别 DVT、PE、出血和心血管并发症的早期症状,如肢体肿胀、胸痛、呼吸困难、心悸、皮疹等。

(2)及时报告:鼓励患者在出现任何不适症状时,立即联系医疗团队,避免延误治疗导致的严重后果。

2. **健康生活方式** 健康的生活方式能够显著降低血管并发症的风险,提升患者的整体健康水平。具体措施包括:

第六章　肿瘤合并泛血管病变与免疫检查点抑制剂

（1）均衡饮食：建议患者摄入富含维生素、矿物质和抗氧化剂的食物，避免高脂肪、高盐、高糖饮食，以维持良好的体重和血脂水平。

（2）适量运动：适度的体育活动有助于改善血液循环，降低血栓形成的风险，同时增强体力，提升生活质量。

（3）戒烟限酒：吸烟和过量饮酒是血管病变的重要危险因素，戒烟限酒能够显著降低动脉粥样硬化和血栓形成的风险。

（4）体重管理：维持健康的体重有助于降低心血管疾病和血栓形成的风险，提高整体健康水平。

通过健康生活方式的倡导和指导，患者能够在ICIs治疗期间保持良好的身体状态，降低并发症的发生率，提升治疗效果。

五、总结

在ICIs治疗期间，肿瘤合并泛血管病变患者的管理是一项复杂而系统的任务。为了确保治疗的安全性和有效性，需要涵盖以下几个关键方面：

1. 动态监测　通过临床症状、实验室指标及影像学检查的实时观察，能够早期识别潜在的风险因素，及时采取干预措施，预防和管理并发症的发生。

2. 分层并发症管理　根据并发症的类型和严重程度，制定分层管理策略，确保针对性和有效性，优化患者的治疗结局。

3. 个体化治疗策略　根据患者的具体情况，调整治疗方案，包括联合治疗优化、剂量调整和间歇治疗，以提高治疗的耐受性和效果。

4. 多学科协作　通过多学科团队的协同工作，整合不同专业的诊疗资源，提供全面、系统的治疗方案，确保患者得到最佳的医疗支持。

5. 患者教育与支持　通过全面的健康教育和生活方式指导，

肿瘤合并泛血管病变

提高患者的自我管理能力和治疗依从性,减少并发症的发生,提升生活质量。

科学化、系统化的管理策略不仅能够提高 ICIs 治疗的安全性,还能显著改善患者的预后和生活质量。随着临床实践经验的不断积累和管理策略的持续优化,ICIs 治疗的获益将进一步扩大,为更多肿瘤患者带来生存和生活质量的提升。

ICIs 作为肿瘤治疗领域的一项重大突破,极大地改善了多种恶性肿瘤患者的预后。然而,ICIs 治疗过程中伴随而来的血管相关并发症,尤其是在合并泛血管病变的患者中,给临床管理带来了新的挑战。通过动态监测、分层并发症管理、个体化治疗策略、多学科协作及患者教育等多方面的综合管理,可以有效降低并发症的发生率和严重性,提升治疗的安全性和效果。未来,随着临床研究的深入和管理策略的不断优化,ICIs 治疗的获益将进一步扩大,为更多肿瘤患者带来生存和生活质量的提升。

第五节　典型病例

病例一　急性心梗源于免疫治疗?

一、病例资料

患者,男性,70 岁,既往体健,否认高血压、糖尿病、冠心病等慢性病史。因"确诊肺小细胞神经内分泌癌 4 个月余,突发胸痛 12 小时"就诊。2023 年 11 月 20 日患者因右肺占位性病变于我院行支气管镜检查,病理示:小细胞神经内分泌癌。免疫组化示:SYN(+);CgA(−);CD56(+);TTF‑1(+);P40(−);Ki‑67(90% 阳性);PD‑L1(22C3)(TPS=0,

CPS=2）；PD-L1（E1L3N）（肿瘤-，间质1%＋）；PD-1（间质3%＋）；P63（＋）；DLL3（-）；STK11（＋）；P16（100%＋＋＋）。我院诊断右肺上叶恶性肿瘤（肺小细胞神经内分泌癌，cT2N3M0，ⅢB期，PS0分），完善 PET-CT 评估无手术指征。2023年11月25日治疗前基线评估：cTnT 0.011 ng/mL（正常参考值：＜0.014 ng/mL），肌酸激酶同工酶 MB17U/L（正常参考值：0~23 U/L），心电图未见明显异常（图6-2），予斯鲁利单抗300 mg 免疫治疗，联合依托泊苷、卡铂治疗。

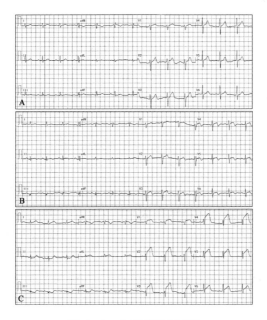

图6-2 心电图动态变化

注：A. 免疫治疗前的心电图；B. 第一次免疫治疗后的心电图；C. 急诊心电图。

2023年12月15日住院期间查 cTnT 0.060 ng/mL，NT-proBNP 595 pg/mL，心电图示：窦性心律、肢体导联低电压、T

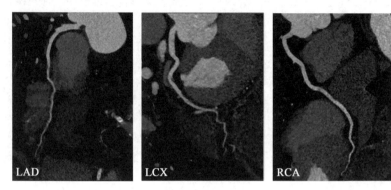

图6-3 冠脉CTA

波改变（T波在V4、V5、V6导联双相）、ST段在V3—V6导联抬高≤1mm（图1B）。完善冠状动脉CTA（图6-3）示冠脉散在斑块伴管腔轻微狭窄，左前降支中段浅表心肌桥。随访cTnT 0.039 ng/mL，NT-proBNP 480 pg/mL，患者无胸闷、胸痛等症状，考虑免疫性心肌炎可能性大，暂停本次抗肿瘤治疗。2023年12月23日住院查cTnT 0.029 ng/mL，NT-proBNP 497 pg/mL，心电图示：窦性心动过速、肢体导联低电压，Ⅱ、Ⅲ、aVF导联Q波＞同导联R/4；考虑心肌标志物仍偏高，本次未行免疫治疗，予依托泊苷、卡铂治疗。随后分别于2024年1月13日、2024年2月3日、2024年2月24日、2024年3月16日予斯鲁利单抗300 mg免疫治疗，同时联合依托泊苷、卡铂治疗，住院期间监测血压、心率、心肌酶指标均正常，患者无胸闷、胸痛、心悸等症状；2024年2月23日入院后评估肿瘤疗效为维持部分缓解。

2024年3月21日凌晨0点20分患者无诱因突发持续性胸痛，位于胸骨后方、呈压榨性疼痛，伴大汗，无黑矇、晕厥、呼吸困难等症状，口服硝酸甘油无法缓解。12点21分就诊我院急

第六章　肿瘤合并泛血管病变与免疫检查点抑制剂

诊，查体：神清，体温 37℃，血压 126/79 mmHg，呼吸 14 次/分，指脉血氧 100%，双肺呼吸音清，心率 84 次/分，律齐，各瓣膜区未闻及病理性杂音，心前区未闻及心包摩擦音。急诊查：心电图示窦性心律、ST 段在Ⅴ1～Ⅴ6 导联抬高≤5 mm、ST 段改变（ST 段在Ⅱ、Ⅲ、aVF 导联呈水平型及下垂型压低≤1 mm），cTnT 0.164 ng/mL，NT-proBNP 303 pg/mL，立即予阿司匹林负荷剂量 300 mg、替格瑞洛 180 mg 口服，紧急复查相关指标：cTnT 0.113 ng/mL，NT-proBNP 241 pg/mL，血常规、电解质、肝肾功能未见明显异常。考虑急性 ST 段抬高型心肌梗死，行急诊冠脉造影：左主干未见狭窄，前降支近端弥漫性病变狭窄 100%，可见血栓影，血栓负荷 4 分，远端 TIMI 血流 0 级。对角支未见狭窄。粗大中间支近端弥漫性病变狭窄 40%，左回旋支未见狭窄，钝缘支未见狭窄。右冠状动脉中段局限性病变狭窄 20%，左室后支未见狭窄，后降支未见狭窄（图 6-3）。于前降支近中段反复抽出数枚红色血栓，复查造影提示前降支近端残余狭窄 60%，前降支远段及回旋支远段均可见血栓影。于前降支病变处植入支架 1 枚，术后予替罗非班静脉输注 20 h。2024 年 3 月 22 日超声心动图：LVEF 50%，左室多壁段收缩活动异常，左室心尖部附壁血栓形成，左房增大。住院期间予以低分子肝素抗凝、抗血小板、降脂、护胃、利尿、改善心肌重构等治疗。2024 年 3 月 25 日复查 cTnT 0.627 ng/mL，NT-proBNP 352 pg/mL，心电图示窦性心律、急性前间壁心肌梗死、肢体导联低电压。2024 年 3 月 31 日患者未诉胸闷、呼吸困难等不适，要求出院，出院后予艾多沙班（30 mg/次，1 次/天，口服）、替格瑞洛（90 mg/次，2 次/天，口服）、阿托伐他汀（20 mg/次，1 次/晚，口服）联合依洛尤单抗（140 mg/次，每两周 1 次，皮下注射）、琥珀酸美托洛尔缓释片（23.75 mg/次，1 次/天，口服）、托拉塞米（5 mg/次，1 次/天，口服）、螺内酯（20 mg/

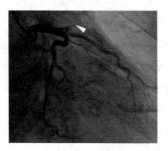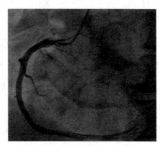

图 6-3　冠脉血管造影

次，1次/天，口服）、达格列净（10 mg/次，1次/天，口服）等治疗。2024年4月16日我院门诊复查 cTnT 0.022 ng/mL，NT-proBNP 662 pg/mL，心电图示窦性心律、肢体导联低电压、ST 段在 V1～V4 导联抬高 0.5～1.5 mm，超声心动图：LVEF 50%，左室多壁段收缩活动异常，左室心尖部附壁血栓形成，左房增大。

二、病例讨论

ICIs 是目前临床广泛应用的肿瘤治疗方式，通过抗体抑制免疫检查点活性，激活并调节效应 T 淋巴细胞，解除机体对肿瘤细胞的免疫抑制而发挥抗肿瘤作用，显著改善进展期肿瘤患者的预后。由于 ICIs 在调节自身免疫耐受中发挥关键作用，可导致全身多器官和系统发生免疫相关不良反应，累及心脏可引起免疫相关性心肌炎、心包炎、血管炎等不良反应。

近年来，大量临床研究发现肿瘤患者使用 ICIs 治疗后 ASCVD 的发生风险明显增高。Bar 等回顾性分析了 1 215 名接受 ICIs 治疗的肿瘤患者，ICIs 治疗后 6 个月内急性心肌梗死或缺血性脑卒中的发生率为 1%。另一项大规模队列研究结果提示，接受 ICIs 治疗的肿瘤患者 ASCVD 的发生率较未接受 ICIs 治疗组

第六章　肿瘤合并泛血管病变与免疫检查点抑制剂

增加 4.7 倍，ICIs 治疗后患者冠状动脉钙化及非钙化斑块体积的进展速度升高。此外，亚组分析结果表明性别、年龄、体重指数、心血管疾病家族史、糖尿病及肿瘤类型等因素对 ASCVD 终点事件的发生没有显著影响，这提示 ICIs 相关的 ASCVD 发生风险独立于传统的动脉粥样硬化性疾病危险因素。

动脉粥样硬化是脂质介导的血管慢性炎症反应结果，该过程始于血管内皮功能障碍介导脂质沉积、募集并激活单核巨噬细胞、抗原呈递功能失调导致自身免疫耐受破坏、触发细胞毒效应 T 细胞亚群克隆性增殖，从而分泌产生大量致动脉粥样硬化因子促进斑块形成及增加其不稳定性；其中，适应性免疫起到重要调节作用。此外，包括新型冠状病毒在内的临床研究提示血管炎症激活、固有免疫细胞驱动及血栓形成同样在动脉粥样硬化发病过程中发挥重要作用。研究发现 T 淋巴细胞是动脉粥样硬化斑块中的主要免疫细胞类型，其中 $CD4^+$ 和 $CD8^+$ T 淋巴细胞的免疫表型存在异质性表达，包括完全活化状态、静止状态及耗竭状态，而耗竭 T 细胞表现为 PD-1 高表达，这表明 PD-1 抑制剂可能会重新激活耗竭 T 细胞从而调控动脉斑块形成。此外，研究相继证实 ICIs 治疗能够加重血管炎症反应及心脑血管不良事件发生，尤其增加初期动脉斑块、非钙化和轻度钙化动脉粥样硬化病变，而非晚期钙化性斑块。这提示 ICIs 可能通过影响适应性免疫细胞活化，从而促进血管炎症进展、驱动动脉斑块形成及破裂；当冠脉斑块不稳定性增加，可发生斑块破裂、继发血小板黏附聚集和血栓形成，最终引起冠状动脉闭塞、急性心肌梗死发生。

ICIs 相关急性心肌梗死在免疫相关心脏不良事件中鲜有报道，同时由于肿瘤及动脉粥样硬化存在共同的危险因素，因此临床上很难早期识别及诊断。本例患者既往无任何心血管疾病病史及相关高危因素，4 月前诊断为右肺上叶小细胞神经内分泌癌

(cT2N3M0），免疫治疗1次后因心肌酶升高完善冠脉CTA见冠脉散在斑块伴管腔轻微狭窄。随后4次免疫治疗期间，血压、心率、心肌酶指标均正常，患者无胸闷、胸痛、心悸等症状。免疫治疗4个月后患者突发胸痛、持续无法缓解，入院心电图及心肌酶结果提示急性ST段抬高型心肌梗死，冠脉造影见前降支弥漫性病变狭窄100%，同时存在高血栓负荷。经心肌灌注治疗开通罪犯血管后，患者临床症状及心肌损伤标志物逐渐恢复。目前全球定义心肌梗死分为5型，其中1型是在严重冠脉病变基础上出现血栓形成导致的自发性心肌梗死，2型为继发于心肌氧供需失衡导致的心肌缺血损伤和坏死，而在ICIs相关性心肌梗死中往往难以区分这两种类型。该患者冠脉造影已证实冠脉存在严重病变，同时ICIs治疗期间评估抗肿瘤疗效为部分缓解，无明确肿瘤进展引起氧供需失衡的临床依据；结合病史及诊疗经过，考虑1型急性心肌梗死可能性大。传统冠心病高危因素介导的斑块进展缓慢，而患者短时间内冠状动脉病变迅速进展、伴冠脉斑块不稳定特征，难以用常规的冠脉动脉粥样硬化病变进展解释；而ICIs具有激活血管炎症及诱导斑块不稳定性的特点，结合病例特点及排除心律失常、休克等其他诱发因素后，考虑本例患者符合ICIs相关性急性心肌梗死。本病例使用的免疫检查点抑制剂为斯鲁利单抗，是PD-1的人源化单克隆抗体，常见不良反应包括贫血、白细胞计数降低、甲状腺功能减退、甲状腺功能亢进、食欲减退、电解质紊乱、头痛、头晕、肺部炎症、心律失常等，急性心肌梗死鲜有报道。

　　针对ICIs相关ASCVD疾病的诊治，目前缺乏临床经验及有效预防措施。考虑ICIs相关心脏相关不良事件的发生率相对低，但因其临床表现不特异，一旦发生，存在病情进展快、临床预后差的风险，并且其不良预后与药物剂量无明显相关性，因此早期应提高警惕，推荐使用心肌标志物及心电图早期筛查；对于合并

第六章　肿瘤合并泛血管病变与免疫检查点抑制剂

心血管疾病的高风险人群，伴有呼吸困难症状或心脏彩超发现异常的患者推荐定期行监测，但具体监测频率目前无统一推荐。该患者第一次 ICIs 治疗后即出现 cTn 增高，提示 ICIs 治疗的心血管损伤风险，需要密切检测患者症状变化情况、心肌酶、心电图、超声心动图及心脏磁共振变化情况以评估心肌损伤风险；同时应密切监测 ICIs 相关性血管损伤，包括是否合并高血压、皮疹、肌炎、肠炎等其他免疫系统炎症，以综合评估其不良预后风险。目前 ICIs 相关 ASCVD 疾病治疗建议主要基于个案报道及类似疾病的诊疗经验，尚无大规模临床试验依据。常规非侵入性治疗包括改善生活方式、控制血压血糖、降低血脂水平、抗血小板聚集等药物治疗以延缓动脉斑块进展。近年来，抗血管炎症治疗成为临床治疗 ASCVD 疾病的新策略。CANTOS 临床研究显示，对于接受标准药物治疗的稳定期心肌梗死患者，使用促炎细胞因子白介素-1β 拮抗剂的患者其心血管不良事件发生率进一步降低。另外，抗炎药物秋水仙碱可改善白细胞炎症反应，临床试验证实其对 ACS 患者同样存在临床获益。PCSK9 抑制剂作为新型降脂药物，除了协助肝细胞调节循环脂质代谢以外，同时具有调节树突状细胞成熟并介导动脉斑块内 T 细胞极化功能，从而减轻血管炎症反应。此外，近期研究发现通过遗传缺失或使用抗体抑制 PCSK9 表达后，肿瘤细胞表面主要组织相容性蛋白Ⅰ类蛋白表达增加，可进一步促进细胞毒性 T 细胞浸润至肿瘤，从而增强免疫检查点抑制剂的抗肿瘤疗效，这提示 PCSK9 抑制剂具有协同抗肿瘤作用。考虑到 PCSK9 抑制剂在抗血管炎症及协同免疫检查点抑制剂抗肿瘤治疗的双重机制，未来有望作为 ICIs 相关 ASCVD 治疗的首选药物，但仍需要更多临床证据进一步证实。

此外，针对 ICIs 治疗后出现 ASCVD 不良事件的患者，后续能否重启 ICIs 治疗目前存在临床争议。目前很少有研究证实合

肿瘤合并泛血管病变

并免疫相关不良事件的肿瘤患者,重启免疫治疗的安全性和有效性。一项回顾性研究提示对于使用双联免疫治疗后出现免疫相关心脏不良事件的患者,重启单药免疫治疗是安全的。考虑轻度免疫相关不良事件的肿瘤患者可能受益于重启 ICIs 治疗,但应密切加强心脏监测。根据最新的欧洲心脏病学会指南,建议这类患者进行多学科团队讨论,以评估患者重启 ICIs 治疗的时机及安全性。

随着 ICIs 抗肿瘤治疗适应证不断拓宽,免疫相关心脏不良事件也逐渐增多。由于 ICIs 相关急性心肌梗死早期难以评估及诊断,临床医师需高度重视免疫检查点抑制剂药物诱发的心脏损伤,早期识别和及时干预,减少心脏不良事件发生。

病例二 重度冠脉狭窄合并 dMMR 胃癌肿瘤能免疫治疗吗?

一、病例资料

患者,65 岁,男性,既往高血压病史,因"发作性晕厥 1 次"就诊。2024 年 3 月 19 日患者无明显诱因下突发晕厥 1 次、伴意识丧失,持续 1 min 左右醒转,无大小便失禁、四肢抽搐、口吐白沫,否认胸闷胸痛等不适。就诊当地医院查超声心动图、头颅 CT 未见异常,动态心电图见间歇性二度房室传导阻滞,冠状动脉增强 CT 提示冠状动脉左前降支及左回旋支重度狭窄闭塞可能、余血管不同程度狭窄。患者拟行冠脉造影,术前检查发现粪隐血阳性、中度贫血,完善胸腹部增强 CT 提示腹膜后、双侧腹股沟区稍大淋巴结,左侧盆腔可疑结节影。行肠镜检查见大肠多发息肉,距肛门 13 cm 见不规则菜花样增生,大小 3.0×3.0 cm,病理活检显示腺癌、Ⅱ级。2024 年 4 月 3 日于我院门诊病

第六章　肿瘤合并泛血管病变与免疫检查点抑制剂

理会诊：（升结肠）可符合管状腺瘤伴上皮内瘤变低级别；（结肠13 cm）腺癌，Ⅱ级。免疫组化：Her-2（-）；MLH1（+）；MSH2（+）；MSH6（+）；PD-1（5%+）；PD-L1（22C3）（肿瘤细胞-，间质细胞5%+）；PD-L1（E1L3N）（肿瘤细胞-，间质细胞2%+）；PMS2（+）；ALK、ROS1基因未见融合；KRAS基因第2外显子存在点突变。

2024年4月10日入我院行肿瘤基线评估，PET-CT见直肠与乙状结肠交界处恶性肿瘤侵犯周围脂肪间隙，病变肠周淋巴结转移；胃角及胃窦恶性肿瘤可能。诊断为结肠恶性肿瘤（腺癌，cT4N1M0，Ⅲ期）、胃恶性肿瘤（疑似）、淋巴结继发恶性肿瘤，排除禁忌后于2024年4月14日行姑息一线第1周期雷替曲塞联合奥沙利铂化疗。2024年4月24日完善胃镜检查提示胃角恶性肿瘤，病理：（胃角）腺癌，Ⅱ～Ⅲ级，Lauren分型混合型。免疫组化：CK{pan}（+）；Claudin18.2（10%+）；E-cad（++）；Her-2（20%核浆+，0）；Ki-67（20%+）；Met（60%++）；MLH1（-，缺失）；MSH2（+）；MSH6（+）；P53{D07}（+++，突变型）；PD-1（2%+）；PD-L1（22C3）（肿瘤2%+，间质5%+）；PD-L1（E1L3N）（肿瘤2%+，间质5%+）；PMS2（大部分-，少量+）；AHNAK2（部分+）；CK20（部分+）；CDX2（++）。原位杂交：EBER（-）。免疫组化结果提示存在错配修复功能缺陷（deficient mismatch repair，dMMR）。结合免疫检查点抑制剂的临床获益，综合评估后于2024年5月6日至2024年7月24日行5周期姑息一线雷替曲塞、奥沙利铂联合替雷丽珠单抗方案治疗。其中，于2024年6月24日完善冠脉造影：冠脉分布右冠优势型，左主干未见狭窄，前降支近段20%狭窄，前降支远段慢性闭塞，可见来自自身和右冠侧支血流，第一对角支未见狭窄，第二对角支未见狭窄；左回旋支和钝缘支未见狭窄；右冠状动脉近中段 30%~40%狭窄，左室后支未见狭窄，后降支未见狭窄。考虑患者心功能可、侧支血流良好，未行介入治疗，予氯吡格雷片（75 mg/次，1 次/天，口服）抗血小板、瑞舒伐他汀钙片（10 mg/片，每晚 1 次，每次 1 片）降脂药物治疗。

2024 年 9 月 5 日评估肿瘤病灶稳定，考虑肠癌原发灶可切除。复查冠状动脉增强 CT：冠状动脉左前降支近中段及右冠散在斑块伴管腔狭窄，左前降支重度狭窄。2024 年 9 月 12 日我院行腹腔镜下直肠前切除术＋腹腔镜腹膜后淋巴结清扫术，术后直肠病理分期 ypT3N1M0。

二、病例讨论

胃癌是最常见的消化道肿瘤之一，因具有隐匿性起病、高侵袭性以及高恶性程度的特点，使得大多数患者在诊断时已处于中晚期，预后较差。近年来研究发现，胃癌患者的预后和治疗反应不仅取决于肿瘤分期，还取决于特定的肿瘤基因型和表型特征。随着精准医学的发展，针对胃癌的基因组学分子靶点治疗成为了个体化治疗的潜在方向。基于肿瘤基因组图谱检测将胃癌分为不同的分子亚型，其中微卫星不稳定性（microsatellite instability，MSI）可作为胃癌患者良好预后的标志特征。微卫星是指细胞基因组中一类短串联重复 DNA 序列，在基因复制过程中容易出现错误，而机体 DNA 错配修复（mismatch repair，MMR）机制则负责纠正并修复。当出现 DNA 错配修复缺陷（mismatch repair-deficient，dMMR）时，微卫星序列长度或碱基组成发生改变而形成 MSI。研究发现，MSI 肿瘤通常具有高水平的淋巴细胞浸润，其固有的突变负荷、炎症加剧和免疫检查点表达增加，使其表现出对免疫治疗的高度敏感性。

作为新型抗肿瘤药物，ICIs 主要通过抑制 PD-1、PD-L1 和 CTLA-4 等途径解除对 T 细胞的抑制，从而增强免疫系统的

第六章 肿瘤合并泛血管病变与免疫检查点抑制剂

抗肿瘤活性，并阻止肿瘤细胞的免疫逃逸。近年来，免疫检查点抑制剂在胃癌治疗过程中取得较好疗效，尤其显著改善 dMMR 或 MSI 晚期胃癌患者的预后。KEYNOTE-059 研究中，纳入了经二线化疗失败的转移性胃或胃食管结合部癌患者；研究结果显示，dMMR/微卫星高度不稳定（microsatellite instability-high, MSI-H）患者的客观缓解率为 57.1%（4/7），显著高于非 dMMR/MSI-H 患者的 9%（15/167）。同时，KEYNOTE-062 研究显示，帕博利珠单抗单药治疗或联合化疗的效果均优于单独化疗，客观缓解率分别为 57.1%、64.7% 和 36.8%，24 个月中位总生存率分别为 71%、65% 和 26%，均提示了 PD-1 抑制剂在 dMMR/MSI-H 胃癌治疗中的显著疗效。另外，针对 PD-1 抑制剂联合 CTLA-4 双联免疫治疗，多项临床试验逐渐证实其在肿瘤领域中的疗效。Gercor Neonipiga 作为一项 Ⅱ 期临床研究，主要评估纳武利尤单抗联合伊匹木单抗在新辅助治疗局部晚期 dMMR/MSI-H 可切除胃或食管胃结合部癌患者中的效果；研究结果显示，2 例（6.3%）患者内镜下观察到完全缓解，1 例（3.6%）患者肿瘤存在进展，29 例（90.7%）患者进行了手术治疗，其病理完全缓解率达到了 58.6%（17/29）。多中心 Ⅱ 期 INFINITY 研究主要评估曲美木单抗联合度伐利尤单抗作为 MSI-H 可切除的胃癌或食管胃结合部癌患者的新辅助治疗效果，结果提示双联免疫治疗组患者具有 60% 的病理完全缓解率。这表明双联免疫治疗方案在 dMMR/MSI-H 患者中具有良好的疗效和安全性。2024 年中国临床肿瘤学会胃癌诊疗指南指出 dMMR/MSI-H 型胃癌围术期免疫治疗是未来研究方向，并推荐 PD-1 免疫抑制剂或双联免疫治疗作为新辅助治疗方案。

与 ICIs 在肿瘤治疗中的临床获益相比，随着越来越多研究发现接受 ICIs 治疗的肿瘤患者发生 ASCVD 的风险显著升高。一项大规模队列研究结果表明，接受ICIs治疗的肿瘤患者冠状动脉钙化及非钙化斑块体积的进展速度显著升高，ASCVD发生率较未接受ICIs治疗组增加4.7倍；同时，亚组分析显示年龄、性别、体重指数、糖尿病及肿瘤类型等因素与ASCVD终点事件发生无关，提示ICIs相关的ASCVD发生风险独立于传统的动脉粥样硬化性疾病危险因素。动脉粥样硬化是脂质介导的血管慢性炎症反应过程，其中适应性免疫对调节斑块形成和斑块稳定性起到重要作用；T淋巴细胞是动脉粥样硬化斑块的主要免疫细胞类型，结合ICIs在调节T细胞免疫活性中的作用，提示其可能通过激活耗竭T细胞促进动脉斑块形成过程。而对于合并冠状动脉粥样硬化性心脏病的肿瘤患者，启动ICIs治疗的安全性和有效性目前缺乏循证医学证据。

本例患者基础合并冠心病，同时诊断为结肠恶性肿瘤、dMMR型胃恶性肿瘤，根据胃癌肿瘤指南，患者具有ICIs治疗强适应证；但使用ICIs治疗存在加重冠状动脉损伤的风险，该患者是否能够启动ICIs治疗呢？经过冠脉风险评估及肿瘤ICIs治疗的临床获益，该患者最终启动化疗联合ICIs单药治疗方案，同时治疗期间复查冠脉造影评估冠脉斑块是相对稳定的。此外，考虑到ICIs治疗对冠脉斑块损伤的延迟效应，抗肿瘤治疗后1个月随访了冠状动脉增强CTA，结果提示该患者冠脉病变未见进展，同时肿瘤疗效评估病灶相对稳定，该患者后续进行手术治疗，术后病理提示病理缓解；这些结果表明该患者启动ICIs治疗带来肿瘤获益的同时，冠脉病变未见进一步进展，提示ICIs治疗不是这类患者的绝对禁忌证，但应密切监测冠脉病变及预防心血管不良事件发生。既往研究提示对于使用双联免疫治疗后出现免疫相关心脏不良事件的患者，重启单药免疫治疗是安全的。对于出现轻度免疫相关不良事件的肿瘤患者，建议谨慎启动ICIs治疗，同时应密切加强心脏监测。根据最新的欧洲心脏病学会指

第六章 肿瘤合并泛血管病变与免疫检查点抑制剂

南,建议 ICIs 治疗后出现心血管不良事件的肿瘤患者进行多学科团队讨论,以评估患者重启 ICIs 治疗的时机及安全性。因此,对于合并冠脉狭窄的 MSI-H/dMMR 型实体瘤患者,建议通过多学科讨论模式评估治疗安全性及制定精准治疗策略,以提高治疗效率并降低并发症,但需要更多的临床依据。

ICIs 治疗已推荐作为 dMMR/MSI-H 晚期胃癌的一线治疗,而针对合并冠脉狭窄的 dMMR/MSI-H 胃癌是否可以启动 ICIs 治疗、如何与其他治疗方法联合应用,以及如何应对治疗过程中的出现的冠脉病变加重问题,仍需进一步探索。深入评估 ICIs 在合并冠脉狭窄的 dMMR/MSI-H 胃癌中的临床获益及治疗安全性,有助于进一步改善这类患者的预后。

病例三 肺癌合并重度冠脉狭窄能继续免疫治疗吗?

一、病例资料

患者,男,69 岁,因"胸闷 2 年余,加重 1 月"就诊。患者既往有活动后胸闷 2 年余,不伴有胸痛,未予以重视。于 3 月前开始因肺鳞状细胞癌开始接受抗肿瘤治疗,方案:紫杉醇 312 mg、卡铂 520 mg 及 SHR1316 1 300 mg,3 周期后于我院行左肺下叶联合上叶舌段袖状切除+系统淋巴结清扫,拟术后接受第四周期化疗+免疫治疗,治疗前查 cTnT 0.015 ng/mL,CK-MB 质量 1.3 ng/mL;肌红蛋白 26.0 ng/mL;心电图提示:窦性心律;胸导联低电压;顺钟向转位;Ⅲ avF 导联 Q 波>同导联 R/4;T 波改变(T 波在 Ⅱ Ⅲ avF 导联低平双相、倒置≤3 mm)。考虑患者冠心病不除外,故进一步行冠脉 CTA,示冠脉三支多发斑块伴不同程度狭窄,其中左前降支中段重度狭窄,建议 DSA。于我院肿瘤心脏病 MDT 就诊,MDT 门诊建议:

肿瘤合并泛血管病变

①结合病史,亚临床免疫性心肌炎不能除外,暂缓抗肿瘤免疫治疗;②进一步完善冠状动脉造影,每三天复查心肌标志物。后于我院心内科行冠脉造影:冠脉分布右冠优势型,左主干未见狭窄,前降支近中段弥漫性长病变,最重狭窄80%,第一对角支开口狭窄70%,左回旋支中段狭窄90%,第一钝缘支未见狭窄。右冠状动脉中段狭窄40%,右冠状动脉远段内膜不规整。左室后支未见狭窄。后降支未见狭窄。将Sion导丝送至前降支远段、于前降支送入OCT导管,可见前降支病变处为混合斑块,最小管腔面积为1.93 mm^2。将Sion Blue导丝送至第一对角支远段,取Firefighter(2.5×20 mm)球囊于前降支病变处以10 atm×10 s扩张,于第一对角支病变处取Restore(2.5×15 mm)药物球囊以10 atm×60 s扩张释放药物。复查造影提示扩张满意,残余狭窄小于30%,远端TIMI血流3级,于前降支病变处植入Promus Premier(3×38 mm)支架以10 atm×10 s扩张释放,取Quantum(3.5×8 mm)球囊于支架内以10~14 atm×10 s后扩张塑形,复查造影及OCT提示支架扩张满意,支架完全覆盖病变,未见夹层、血肿征象,无残余狭窄,远端TIMI血流3级;将Sion Blue导丝送至回旋支远段,于回旋支送入OCT导管回撤行OCT检查可见混合斑块,最小管腔面积为0.84 mm^2,取Firefighter(2.5×20 mm)球囊于回旋支病变处以14 atm×10 s扩张,于回旋支病变处植入Resolute(2.5×22 mm)支架以10 atm×10 s扩张释放,复查造影及OCT提示支架扩张满意,无残余狭窄,支架贴壁良好,未见夹层、血肿征象,远端TIMI血流3级。

患者术后恢复良好,心肌标志物下降,按期恢复下一周期的化疗联合免疫治疗。

第六章　肿瘤合并泛血管病变与免疫检查点抑制剂

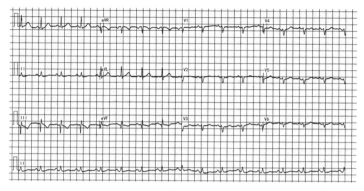

图6-4　心电图

二、病例讨论

免疫治疗近年来在肿瘤治疗中取得了显著进展，特别是在肺癌的治疗中。ICIs（如 PD-1/PD-L1 抑制剂、CTLA-4 抑制剂）通过解除免疫系统对癌细胞的抑制，激活 T 细胞识别并杀死癌细胞，显著提高了许多晚期肿瘤患者的生存率。然而，免疫治疗也伴随着一系列 irAEs，包括心脏、肺、肝脏、肾脏等重要器官的损伤。

心血管系统是免疫治疗引发不良反应的常见靶器官之一。近年来的研究表明，免疫治疗，尤其是 ICIs，可能通过不同机制引发免疫性心肌炎、冠脉病变加重、心律失常等心血管不良事件。特别是对于已有冠心病或其他心血管疾病的患者，免疫治疗的应用需要特别谨慎，因为免疫系统的激活可能会加剧冠脉动脉粥样硬化斑块的不稳定性，增加急性冠脉事件的风险。

在该患者的病史中，冠心病的进展与患者既往存在的多个风险因素相关，尤其是糖尿病。患者的冠脉 CTA 和冠脉造影检查显示患者存在多发性冠脉斑块，尤其是左前降支和左回旋支的重度狭窄，提示冠脉已有显著病变。因此，患者的冠心病在免疫治

肿瘤合并泛血管病变

疗之前就已经存在,并且有进展的风险。

SHR1316 是一种 PD-1/PD-L1 免疫检查点抑制剂,主要通过解除免疫系统对肿瘤的抑制作用,增强 T 细胞对肿瘤细胞的免疫反应,临床试验证明其对小细胞肺癌具有良好的治疗效果。在本病例中,患者从 2023 年 8 月开始接受免疫治疗,至 2024 年 3 月时,已经有明显的心电图异常和心肌损伤标志物升高,这与免疫治疗的时间有一定的关联。患者的冠脉 CTA 和冠脉造影检查显示存在多发性冠脉斑块,尤其左前降支和左回旋支的重度狭窄,提示冠脉已有显著病变。因此,患者的冠心病在免疫治疗之前可能就已经存在,并有进展的风险。免疫治疗可能通过激活免疫系统,促进斑块的炎症反应,导致斑块稳定性下降,增加破裂的风险,从而引发急性冠脉事件。值得注意的是,免疫治疗可能是加重冠脉病变的一个诱因,但并非唯一原因。患者的糖尿病、长期高血糖波动等因素可能对冠脉的损伤也起到了重要作用。一项对免疫检查点抑制剂相关心肌炎的观察性研究就曾报道糖尿病是心肌炎的重要危险因素。

该患者通过冠脉介入治疗解决了冠脉狭窄问题,心肌损伤标志物逐渐恢复正常且症状缓解,心脏功能趋于稳定。经过肿瘤心脏病 MDT 多学科评估,权衡肿瘤获益与心脏风险,认为继续免疫治疗的获益大于风险,同时加强心脏监测和优化药物治疗,以降低心血管事件风险,确保治疗安全有效。

总之,本病例提示,免疫治疗虽然在肿瘤治疗中取得显著进展,但对于有心血管疾病基础的患者,需特别小心其可能引发的心血管不良反应,尤其是在存在多重危险因素的情况下。

(蔡青青 丁珍贞 张世龙 徐 冉 陆 浩 王 妍 程蕾蕾 张 健)

第六章 肿瘤合并泛血管病变与免疫检查点抑制剂

参考文献

[1] ALARD E, BUTNARIU A B, GRILLO M, et al. Advances in Anti-Cancer Immunotherapy: Car-T Cell, Checkpoint Inhibitors, Dendritic Cell Vaccines, and Oncolytic Viruses, and Emerging Cellular and Molecular Targets [J]. Cancers (Basel), 2020,12(7):1826.

[2] ANDRÉ T, TOUGERON D, PIESSEN G, et al. Neoadjuvant nivolumab plus ipilimumab and adjuvant nivolumab in localized deficient mismatch repair/microsatellite instability-high gastric or esophagogastric junction adenocarcinoma: The GERCOR NEONIPIGA phase Ⅱ study [J]. J Clin Oncol, 2023, 41 (2): 255-265.

[3] BAR J, MARKEL G, GOTTFRIED T, et al. Acute vascular events as a possibly related adverse event of immunotherapy: a single-institute retrospective study [J]. Eur J Cancer, 2019,120:122-131.

[4] BIKDELI B, MADHAVAN M V, JIMENEZ D, et al. COVID-19 and Thrombotic or Thromboembolic Disease: Implications for Prevention, Antithrombotic Therapy, and Follow-Up: JACC State-of-the-Art Review [J]. J Am Coll Cardiol, 2020,75(23):2950-2973.

[5] BRAHMER J R, LACCHETTI C, THOMPSON J A. Management of Immune-Related Adverse Events in Patients Treated With Immune Checkpoint Inhibitor Therapy: American Society of Clinical Oncology Clinical Practice Guideline Summary [J]. J Oncol Pract, 2018, 14: 247-249.

[6] BYUN D J, WOLCHOK J D, ROSENBERG L M, et al. Cancer immunotherapy-immune checkpoint blockade and associated endocrinopathies [J]. Nat Rev Endocrinol, 2017,13:195-207.

[7] CALABRETTA R, HOELLER C, PICHLER V, et al. Immune Checkpoint Inhibitor Therapy Induces Inflammatory Activity in Large Arteries [J]. Circulation, 2020,142(24):2396-2398.

[8] CAMACHO L H. CTLA-4 blockade with ipilimumab: biology, safety, efficacy, and future considerations [J]. Cancer Med, 2015,4 (5):661-672.

[9] CANCER GENOME ATLAS RESEARCH NETWORK.

Comprehensive molecular characterization of gastric adenocarcinoma [J]. Nature, 2014,513(7517):202-209.

[10] CHAMBERS C A, KRUMMEL M F, BOITEL B, et al. The role of CTLA-4 in the regulation and initiation of T-cell responses [J]. Immunol Rev, 1996,153:27-46.

[11] CHAMBERS C A, KUHNS M S, EGEN J G, et al. CTLA-4-mediated inhibition in regulation of T cell responses: mechanisms and manipulation in tumor immunotherapy [J]. Annu Rev Immunol, 2001,19:565-594.

[12] CHEN D S, MELLMAN I. Elements of cancer immunity and the cancer-immune set point [J]. Nature, 2017,541(7637):321-330.

[13] CHENG Y, HAN L, WU L, et al. Effect of First-Line Serplulimab vs Placebo Added to Chemotherapy on Survival in Patients With Extensive-Stage Small Cell Lung Cancer: The ASTRUM-005 Randomized Clinical Trial [J]. JAMA, 2022,328(12):1223-1232.

[14] CHEN Z, LAN R, RAN T, et al., A multimodality score strategy for assessing the risk of immune checkpoint inhibitors related cardiotoxicity [J]. Sci Rep, 2024,14(1):24821.

[15] DALL'OLIO F G, MARABELLE A, CARAMELLA C, et al. Tumour burden and efficacy of immune-checkpoint inhibitors [J]. Nat Rev Clin Oncol, 2022,19(2):75-90.

[16] DENG Y, SHI M, YI L, et al. Eliminating a barrier: Aiming at VISTA, reversing MDSC-mediated T cell suppression in the tumor microenvironment [J]. Heliyon, 2024,10(17):e37060.

[17] DEPUYDT M A C, SCHAFTENAAR F H, PRANGE K H M, et al. Single-cell T cell receptor sequencing of paired human atherosclerotic plaques and blood reveals autoimmune-like features of expanded effector T cells [J]. Nat Cardiovasc Res, 2023,2(2):112-125.

[18] DROBNI Z D, ALVI R M, TARON J, et al. Association Between Immune Checkpoint Inhibitors With Cardiovascular Events and Atherosclerotic Plaque [J]. Circulation, 2020,142(24):2299-2311.

[19] ESCUDIER M, CAUTELA J, MALISSEN N, et al. Clinical Features, Management, and Outcomes of Immune Checkpoint Inhibitor-Related Cardiotoxicity [J]. Circulation, 2017, 136 (21):

第六章 肿瘤合并泛血管病变与免疫检查点抑制剂

2085-2087.

[20] FERNANDEZ D M, RAHMAN A H, FERNANDEZ N F, et al. Single-cell immune landscape of human atherosclerotic plaques [J]. Nat Med, 2019,25(10):1576-1588.

[21] FUCHS C S, DOI T, JANG R W, et al. Safety and efficacy of pembrolizumab monotherapy in patients with previously treated advanced gastric and gastroesophageal junction cancer: Phase 2 clinical KEY NOTE-059 trial [J]. JAMA Oncol, 2018,4(5):e180013.

[22] FUJIWARA Y, HORITA N, ADIB E, et al., Treatment-related adverse events, including fatal toxicities, in patients with solid tumours receiving neoadjuvant and adjuvant immune checkpoint blockade: a systematic review and meta-analysis of randomised controlled trials [J]. Lancet Oncol, 2024,25(1):62-75.

[23] HAANEN J, OBEID M, SPAIN L, et al. Management of toxicities from immunotherapy: ESMO Clinical Practice Guideline for diagnosis, treatment and follow-up [J]. Ann Oncology, 2022,33(12):1217-1238.

[24] HEO G S, BAJPAI G, LI W, et al., Targeted PET Imaging of Chemokine Receptor 2-Positive Monocytes and Macrophages in the Injured Heart [J]. J Nucl Med, 2021,62(1):111-114.

[25] HE S, WANG L, SUN Y, et al. Case Report: Successful immune checkpoint inhibitor-based rechallenge in a patient with advanced renal clear cell cancer [J]. Front Immunol, 2023,14:1270828.

[26] HE X, XU C. Immune checkpoint signaling and cancer immunotherapy [J]. Cell Res, 2020,30(8):660-669.

[27] HU J R, FLORIDO R, LIPSON E J, et al. Cardiovascular toxicities associated with immune checkpoint inhibitors [J]. Cardiovasc Res, 2019,115(5):854-868.

[28] INNO A, CHINMPAN A, LNZONI L, et al. Immune checkpoint inhibitors and atherosclerotic vascular events in cancer patients [J]. Front Cardiovasc Med, 2021,8:652186.

[29] JAYATHILAKA B, MIAN F, COCKWILL J, et al. Analysis of risk factors for immune-related adverse events induced by immune checkpoint inhibitor treatment in cancer: a comprehensive systematic

[30] JI Z, LI J, ZHANG S, et al. The load of hepatitis B virus reduces the immune checkpoint inhibitors efficiency in hepatocellular carcinoma patients [J]. Front Immunol, 2024, 15:1480520.

[31] JOHNSON D B, BALKO J M, COMPTON M L, et al. Fulminant Myocarditis with Combination Immune Checkpoint Blockade [J]. N Engl J Med, 2016, 375:1749 – 1755.

[32] KHOURY S J, SAYEGH M H. The roles of the new negative T cell costimulatory pathways in regulating autoimmunity [J]. Immunity, 2004, 20(5):529 – 538.

[33] KWAN J M, SHEN M, AKHLAGHI N, et al. Adverse cardiovascular events and cardiac imaging findings in patients on immune checkpoint inhibitors [J]. PLoS One, 2024, 19(12):e0314555.

[34] LAENENS D, YU Y, SANTENS B, et al. Incidence of Cardiovascular Events in Patients Treated With Immune Checkpoint Inhibitors [J]. J Clin Oncol, 2022, 40(29):3430 – 3438.

[35] LE D T, URAM J N, WANG H, et al. PD – 1 blockade in tumors with mismatch-repair deficiency [J]. N Engl J Med, 2015, 372(26): 2509 – 2520.

[36] LI H, ZHENG Y, LI B, et al. Association among major adverse cardiovascular events with immune checkpoint inhibitors: A systematic review and meta-analysis [J]. J Intern Med, 2025, 297(1): 36 – 46.

[37] LINDAHL B, MILLS N L. A new clinical classification of acute myocardial infarction [J]. Nat Med, 2023, 29(9):2200 – 2205.

[38] LIU X, BAO X, HU M, et al. Inhibition of PCSK9 potentiates immune checkpoint therapy for cancer [J]. Nature, 2020, 588(7839): 693 – 698.

[39] LI Z, YAO T, LIU G, et al., Nomograms based on ratio indexes to predict severity and prognosis in immune checkpoint inhibitors-related myocarditis: a retrospective analysis [J]. J Cancer Res Clin Oncol, 2024, 150(5):277.

[40] LOU J, GUO Y, LI L, et al. Explanation of the obesity paradox of

第六章 肿瘤合并泛血管病变与免疫检查点抑制剂

immunotherapy in cancer patients using CT-derived adipose composition parameters: A systematic review and meta-analysis [J]. Int Immunopharmacol, 2025, 144, 113699.

[41] LOU L, DETERING L, LUEHMANN H, et al., Visualizing Immune Checkpoint Inhibitors Derived Inflammation in Atherosclerosis [J]. Circ Res, 2024, 135(10): 990 – 1003.

[42] LUKE J J, OTT P A. PD – 1 pathway inhibitors: the next generation of immunotherapy for advanced melanoma [J]. Oncotarget, 2015, 6 (6): 3479 – 3492.

[43] MAHMOOD S S, FRADLEY M G, COHEN J V, et al. Myocarditis in Patients Treated With Immune Checkpoint Inhibitors [J]. Journal of the American College of Cardiology, 2018, 71(16): 1755 – 1764.

[44] MAKWANA B, MALODE A, KHADKE S, et al. Cardiac Complications of Immune Checkpoint Inhibitors and Chimeric Antigen Receptor T Cell Therapy [J]. Cardiol Clin, 2025, 43(1): 151 – 167.

[45] MALATY M M, AMARASEKERA A T, LI C, et al., Incidence of immune checkpoint inhibitor mediated cardiovascular toxicity: A systematic review and meta-analysis [J]. Eur J Clin Invest, 2022, 52 (12): e13831.

[46] MARTÍNEZ-PÉREZ A, GRANDA-DÍAZ R, AGUILAR-GARCÍA C, et al. Deciphering LAG – 3: unveiling molecular mechanisms and clinical advancements [J]. Biomark Res, 2024, 12(1): 126.

[47] NEW J, SHENTON L, KSAYER R, et al. Immune Checkpoint Inhibitors and Vaccination: Assessing Safety, Efficacy, and Synergistic Potential [J]. Vaccines (Basel), 2024, 12(11): 1270.

[48] NIDORF S M, FIOLET A T L, MOSTERD A, et al. Colchicine in Patients with Chronic Coronary Disease [J]. N Engl J Med, 2020, 383 (19): 1838 – 1847.

[49] NOEL P J, BOISE L H, THOMPSON C B. Regulation of T cell activation by CD28 and CTLA4 [J]. Adv Exp Med Biol, 1996, 406: 209 – 217.

[50] OREN O, YANG E H, MOLINA J R, et al. Cardiovascular Health and Outcomes in Cancer Patients Receiving Immune Checkpoint Inhibitors [J]. Am J Cardiol, 2020, 125(12): 1920 – 1926.

[51] PASSARO A, WANG J, WANG Y, et al. Amivantamab plus chemotherapy with and without lazertinib in EGFR-mutant advanced NSCLC after disease progression on osimertinib: primary results from the phase Ⅲ MARIPOSA-2 study [J]. Annals of oncology: official journal of the European Society for Medical Oncology, 2024,35(1): 77-90.

[52] PERL A, GERGELY JR P, NAGY G, et al. Mitochondrial hyperpolarization: a checkpoint of T-cell life, death and autoimmunity [J]. Trends Immunol, 2004,25(7):360-367.

[53] PERRIN P J, MALDONADO J H, DAVIS T A, et al. CTLA-4 blockade enhances clinical disease and cytokine production during experimental allergic encephalomyelitis [J]. J Immunol, 1996,157 (4):1333-1336.

[54] POELS K, NEPPELENBROEK S I M, KERSTEN M J, et al. Immune checkpoint inhibitor treatment and atherosclerotic cardiovascular disease: an emerging clinical problem [J]. J Immunother Cancer, 2021,9(6):e002916.

[55] POELS K, VAN LEENT M M T, BOUTROS C, et al. Immune Checkpoint Inhibitor Therapy Aggravates T Cell-Driven Plaque Inflammation in Atherosclerosis [J]. JACC CardioOncol, 2020,2(4): 599-610.

[56] POLLACK M H, BETOF A, DEARDEN H, et al. Safety of resuming anti-PD-1 in patients with immune-related adverse events (irAEs) during combined anti-CTLA-4 and anti-PD1 in metastatic melanoma [J]. Ann Oncol, 2018,29(1):250-255.

[57] QUAGLIARIELLO V, BISCEGLIA I, BERRETTA M, et al. PCSK9 Inhibitors in Cancer Patients Treated with Immune-Checkpoint Inhibitors to Reduce Cardiovascular Events: New Frontiers in Cardioncology [J]. Cancers (Basel), 2023,15(5):1397.

[58] RAIMONDI A, PALERMO F, PRISCIANDARO M, et al. TremelImumab and Durvalumab Combination for the Non-OperatIve Management (NOM) of Microsatellite InstabiliTY (MSI)-High Resectable Gastric or Gastroesophageal Junction Cancer: The Multicentre, Single-Arm, Multi-Cohort, Phase Ⅱ INFINITY Study

第六章 肿瘤合并泛血管病变与免疫检查点抑制剂

[J]. Cancers (Basel), 2021, 13(11): 2839.

[59] RAKSHIT S, MOLINA J R. Immunotherapy in patients with autoimmune disease [J]. J Thorac Dis, 2020, 12(11): 7032-7038.

[60] RIDKER P M, EVERETT B M, THUREN T, et al. Antiinflammatory Therapy with Canakinumab for Atherosclerotic Disease [J]. N Engl J Med, 2017, 377(12): 1119-1131.

[61] ROY P, ORECCHIONI M, LEY K. How the immune system shapes atherosclerosis: roles of innate and adaptive immunity [J]. Nat Rev Immunol, 2022, 22(4): 251-265.

[62] SAIGUSA R, WINKELS H, LEY K. T cell subsets and functions in atherosclerosis [J]. Nat Rev Cardiol, 2020, 17(7): 387-401.

[63] SHUM B, LARKIN J, TURAJLIC S. Predictive biomarkers for response to immune checkpoint inhibition [J]. Semin Cancer Biol, 2022, 79: 4-17.

[64] SOEHNLEIN O, LIBBY P. Targeting inflammation in atherosclerosis-from experimental insights to the clinic [J]. Nat Rev Drug Discov, 2021, 20(8): 589-610.

[65] SUN J, TIAN Y, YANG C. Target therapy of TIGIT: a novel approach of immunotherapy for the treatment of colorectal cancer [J]. Naunyn Schmiedebergs Arch Pharmacol, 2024, 398(1): 231-241.

[66] THOMPSON J A, SCHNEIDER B J, BRAHMER J, et al. Management of Immunotherapy-Related Toxicities, Version 1.2019 [J]. J Natl Compr Canc Netw, 2019, 17(3): 255-289.

[67] TOMINAGA K, TAKEUCHI K, TAKAKUMA S, et al. Immune checkpoint inhibitors associated granulomatous small vessel vasculitis accompanied with tubulointerstitial nephritis: a case report [J]. BMC Nephrol, 2023, 24(1): 48.

[68] TOTZECK M, SCHULER M, STUSCHKE M, et al. Cardio-oncology-strategies for management of cancer-therapy related cardiovascular disease [J]. Int J Cardiol, 2019, 280: 163-175.

[69] VORASOOT N, HALFDANARSON T R, MADIGAN N N, et al., Pre-existing lambert-eaton myasthenic syndrome and scleroderma in a patient with neuroendocrine carcinoma undergoing immune checkpoint inhibitor cancer immunotherapy [J]. J Neuroimmunol, 2025,

398:578485.
[70] VUONG J T, STEIN-MERLOB A F, NAJYERI A, et al. Immune checkpoint therapies and atherosclerosis: mechanisms and clinical implications: JACC state-of-the-art review [J]. J Am Coll Cardiol, 2022,79(6):577-593.
[71] WAGNER D D, HEGER L A. Thromboinflammation: From Atherosclerosis to COVID-19 [J]. Arterioscler Thromb Vasc Biol, 2022,42(9):1103-1112.
[72] WALUNAS T L, LENSCHOW D J, BAKKER C Y, et al. CTLA-4 can function as a negative regulator of T cell activation [J]. Immunity, 1994,1(5):405-413.
[73] WANG D Y, SALEM J E, COHEN J V, et al. Fatal toxic effects associated with immune checkpoint inhibitors: a systematic review and meta-analysis [J]. JAMA Oncol, 2018,4(12):1721-1728.
[74] WANG F, WEI Q, WU X. Cardiac arrhythmias associated with immune checkpoint inhibitors: A comprehensive disproportionality analysis of the FDA adverse event reporting system [J]. Front Pharmacol, 2022,13:986357.
[75] WANG J, ZHOU C, YAO W, et al. Adebrelimab or placebo plus carboplatin and etoposide as first-line treatment for extensive-stage small-cell lung cancer (CAPSTONE-1): a multicentre, randomised, double-blind, placebo-controlled, phase 3 trial [J]. Lancet Oncology, 2022,23(6):739-747.
[76] WANG S, LIU C, YANG C, et al. PI3K/AKT/mTOR and PD-1/CTLA-4/CD28 pathways as key targets of cancer immunotherapy (Review) [J]. Oncol Lett, 2024,28(6):567.
[77] WESTERMANN C R, DAVIDSON T B, WATERS K, et al. Immune checkpoint inhibitors and endocrinopathies in pediatric brain tumor patients [J]. J Pediatr Endocrinol Metab, 2024,38(1):58-64.
[78] WU K Y, YAKOBI Y, GUEORGUIEVA D D, et al. Emerging ocular side effects of immune checkpoint inhibitors: a comprehensive review [J]. Biomedicines, 2024,12(11):2547.
[79] YE J, LI L, WANG M, et al. Diabetes mellitus promotes the development of atherosclerosis: the role of NLRP3 [J]. Front

Immunol,2022,13:900254.

[80] YURTSEVEN E, URAL D, BAYSAL K, et al. An Update on the Role of PCSK9 in Atherosclerosis [J]. J Atheroscler Thromb, 2020, 27(9):909-918.

[81] ZERDES I, MATIKAS A, BERGH J, et al. Genetic, transcriptional and post-translational regulation of the programmed death protein ligand 1 in cancer: biology and clinical correlations [J]. Oncogene, 2018,37(34):4639-4661.

[82] ZHANG J, WANG L, GUO H, et al. The role of Tim-3 blockade in the tumor immune microenvironment beyond T cells [J]. Pharmacol Res, 2024,209:107458.

[83] ZHU W, HE W, GUO L, et al., The HAS-BLED Score for Predicting Major Bleeding Risk in Anticoagulated Patients With Atrial Fibrillation: A Systematic Review and Meta-analysis [J]. Clin Cardiol, 2015,38(9):555-561.

[84] ZITO C, MANGANARO R, CIAPPINA G, et al. Cardiotoxicity induced by immune checkpoint inhibitors: what a cardio-oncology team should know and do [J]. Cancers (Basel), 2022,14(21):5403.

第七章

肿瘤合并泛血管病变的挑战和展望

第一节 肿瘤合并泛血管病变的分子机制探索

肿瘤是一类高度异质性疾病，其发生和发展不仅与肿瘤细胞内在基因突变或表观遗传修饰相关，更与其所处的微环境联系密切。其中，血管微环境在肿瘤演进过程中扮演了不可或缺的角色。正常组织的血管网络为细胞提供氧气和营养，并负责代谢废物及二氧化碳的清除。然而，当组织中存在肿瘤时，尤其是快速增殖的恶性肿瘤，它们往往会诱导生成异常的新生血管；与此同时，组织微环境中还可能出现全身性的血管结构与功能紊乱，进一步影响肿瘤的发展和对治疗的反应。近年来，有研究发现，部分肿瘤患者伴随出现包括动脉硬化、血栓、血管炎症在内的全身性血管病变（亦称"泛血管病变"）。这些泛血管病变不仅会导致心脑血管事件风险上升，而且会在一定程度上加速肿瘤的恶性进展，对患者预后造成不利影响。

对于临床治疗而言，肿瘤合并泛血管病变往往使治疗策略更为复杂：血管病变可影响抗肿瘤药物在肿瘤局部的递送效率，也会干扰机体的免疫功能，进而影响免疫治疗的效果。抗血管生成疗法、化疗、放疗及免疫检查点抑制剂等常见治疗手段，都可能与血管微环境产生相互作用。深入探究肿瘤合并泛血管病变的分

第七章 肿瘤合并泛血管病变的挑战和展望

子机制,既可以为临床上的精准分型和综合治疗提供科学依据,也能够为开发新型治疗药物和优化已有疗法提供创新思路。

随着分子生物学、免疫学和生物信息学的发展,人们对肿瘤与血管微环境之间的动态相互作用有了更多了解。肿瘤微环境中的炎症因子、免疫细胞及代谢产物,在不同程度上影响着血管壁的结构和功能;而血管异常又会进一步干扰肿瘤内氧供,促使肿瘤细胞发生更多基因和表观遗传上的改变,形成一种正反馈的恶性循环。值得关注的是,肿瘤微环境不仅局限于局部,还会通过外泌体、循环肿瘤细胞(circulating tumor cells,CTCs)或循环肿瘤 DNA(circulating tumor DNA,ctDNA)等途径与全身系统发生联系。这些"信使"往往能够在外周血管中引发炎症反应、血管重塑或血栓形成,从而导致广泛的血管病变。本节将围绕肿瘤合并泛血管病变的分子机制这一核心议题,着重探讨血管生成、血管重塑和内皮细胞与肿瘤细胞的相互作用问题,以及炎症、免疫和代谢异常在泛血管病变中的作用机制,并就其对肿瘤治疗的影响和潜在治疗策略进行系统性的综述和讨论。

一、肿瘤与血管微环境的相互作用

(一)血管生成与肿瘤发展

血管生成是指在原有血管的基础上,通过内皮细胞增殖、迁移和分化,形成新生血管网络的过程。正常生理情况下,血管生成受到严格调控。然而在肿瘤微环境中,肿瘤细胞会大量分泌 VEGF、碱性成纤维细胞生长因子(basic Fibroblast Growth Factor,bFGF)等促血管生成因子,破坏机体原有的平衡。此时,VEGF 可与血管内皮细胞表面的 VEGFR2 结合,激活下游 PI3K/AKT 和 Ras/MAPK 等信号通路,促使内皮细胞不断增殖和迁移;同时,基质金属蛋白酶(matrix metalloproteinases,MMPs)也被过度激活,破坏基底膜和细胞外基质,为新生血管的生长提供空间。

值得注意的是,肿瘤新生血管常常表现出结构异常:它们较正常血管更为扭曲,管壁通透性显著增高,血流速度不规则,甚至出现"漏血"的现象。这种异常的血管网络在向肿瘤输送氧和营养的同时,也为肿瘤细胞的侵袭和转移创造了有利条件,成为肿瘤进一步扩散的重要通路。此外,这种异常血管还会导致肿瘤局部形成间歇性缺氧状态,促使肿瘤细胞产生更多的促血管生成因子,形成"肿瘤-血管"之间的恶性循环。

(二)血管重塑与肿瘤转移

血管重塑是指血管壁结构和功能在外界刺激下发生动态变化的过程。泛血管病变往往以血管重塑为主要特征之一。在肿瘤微环境中,大量炎症细胞〔如肿瘤相关巨噬细胞(tumor-associated macrophages,TAMs)、中性粒细胞等〕及基质细胞(包括成纤维细胞、基质干细胞等)会与血管内皮细胞相互作用,分泌细胞因子(如IL-1β、TNF-α)和蛋白酶等,从而引发血管壁基质的改建或破坏。当血管内皮细胞功能被扰乱,平滑肌细胞增殖或凋亡失衡时,就可能形成血管狭窄、动脉硬化或局部血栓等病变。这些病变不仅影响血液循环,还可能帮助肿瘤细胞穿过血管壁并最终进入循环系统,完成远处转移。

值得一提的是,在肿瘤转移过程中,血管重塑也会为外周器官的微环境变化打下基础。当肿瘤细胞"安家"于新的器官部位时,同样会诱导局部血管生成和重塑,为肿瘤增殖和转移灶的形成提供必要条件。由此可见,血管重塑既是肿瘤转移的"加速器",也是泛血管病变的"表征"之一。

(三)内皮细胞与肿瘤细胞的分子交流

肿瘤微环境中,内皮细胞与肿瘤细胞通过分泌多种细胞因子、外泌体和代谢产物建立了分子层面的紧密联系。以白细胞趋化因子IL-8为例,其不仅能促进中性粒细胞和单核细胞的募集，也能直接作用于血管内皮细胞，提升其通透性并刺激血管新生。外泌体（exosomes）则是直径在 30~150 nm 之间的小囊泡，肿瘤细胞通过外泌体传递蛋白、mRNA、miRNA 等分子信号，可以诱导内皮细胞发生功能改变，如增加血管通透性、激活炎症通路等。

当内皮细胞受到肿瘤微环境中高水平的促炎因子和氧化应激因子的刺激时，可能出现内皮-间质转化（endothelial-to-mesenchymal transition，EMT）。EMT 过程中，内皮细胞会逐渐失去特有的标志性分子（如 CD31、VE-Cadherin），并获得成纤维细胞或肌成纤维细胞的表型（如 α-SMA），从而影响血管的完整性和稳定性，使其更易出现炎症和重塑。这种现象在许多类型的肿瘤中均被观察到，被认为是泛血管病变恶化的重要推手。

二、泛血管病变的主要分子机制

（一）炎症与免疫的参与

慢性炎症是肿瘤发生和血管病变形成的共同推动力。肿瘤微环境中，TAMs 往往具有 M2 型极化特征，表现出促血管生成和免疫抑制的功能；与此同时，中性粒细胞、大量 T 细胞及其他免疫细胞也参与调控局部和全身炎症状态。这些免疫细胞会分泌多种促炎因子（如 TNF-α、IL-6、IL-1β），激活核因子-κB（NF-κB）及 Janus 激酶/信号转导与转录激活因子（JAK/STAT）通路。被激活的炎症通路不仅促进肿瘤细胞的侵袭，也会增强血管内皮细胞的趋化性和通透性，诱导血管炎症和重塑。此外，慢性炎症状态下，内皮细胞会表达更多的黏附分子，如 VCAM-1、ICAM-1 等，使得血液中更多的单核细胞和中性粒细胞黏附到血管壁并浸润局部组织，进一步加剧炎症反应。在动脉硬化的形成过程中，脂质代谢紊乱、氧化修饰的低密度脂蛋白

(oxidized low-density lipoprotein，ox-LDL）及泡沫细胞等也加入到这一过程中，共同促进血管狭窄和斑块形成。对于肿瘤合并泛血管病变的患者而言，这种全身性的炎症会显著增加患心血管并发症的风险，并可能与肿瘤的恶性程度呈正相关。

（二）内皮-间质转化的作用

EMT 是近年来备受关注的血管病理过程，在多种疾病的发生和发展中都有重要作用，包括心血管疾病、纤维化和肿瘤。在 EMT 过程中，内皮细胞逐渐丧失内皮标志（如 CD31、VE-Cadherin），并获得成纤维细胞或肌成纤维细胞的特征（如 α-SMA、FSP-1），使得血管壁结构发生改变。EMT 受到 TGF-β、Notch 等多条信号通路的调控，同时也与炎症因子、氧化应激密切相关。

在肿瘤微环境中，大量的促血管生成因子、促炎因子和活性氧自由基会刺激内皮细胞产生应激反应，使它们更易发生 EMT。EMT 不仅使得血管壁稳定性受损，还会产生大量的"间质样"细胞，这些细胞可分泌胶原蛋白等细胞外基质成分，进一步加剧血管硬化和阻塞。更为重要的是，EMT 往往与肿瘤的侵袭性相关：一些研究发现，EMT 后产生的间质样细胞能够为肿瘤细胞提供附着、侵袭和转移的基质支架，从而在肿瘤转移中发挥助推作用。

（三）血管壁细胞功能障碍

血管壁由内皮细胞、平滑肌细胞和基质细胞共同构成，其协调合作维持了血管的舒缩功能、通透性和结构完整性。在肿瘤合并泛血管病变时，这种紧密的合作关系往往被打破。

1. 内皮细胞功能障碍 慢性炎症和氧化应激状态下，内皮细胞一方面过度表达黏附分子，导致白细胞和血小板在血管壁聚集；另一方面合成并释放内皮素（endothelin，ET-1）等血管收缩物质，从而促进血管高反应性并使炎症加剧。

2. 平滑肌细胞（vascular smooth muscle cells，VSMCs）功能异常　在正常情况下，VSMCs 主要负责血管的舒缩功能，以保证血管口径，调节血流量。但在肿瘤及高炎症环境中，VSMCs 可能出现过度增殖或过早凋亡，导致动脉硬化斑块形成或血管狭窄。

3. 基质细胞变化　基质细胞（包括成纤维细胞、间质干细胞等）受到肿瘤细胞或免疫细胞的刺激后，可能转变为活化的肌成纤维细胞，分泌胶原和纤维蛋白，并释放多种因子进一步加重血管壁增生或纤维化。这会使血管丧失弹性，诱发局部缺血和代谢异常。

三、肿瘤细胞分泌因子在泛血管病变中的作用

（一）促血管生成因子

肿瘤细胞大量分泌的 VEGF 和 bFGF 是典型的促血管生成因子。其中，VEGF 与其受体 VEGFR2 结合后可激活 PI3K/AKT 和 Ras/MAPK 等多条信号通路，显著促进血管生成。另一方面，bFGF 也可通过激活 FGFR 家族受体而刺激血管内皮细胞增殖与迁移，提高肿瘤新生血管的生长速度。值得注意的是，VEGF 和 bFGF 在促进血管生成的同时，也会干扰血管基底膜和细胞外基质的稳态，增加血管通透性，为血管炎症和重塑埋下隐患。此外，不仅肿瘤细胞，肿瘤相关成纤维细胞（cancer-associated fibroblasts，CAFs）和 TAMs 等也能分泌上述因子，从而在肿瘤微环境内外形成"协同促血管生成"的效应。

（二）促炎症因子

促炎症因子包括 IL-6、TNF-α、IL-1β 等，它们对内皮细胞、生长因子及其他免疫细胞均有显著影响。IL-6 不仅能够提升炎症程度，而且还可以通过激活 JAK/STAT3 通路诱导内皮-间质转化（EMT），加剧泛血管病变。在泛血管病变的形成

过程中，TNF-α 与 IL-1β 等因子的高表达也会促使血管壁中的平滑肌细胞异常增生或迁移，并进一步加强血小板聚集和凝血机制，从而显著提高血管阻塞和血栓形成的风险。同时，促炎症因子还会通过招募更多的免疫细胞（如单核细胞、中性粒细胞）到病灶部位，进一步形成局部的"细胞因子风暴"。这不但会削弱免疫系统对肿瘤细胞的监控能力，还会促使肿瘤细胞利用这些免疫细胞分泌的各类因子（包括 TGF-β、EGF 等）进一步生长和扩散。因此，促炎症因子在肿瘤与泛血管病变的发生和发展中具有"双刃剑"性质：既能帮助机体对抗肿瘤，亦可因过度激活而破坏正常的血管功能。

（三）代谢产物

肿瘤细胞往往表现出"Warburg 效应"，即在有氧条件下也倾向于进行糖酵解，并产生大量乳酸。在这一过程中，肿瘤微环境常常出现酸化现象，微环境 pH 值下降。乳酸及其他代谢产物不仅能够通过 HIF-1α 通路调控肿瘤细胞增殖、血管生成，还可以改变内皮细胞的行为特性，促进内皮细胞对炎症刺激的敏感性。与此同时，酸性环境常会抑制某些免疫细胞（如 NK 细胞、$CD8^+$ T 细胞）的活性，利于肿瘤免疫逃逸。

在泛血管病变方面，酸化环境能激发内皮细胞产生更多的氧化应激分子（reactive oxygen species，ROS），从而损伤血管壁并触发 EMT。外周血管一旦出现显著的结构和功能异常，就会对肿瘤部位的药物递送和氧供造成不良影响，进一步助推肿瘤的不良演进。

四、泛血管病变对肿瘤治疗的影响

（一）抗血管生成治疗的复杂性

抗血管生成治疗是近些年来肿瘤治疗领域的重要突破之一，代表药物包括贝伐珠单抗（Bevacizumab），其通过抑制 VEGF

的活性来阻断肿瘤新生血管的形成。尽管在部分肿瘤（如结直肠癌、非小细胞肺癌）中取得了一定效果，但抗血管生成治疗也面临诸多挑战，尤其是在肿瘤合并泛血管病变的患者中情况更为复杂。首先，肿瘤血管网络的高度异质性和不规则性，可能造成抗血管生成药物在肿瘤内部的分布不均匀，部分肿瘤区域因有效药物浓度不足而难以被抑制。其次，抗VEGF类药物会进一步加剧肿瘤微环境的缺氧状态，缺氧状态可激活HIF-1α等通路，促使肿瘤细胞分泌更多血管生成因子，或者诱导肿瘤细胞发生EMT并获得更高的侵袭性。最后，泛血管病变患者由于动脉硬化、血栓风险或血管炎症的存在，在使用抗血管生成治疗时可能遭遇更多不良反应，如心血管并发症、出血或血栓等。这些因素都显著影响了抗血管生成疗法的安全性和有效性，也使得临床上对这类患者的治疗策略更加谨慎且需要个体化设计。

（二）免疫治疗的双刃剑效应

近年来，ICIs如PD-1/PD-L1和CTLA-4抑制剂，在多种肿瘤中取得了突破性疗效。然而，对一些合并泛血管病变的患者而言，免疫治疗可能并没有预期中那般理想。首先，泛血管病变导致血管结构和功能异常，可能阻碍活化后的免疫细胞（如T淋巴细胞、NK细胞）向肿瘤部位浸润；其次，慢性炎症和血管重塑往往与免疫抑制微环境协同作用，导致肿瘤部位持续处于高炎症、免疫逃逸状态。

1. CTLA-4抑制剂的毒性机制　CTLA-4通过与CD80/CD86竞争性结合，抑制T细胞的共刺激信号。CTLA-4抑制剂（如伊匹木单抗）通过阻断这一途径，增强抗肿瘤免疫，但也可能通过激活自身反应性T细胞，导致心肌炎、血管炎等毒性反应。

2. PD-1/PD-L1抑制剂的毒性机制　PD-1/PD-L1轴在

限制 T 细胞对自身抗原的攻击中发挥关键作用。PD-1 抑制剂（如帕博利珠单抗）通过解除这一抑制信号，显著增强 T 细胞功能。然而，这种增强可能伴随心血管毒性风险的增加，尤其是在肿瘤抗原与心肌抗原共享的情况下。

3. LAG-3 的作用与风险　LAG-3 通过抑制 T 细胞的效应功能，参与免疫抑制。LAG-3 的缺失可能导致 T 细胞的过度活化，诱发心血管炎症。研究表明，LAG-3 和 PD-1 的双重阻断会显著增加心肌炎的发生风险。

五、靶向血管微环境的新策略

鉴于肿瘤合并泛血管病变在临床上面临的种种挑战，近年来研究者开始关注如何在血管微环境层面开发新的治疗策略，并与现有治疗手段进行有机结合，形成多学科联合治疗模式。

（一）联合靶向内皮细胞与免疫细胞

将抗血管生成药物（如贝伐珠单抗）与免疫检查点抑制剂联合使用，或者与基于 CAR-T 细胞疗法的免疫治疗联用，在部分实体瘤模型中显示出潜在的协同增效作用。这种策略的核心在于：抑制过度血管生成并改善血管结构，提升免疫细胞对肿瘤的浸润能力；同时，免疫疗法可在一定程度上抑制或清除肿瘤细胞对血管的异常刺激。但在临床实践中，需要针对血管病变风险较高的患者进行专门的安全性监控与分层管理。

（二）基于外泌体的靶向递送系统

由于外泌体在细胞之间信息交流中的重要作用，近年来成为药物递送的重要载体。在肿瘤合并泛血管病变的背景下，可以利用工程化改造后的外泌体，通过在其膜表面或内部装载针对血管重塑、EMT 或炎症通路的药物分子，并修饰特异性靶向配体，从而精准递送到肿瘤血管或病变部位。这类策略有望解决传统药物特异性不足、不良反应较大的问题。

(三)调控氧化应激和代谢异常的药物

鉴于肿瘤微环境中普遍存在氧化应激和代谢重编程,针对ROS清除或关键代谢酶抑制的药物研究受到重视。例如,一些研究聚焦于靶向乳酸转运蛋白(monocarboxylate transporter,MCT)或谷胱甘肽系统(glutathione,GSH)的抑制剂,以期减少内皮细胞和肿瘤细胞所产生的损伤信号和炎症反应,从而在防治泛血管病变的同时,抑制肿瘤扩增。值得一提的是,此类药物若与免疫治疗、化疗或靶向治疗联合使用,可能产生协同效应,进一步提升疗效。

六、研究展望与结论

近年来,在肿瘤合并泛血管病变的分子机制研究方面取得了许多进展,但仍有大量难题亟待深入探讨和解决。

(一)缺乏特异性标志物

虽然已经鉴定出了 EMT、动脉硬化斑块及炎症相关信号通路等众多病理过程,但对于某些具有高特异性、可用于早期诊断或疗效预测的生物标志物仍不清楚。未来需要更精细的蛋白组学和单细胞测序研究来挖掘可能的关键节点或分子。

(二)不同肿瘤类型的差异

泛血管病变在不同类型的恶性肿瘤中可能存在差异性。例如,乳腺癌、肺癌、结直肠癌等常见实体瘤与血管病变之间的分子网络可能并不完全相同;血管肉瘤或血管相关肉瘤等血管本身发生恶性转变的肿瘤,其与泛血管病变的关系更加复杂。深入比较不同肿瘤类型的血管病变模式,有助于实现精准个体化治疗。

(三)长期相互作用的评价

当前对于肿瘤与全身血管病变之间相互作用的研究,多停留在短期或局部层面。未来需要建立动态和长期的观察体系,如基于多组学的长随访研究或动物模型中的时间序列分析,从而更好地了解肿瘤在发生、发展、转移和治疗后复发过程中的血管病变演化规律。

(四)多学科联合与新技术应用

随着多学科交叉发展的不断深入,先进的生物信息学、大规模组学分析技术、CRISPR/Cas9 基因编辑技术和生物材料学等将为肿瘤合并泛血管病变的研究和干预提供更有效的工具。例如,通过 CRISPR 介导的基因编辑手段,可在体外或小鼠模型中"敲入"或"敲除"特定基因以验证其在血管重塑或 EMT 过程中的功能;通过基于纳米材料或水凝胶的药物递送平台,可实现对病变部位更精准的干预。这些技术的综合运用,或将为个体化、精准化的肿瘤治疗打开全新的思路。

综合而言,肿瘤与泛血管病变之间存在着复杂而紧密的互动关系,其背后牵涉到血管生成、炎症、免疫、代谢重编程等多层面的信号网络耦合。血管生成与重塑既能为肿瘤细胞提供生长和转移的物质保障,也可由于结构和功能异常而成为肿瘤治疗的"瓶颈";炎症和免疫失衡不仅加剧了血管壁损伤与血栓形成,也为肿瘤逃逸免疫监视提供了温床。这些机制的相互交织,使得肿瘤合并泛血管病变患者在临床治疗时面临更大挑战。然而,随着对分子机制的深入解析,越来越多的新策略与新技术正被提出。例如,以"正常化血管"为目标的联合靶向方案、针对血管炎症和血管重塑的精准治疗、外泌体和纳米载体等新型递送系统的开发,都为改善此类患者的治疗结局带来了新的希望。展望未来,如何更好地将基础研究成果转化为临床应用,并针对不同肿瘤类型和患者特征实施个体化、多靶点的综合干预,将成为这一领域的重要研究方向。若能成功攻克这些挑战,必将为全球肿瘤与心血管病领域的防治工作做出更大贡献。

第七章 肿瘤合并泛血管病变的挑战和展望

第二节 肿瘤合并泛血管病变的临床管理：挑战与策略

随着全球人口老龄化趋势不断加剧，恶性肿瘤患者合并泛血管病变的情况逐渐增多，临床诊治过程的复杂性随之增加。泛血管病变涉及动脉、静脉以及微血管等多种血管系统，表现为冠状动脉疾病、脑血管疾病及外周动脉疾病等多个血管床的病理改变。这种疾病组合极大地增加了临床决策和管理的难度，需要多学科协作、个体化诊疗策略以及长期随访与管理。

泛血管病变的病理生理机制复杂，涉及慢性炎症、氧化应激、内皮功能障碍等多个方面。肿瘤患者由于疾病本身及治疗手段的影响，往往处于高凝状态，进一步增加了泛血管病变的风险。因此，肿瘤合并泛血管病变的管理不仅是临床医学的重要课题，也是公共卫生领域亟待解决的问题。

一、肿瘤合并泛血管病变的流行病学特征

近年来，肿瘤合并泛血管病变的发生率逐渐升高，约10%~20%的肿瘤患者合并此类病变。特别是在肺癌、结直肠癌和前列腺癌等常见恶性肿瘤患者中更为常见。研究发现，老年患者的发病率尤其高，这与年龄增加伴随的多种慢性疾病如高血压、糖尿病、高脂血症等密切相关。此外，生活方式因素如吸烟、久坐等，也被证实显著增加了肿瘤患者泛血管病变的发生风险。

流行病学研究显示，肿瘤合并泛血管病变的发病率在不同地区和人群中存在显著差异。例如，发达国家由于医疗资源丰富和早期筛查的普及，患者的诊断率较高，而发展中国家由于医疗资源匮乏和公众健康意识不足，患者的诊断率相对较低。此外，性

别、种族和社会经济状况等因素也对发病率有一定影响。

二、病因与病理生理机制

肿瘤合并泛血管病变的病因复杂多样,包括肿瘤本身引起的高凝状态、慢性炎症反应,以及肿瘤治疗相关的血管毒性(如化疗药物、靶向药物、放射治疗)。同时,患者本身的基础疾病如高血压、糖尿病及动脉粥样硬化进一步加重了血管损伤风险。慢性炎症和氧化应激状态通过促进血管内皮功能障碍、凝血系统激活及血管重塑,促进泛血管病变的进展。特别是一些抗肿瘤药物,如抗血管生成药物,会显著增加高血压、血栓形成及出血风险,进一步加剧临床管理的复杂性。

肿瘤相关的高凝状态主要由肿瘤细胞释放的促凝物质和炎症因子引起,这些物质通过激活凝血级联反应,导致血栓形成。此外,肿瘤细胞通过直接浸润血管壁或释放血管活性物质,引起血管内皮损伤,进一步增加血栓风险。肿瘤治疗如化疗和放疗,通过损伤血管内皮细胞和诱导炎症反应,加剧血管病变。

三、临床管理中的主要挑战与应对策略

(一)诊断挑战

肿瘤本身及治疗常常掩盖或混淆泛血管病变的临床表现,使得血管疾病容易被忽视或误诊,从而错失早期干预机会,最终导致延误治疗甚至加重患者病情。在此背景下,通过多学科协作与多种诊断工具的综合运用,力求做到早发现、早诊断、早干预,对于提高患者整体治疗效果具有重要意义。

1. 全面的病史采集与体格检查

(1)病史采集:详细了解患者的既往疾病史(包括肿瘤类型与治疗方案、心血管病史等),留意是否曾出现不明原因的胸痛、呼吸困难或下肢水肿等症状。

第七章　肿瘤合并泛血管病变的挑战和展望

(2) 体格检查：重点评估血压、心率、呼吸音、肢体水肿及局部血管搏动情况，对疑似血管病变进行初步筛查。

2. 多种影像学手段的联合应用

(1) 超声检查：实时观察血管内径、血流速度和血管壁厚度，可初步筛查颈动脉斑块、下肢静脉血栓等情况。

(2) CT 与 MRI：为血管结构和功能提供更全面、更精细的影像信息，尤其在评估动脉瘤、复杂血管病变及合并肿瘤时优势显著。

(3) CTA 和 MRA：如需详细评估动脉或静脉的解剖结构与病变程度，可采用 CTA 或 MRA，以期在干预前获得精准诊断。

3. 实验室指标的辅助评估

(1) 凝血功能检查：如凝血酶原时间、活化部分凝血活酶时间、D-二聚体等，可评估患者是否处于高凝状态，及时发现潜在的血栓风险。

(2) 炎症标志物：如 CRP 及血沉等，能在一定程度上反映血管炎症及肿瘤活动情况，为判断血管内皮受损程度提供参考。

4. 早期识别与及时干预

(1) 关注可疑症状：对胸痛、呼吸困难、下肢肿胀或溃疡等不典型症状，需进一步做针对性检查，排除血管病变。

(2) 多学科协作：在诊断过程中，肿瘤科、心血管科及其他相关专科应密切沟通，综合各类检验结果和临床表现，为后续治疗方案提供更科学的依据。

通过综合应用病史采集、体格检查、影像学评估和实验室检测，并借助多学科团队的专业协作，可以在肿瘤治疗过程中更有效地识别和管理潜在的泛血管病变。唯有在早期准确诊断的基础上，才能为患者制订更加完善的个体化治疗方案，提高整体预后与生活质量。

（二）治疗冲突

对于合并泛血管病变的肿瘤患者而言，肿瘤治疗和抗血管病变治疗之间可能存在冲突：肿瘤治疗药物有时会加剧血管内皮损伤，从而增加血栓栓塞风险，而抗血管病变治疗又可能提高出血风险，干扰肿瘤治疗计划的顺利实施。要兼顾治疗效果与安全性，需要多学科协作及个体化的综合决策。

1. 多学科团队合作

（1）包括肿瘤科、心血管科、血液科等不同专科，共同评估患者情况，综合讨论后制订兼顾肿瘤控制和血管保护的个体化方案。

（2）定期组织病例讨论，及时根据患者病情和检查结果调配治疗策略。

2. 平衡血栓与出血风险

（1）高血栓风险患者：优先考虑使用低分子肝素等抗凝药物，并密切监测凝血功能，随时警惕可能出现的出血倾向。

（2）高出血风险患者：在防范血管病变的同时，应谨慎使用或短期应用抗凝药物，必要时可降低剂量或临时停用，并结合患者整体病情调整肿瘤治疗节奏。

3. 个体化治疗策略

（1）充分评估患者的肿瘤类型、分期及转移情况，结合泛血管病变的程度和风险分层，确定治疗目标（控制肿瘤、延长生存或改善生活质量等）。

（2）动态跟进患者病情变化，在保证治疗有效性的前提下尽量减轻血管内皮损伤，避免或降低血栓与出血并发症的发生率。

通过多学科团队的通力协作、慎重评估患者个体风险及动态调配治疗方案，可在最大化治疗效果的同时，尽可能降低出血和血栓等并发症的发生，为患者带来更优的预后与生活质量。

第七章　肿瘤合并泛血管病变的挑战和展望

（三）血栓栓塞风险管理

对于肿瘤患者而言，由于肿瘤相关的高凝状态，血栓栓塞事件风险显著升高，而泛血管病变的存在更进一步增加了血栓形成的可能性。一旦发生血栓或栓塞，不仅会导致治疗难度骤增，还可能造成严重的器官功能损害。因此，早期评估血栓风险并合理进行预防性抗凝治疗，对于改善患者预后和降低并发症至关重要。

1. 血栓风险的早期评估

（1）全面收集病史：包括既往血栓栓塞史、心血管病史、手术史等。

（2）临床表现与检查：结合症状、体征（如下肢水肿、发热、呼吸困难等）及实验室检查（凝血功能检测、D-二聚体水平等），动态评估患者血栓风险。

（3）多学科协作：在评估过程中，应及时与肿瘤、血管外科及心内科等专科团队沟通，综合各专业的意见作出更准确的风险分层。

2. 预防性抗凝治疗与监测

（1）个体化用药选择：对高风险患者，需尽早启动预防性抗凝治疗，可选用低分子肝素或口服抗凝药物（如华法林、达比加群等），并根据具体病情和患者耐受情况制订用药方案。

（2）动态监测凝血功能：定期检测患者的凝血指标（如凝血酶原时间、活化部分凝血活酶时间等），根据监测结果适时调整抗凝药物剂量，防止过度抗凝引发出血。

（3）平衡出血风险：对于同时存在出血倾向的患者，应在抗凝治疗的获益与风险之间进行权衡，在必要时选择更加谨慎的用药策略。

3. 健康教育与自我管理

（1）提高患者认知：通过面谈、科普材料或线上平台，帮助患者了解肿瘤高凝状态带来的血栓风险,以及预防性抗凝的重要性。

(2)加强自我监测:嘱咐患者留意可能出现的血栓或出血症状(如局部肿胀、皮肤瘀斑、非正常出血等),出现异常时应尽快就医。

(3)合理生活方式:鼓励患者保持适度活动,避免久坐或长期卧床;重视饮食调控,以维持稳定的凝血状态。

通过科学的血栓风险评估、精准的预防性抗凝治疗和持续的凝血功能监测,可以显著降低血栓栓塞事件的发生率。与此同时,加强对患者的教育与沟通,将有助于提高自我管理能力,进一步减少血栓相关并发症的风险,从而在综合治疗中实现更加理想的效果。

(四)疾病进展管理

泛血管病变往往具有持续进展的特性,可能引发心、脑、肾等多器官功能障碍。为了尽早识别并减少相应并发症的发生,临床工作中应高度重视对病变进展的动态监测与危险因素的综合管理。

1. 定期随访与影像学检查

(1)建立长期随访机制:通过门诊复查或远程医疗等方式,密切追踪患者的血管健康状况。

(2)影像学评估:依据患者病情及风险分层,定期进行血管超声、CT、MRI等影像学检查,以观测血管狭窄、斑块增厚或血流动力学变化,为后续诊疗决策提供依据。

2. 危险因素早期干预

(1)控制血压、血脂、血糖:针对高危患者,需加强高血压、高血脂、高血糖等危险因素的管理,必要时动态调整降压、调脂或降糖方案。

(2)健康生活方式:倡导患者维持合理饮食、适度运动、戒烟限酒及保持正常体重,配合药物治疗从多方面控制病情发展。

3. 强化患者教育与自我管理

(1) 提高依从性:通过面对面沟通、发放科普资料或线上平台等方式,让患者及其家属了解泛血管病变的危害性和随访重要性,鼓励主动配合诊疗。

(2) 及时反馈:嘱咐患者在出现新症状或身体不适时,第一时间与医护人员联系,以便及时评估并适当干预。

(五) 患者生活质量与心理负担

对于合并泛血管病变的肿瘤患者而言,常伴随多种躯体症状与显著的心理压力,这些问题不仅影响患者的整体治疗效果,也在很大程度上左右了他们的生活质量。因此,临床管理中必须重视针对疼痛、营养和心理等多方面的综合干预,通过提供全面的支持性治疗措施,提高患者对治疗的依从性与信心。

1. 疼痛管理

(1) 多模式镇痛方案:针对不同性质和程度的疼痛,可采取联合用药和非药物疗法相结合的方式。例如,应用阿片类止痛药、非甾体抗炎药及神经调节药物,并配合物理治疗、心理干预等非药物手段。

(2) 个体化用药:在实施镇痛时,应根据患者的具体症状、疼痛程度和耐受情况,动态调整药物剂量和种类,以减少不良反应的发生。

2. 营养支持

(1) 个性化营养方案:针对营养不良或营养风险较高的患者,医疗团队应综合评估其营养状况,并根据体重、饮食习惯、肿瘤分期等因素制订个体化的营养方案。

(2) 必要时强化支持:对于进食困难或经过常规营养干预后仍无法保证营养供应的患者,可选择肠内或肠外营养支持,以维持机体免疫功能并增强对治疗的耐受能力。

(3) 心理辅导与干预。

(4) 建立良好沟通：鼓励患者在面对疾病带来的焦虑和情绪波动时，与医护人员、家属积极沟通。必要时可邀请心理科或精神科医生参与，提供专业的心理评估和干预。

(5) 提升患者主体地位：在治疗决策过程中，鼓励患者参与讨论，让他们了解各项治疗方案的原理和利弊，增强对自身疾病和治疗过程的掌控感，有助于缓解压力、保持积极心态。

通过为患者提供疼痛管理、营养支持和心理辅导等全面的支持性治疗措施，不仅能够改善其生存质量，也能帮助他们更好地应对疾病带来的躯体与心理挑战。最终，这种综合性、个体化的关怀将为患者的长期康复与治疗效果带来更可观的收益。

(六) 缺乏明确指南

目前在肿瘤合并泛血管病变患者的管理中，尚未形成权威且全面的临床指南，临床医生更多地需要依靠个人经验或跨领域指南的整合来进行诊疗决策。对于这类病情复杂、病程多变的患者，既要兼顾肿瘤治疗的紧迫性，又需关注其心血管系统潜在或已存在的风险。如何在治疗时平衡各方利益，确保最大程度的治疗收益并降低并发症风险，仍是临床实践中面临的挑战。

首先，充分利用现有指南。尽管并无专门针对"肿瘤合并泛血管病变"的独立指南，临床医生可参考相关的肿瘤治疗和心血管疾病诊治指南，结合患者的具体病情、病程阶段以及可能的风险因素，制订更加精细化的个体化治疗方案。通过跨学科、个案化地借鉴已有循证医学证据，可最大限度地保障诊疗决策的科学性与安全性。

其次，积极投身循证医学研究。面对尚未明确的临床管理路径，医疗机构和临床医生应大力鼓励患者参与相关临床试验或研究项目。一方面，这有助于探索适用更广、疗效更优的治疗方案；另一方面，也能为未来制定更权威、系统化的临床指南提供宝贵的循证数据和经验积累。

因此，在缺乏明晰治疗规范的当下，通过整合现有指南、加强多学科协作，以及积极参与并推动更多高质量临床研究，不仅能够帮助当前的患者获得更佳的治疗方案，也为今后建立更加全面、可操作性强的临床指南奠定了坚实的基础，实现个体化医疗与循证研究并重。

（七）长期管理与随访

在临床实践中，很多疾病由于病情复杂、治疗方案多元，给长期随访和管理带来了不小的挑战。如何持续、有效地追踪并监督患者的治疗进程，及时发现并处理病情变化，是提升治疗效果和患者生活质量的关键所在。

首先，建立系统的随访计划十分重要。医护人员应根据患者病情、风险等级及治疗方案，为其制订相应的随访周期与内容。对于高危患者，可适当缩短随访间隔、增加随访频率，从而在病情变化时及时调整治疗策略。在随访方式上，可以灵活运用门诊复查、电话随访、线上咨询等多种形式，确保对患者病情的动态掌握。

其次，强化患者教育与支持体系。通过面对面宣教、发放科普材料或利用互联网平台，医护团队可以帮助患者与家属更加深入地了解疾病的发生发展、治疗目标以及可能出现的不良反应。当患者清楚地知道为什么要进行某种治疗、如何检测自身病情变化以及如何应对潜在风险时，他们往往会更自觉、更积极地配合医疗安排。这种对疾病的认知和重视，不仅能显著提高患者的治疗依从性，也能减轻他们在治疗过程中的心理负担。在此过程中，患者与医护人员之间的沟通尤为关键。患者应及时向医生或护士反馈自己的感受与疑虑，以便医护人员及时识别潜在问题并进行相应调整。对于一些症状表现不明显或变化较慢的疾病，定期且主动沟通往往能帮助患者及早发现问题，从而防患于未然。

最后，通过系统化的教育和管理，患者能够逐步建立起自我管理能力，学会观察自身状况、识别危险信号，并在必要时主动寻求医护支持。长期管理与随访不仅是一项监测病情的工作，更是帮助患者在生理和心理层面共同面对疾病、持续提高生活质量的过程。对于复杂病情和高危患者，采用更加紧密、多学科协作的随访策略，将进一步改善其预后，为实现更理想的治疗效果奠定扎实的基础。

四、多学科协作与个体化治疗

多学科协作与个体化治疗在现代医学领域具有至关重要的地位，尤其在肿瘤、心血管、血液系统疾病及其他相关学科的交叉治疗中，能够有效提高治疗的整体水平。通过肿瘤科、心血管科、血液科等多学科专家的密切协作，不仅可以在临床诊治中集思广益，合理评估患者病情，还能在不同治疗方案之间进行综合权衡，从而最大化治疗效益并尽可能降低副作用。由于每位患者的病情差异性明显，个体化治疗更显得尤为重要。通过结合病理检查、基因检测、影像学评估以及患者整体身体状况等多维度信息，能够为患者量身定制科学、精准而又符合自身特点的诊疗方案。

在多学科协作过程中，建立跨学科的协作团队是关键一步。一个运作良好的肿瘤心脏病多学科团队通常包括肿瘤科医师、心血管科医师、血液科医师、影像学专家以及护理、营养、康复、心理等其他相关领域的专业人士。团队成员定期就复杂案例进行深入讨论，交流治疗进展和疑难问题，以确保在决策前充分听取各方意见，避免单一学科视角所带来的局限。对于复杂病例，尤其是合并多种合并症或存在耐药、复发等情况的患者，多学科会诊更能实现精准评估和综合治疗。各学科的专业知识在此时相互补充与印证，不仅能够更全面地认识患者病情，也能为后续的治疗策略提供坚实依据。

五、总结与展望

肿瘤合并泛血管病变患者的管理充满挑战，需要多学科协作、综合评估、个体化治疗及长期随访。未来研究应着眼于优化治疗策略，提高患者生存质量，提供更强的循证医学支持。

在未来的临床实践中，应加强对肿瘤合并泛血管病变患者的综合管理，建立系统的随访计划，定期进行病情评估和治疗效果监测。此外，应加强对患者的健康教育，提高其对疾病管理的依从性和自我管理能力。通过多学科协作和个体化治疗，实现疗效最大化，同时减少治疗不良反应，提高患者的生活质量和长期预后。

未来研究需开发精准风险评估工具，进一步明确肿瘤与血管疾病联合治疗的安全性和有效性，推动更加全面且循证的治疗决策。在未来的研究中，应重点关注精准风险评估工具的开发和验证，为临床决策提供依据。此外，应进一步明确肿瘤与血管疾病联合治疗的安全性和有效性，推动更加全面且循证的治疗决策。同时，应加强对患者长期预后的研究，为未来的治疗策略优化提供依据。

第三节 肿瘤合并泛血管病变治疗的未来展望

肿瘤与泛血管病变属于常见的两大疾病，合并存在也不少见，两者之间存在着复杂的相互关联，影响患者的诊疗方案、预后和生活质量。近年来，随着医学研究的深入，创新疗法不断涌现，人群寿命的不断延长，肿瘤和泛血管疾病合并存在的发生率与日俱增。本书综述了肿瘤合并泛血管病变治疗领域的现状，包括靶向治疗、免疫治疗、介入治疗及多学科综合治疗等方面，并

肿瘤合并泛血管病变

对未来基于精准医疗、基因编辑、人工智能辅助诊断与治疗决策及新兴药物递送系统等技术发展下的治疗前景进行展望,旨在为该领域的进一步研究与临床实践提供参考。

肿瘤作为全球范围内的重大健康问题,不仅以肿瘤细胞的异常增殖和侵袭为特征,还常常伴随着全身血管病变。泛血管病变涉及心血管、脑血管及外周血管等,从血管内皮功能紊乱、动脉粥样硬化加速到血栓形成倾向增加等多种表现形式。一方面,同时存在肿瘤和泛血管疾病,在制订治疗决策时需综合考虑两方面因素;一方面,抗肿瘤治疗,如化疗、免疫治疗、放疗等也可能对血管造成损伤,形成恶性循环,加剧病情复杂性,增加死亡风险;此外,肿瘤细胞可通过释放细胞因子、促凝物质等影响血管稳态。因此,探索有效的诊断及治疗策略应对肿瘤合并泛血管病变迫在眉睫。

一、 肿瘤合并泛血管病变的发病机制包括

(一) 肿瘤相关因素对血管的影响

肿瘤细胞分泌大量 VEGF、成纤维细胞生长因子(fibroblast growth factor,FGF)等促血管生成因子,刺激新生血管形成以满足肿瘤快速生长的营养需求。这些新生血管结构和功能异常,管壁薄弱、通透性高,不仅为肿瘤细胞进入血液循环提供便利,促进转移,还导致局部组织水肿、灌注异常,影响周围器官功能。

肿瘤细胞释放的炎性介质、微粒等可激活凝血系统,促使血小板聚集、凝血因子活化,引发高凝状态,增加血栓形成风险。同时,肿瘤细胞表面的组织因子表达上调,进一步加剧凝血级联反应,临床上常见肿瘤患者并发深静脉血栓、肺栓塞等血栓性疾病。

肿瘤微环境中的低氧状态,除了诱导血管生成外,还会促使

第七章　肿瘤合并泛血管病变的挑战和展望

血管平滑肌细胞表型转换，影响血管舒缩功能，导致血压波动、血流动力学不稳定，长期可促进动脉粥样硬化进展。

（二）抗肿瘤治疗导致的血管损伤

化疗药物，如蒽环类抗生素，具有心脏毒性，可损伤心肌血管内皮，引起心肌缺血、心肌病等心血管并发症。铂类化合物可能干扰血管内皮细胞的 DNA 合成与修复，造成内皮功能障碍，增加动脉硬化及血栓形成几率。针对肿瘤血管生成关键靶点如 VEGF 及其受体的抑制剂，已广泛应用于多种实体瘤治疗。贝伐单抗联合化疗显著延长晚期结直肠癌患者生存期，通过阻断 VEGF 信号，抑制肿瘤新生血管形成，减少肿瘤血供，同时对肿瘤相关血管的异常通透性也有改善作用，间接减轻局部组织水肿、改善器官功能。然而，部分患者会出现耐药现象，且长期使用可能引发高血压、蛋白尿等心血管不良反应。针对肿瘤细胞内特定信号通路的靶向药物，如 EGFR 抑制剂厄洛替尼，在肺癌治疗中有重要地位。其在抑制肿瘤增殖的同时，也被发现对肿瘤微环境中的血管生成有一定调控作用，但也面临类似耐药及皮肤毒性、腹泻等不良反应挑战，且与血管病变相关的心脏毒性不容忽视。

ICIs 通过激活机体自身免疫系统攻击肿瘤细胞，改变了肿瘤治疗格局，在黑色素瘤、肺癌等多个癌种取得显著疗效。部分患者接受 ICIs 治疗后，虽然肿瘤得到控制，但继发动脉粥样硬化斑块进展、血管炎样表现等泛血管病变，提示免疫调节对全身血管网络的潜在影响，对合并心血管基础病的肿瘤患者风险更大。

放疗在照射肿瘤组织时，不可避免地累及周围血管。高能射线可导致血管内皮细胞凋亡、管壁纤维化，使血管狭窄甚至闭塞，影响组织器官的血液供应。乳腺、肺部、食道肿瘤放疗会导致冠状动脉硬化发生、发展，严重时可导致冠心病。头颈部肿瘤放疗后，颈动脉狭窄发生率升高，增加了脑卒中等脑血管意外风险。

经导管动脉化疗栓塞（transarterial chemoembolization，TACE）常用于肝癌治疗，将化疗药物与栓塞剂混合注入肿瘤供血动脉，既阻断肿瘤血供又局部高浓度给药。在控制肿瘤进展同时，对肿瘤侵犯周围血管导致的狭窄、破裂出血等紧急血管病变能起到止血、延缓血管受侵恶化的作用。但 TACE 术后可因肿瘤缺血坏死诱发机体应激反应，促使血液高凝状态，增加血栓形成风险，需要密切抗凝监测。血管内支架置入术在肿瘤压迫或侵犯大血管造成管腔狭窄时可迅速恢复血流，改善器官灌注，如食管癌纵隔淋巴结转移压迫上腔静脉综合征的救治。不过，支架内再狭窄、肿瘤组织长入支架间隙仍是有待攻克的难题，且对于终末期肿瘤患者，支架置入的长期获益需综合权衡。

二、未来展望

肿瘤和泛血管病变同时存在时，不仅使病情更为复杂，也提高了诊治难度。随着医学与生物技术的不断进步，针对肿瘤合并泛血管病变的诊疗正逐步迈向个体化、多学科和智能化。以下是对这一领域未来发展的几点展望：

（一）精准医疗驱动的个体化治疗

随着基因组学、蛋白质组学及单细胞测序技术发展，有望精准剖析每位患者肿瘤细胞与血管内皮细胞的分子特征。通过识别肿瘤特异性血管生成标志物、免疫微环境相关基因表达谱，预测不同治疗反应，筛选最适配的靶向、免疫联合方案，降低无效治疗风险与不良反应。如基于循环肿瘤 DNA 检测肿瘤耐药基因突变，提前调整抗血管生成靶向药，预防耐药发生；依据个体免疫细胞亚型分布优化 ICIs 剂量与疗程，减少免疫过激损伤血管。

（二）基因编辑技术革新

CRISPR-Cas9 等基因编辑技术为肿瘤及血管病变治疗带来

新契机。在实验室研究中，可对肿瘤细胞的致癌基因、调控血管生成异常的关键基因进行精准敲除或修复，从根源纠正病变驱动因素；也可改造免疫细胞，增强其识别、杀伤肿瘤同时保护血管内皮的能力，制备更高效低毒的 CAR－T 细胞等免疫治疗产品。但基因编辑面临脱靶风险、伦理争议，临床转化需严格规范技术流程、建立长期安全性监测体系。

（三）人工智能赋能医疗决策

利用人工智能深度学习海量医疗影像、临床数据，构建肿瘤合并泛血管病变预测模型。如依据胸部 CT 影像特征、血液生物标志物动态变化，提前预判肺癌患者放疗后心血管并发症风险，辅助调整治疗策略；通过分析多中心电子病历，为肿瘤心脏病 MDT 团队提供循证建议，优化复杂病例会诊流程，提高决策准确性与效率。不过，算法偏倚、数据隐私保护仍是人工智能临床推广面临的挑战。

（四）新型药物递送系统突破

纳米技术打造的智能药物载体，可实现肿瘤组织与血管病变部位的精准靶向递药。如纳米脂质体包裹抗血管生成药物与抗炎药物，借助肿瘤血管高通透性、血管病变部位炎症趋化特性，实现双靶点同步给药，协同改善肿瘤血管异常与减轻血管炎症损伤；刺激响应性纳米凝胶能在肿瘤微酸环境或血管血栓部位按需释药，增强疗效并减少全身毒性。未来需攻克纳米材料生物相容性、规模化制备稳定性难题，推动临床应用转化。

（五）多学科综合治疗

由肿瘤科、心内科、心外科、血管外科、风湿免疫科、影像科、药剂科等多学科专家组成团队，为肿瘤合并泛血管病变患者制定个体化方案。MDT 团队权衡放疗对心脏血管损伤风险、肿瘤复发风险与冠心病治疗优先级，优化放疗计划、调整冠心病药物治疗，协同手术时机抉择，实现整体治疗效益最大化。但

MDT实施受限于不同学科间沟通效率、医疗资源分配不均等现实问题,部分基层医疗机构难以常态化开展。

肿瘤合并泛血管病变的治疗处于不断演进阶段,当前多种治疗手段已取得一定成果但仍存在局限。未来,精准医疗、基因编辑、人工智能与新型药物递送系统等前沿技术将深度融合,重塑治疗范式,有望打破现有困境,实现肿瘤控制与血管病变防治的双重胜利,为患者带来更多生存希望与生活质量改善契机,而这需要基础研究、临床试验及临床实践各环节紧密协作,跨越技术、伦理、医疗体系等重重障碍,开辟全新的抗癌护血管之路。

(张世龙 王 聪 陈佳慧)

参考文献

[1] 王妍,陈慧勇,林瑾仪,等.免疫检查点抑制剂相关心肌炎临床诊疗实施建议[J].中国临床医学,2023,30(2):368-390,封3.

[2] 中国抗癌协会整合肿瘤心脏病学分会.免疫检查点抑制剂相关心肌炎监测与管理中国专家共识(2020版)[J].中国肿瘤临床,2020,47(20):1027-1038.

[3] ABULIZI A, YAN G, XU Q, et al. Cardiovascular adverse events and immune-related adverse events associated with PD-1/PD-L1 inhibitors for head and neck squamous cell carcinoma (HNSCC)[J]. Sci Rep, 2024,14(1):25919.

[4] AKHTER N. Vascular disease in cancer: Current and emerging concepts[J]. Am Heart J Plus, 2022,17:100143.

[5] ALVAREZ-CARDONA J, MITCHELL J, LENIHAN D, Vascular Toxicity in Patients with Cancer: Is There a Recipe to Clarify Treatment? (CME)[J]. Methodist Debakey Cardiovasc J, 2019,15(4):289-299.

[6] BAGCHI S, YUAN R, ENGLEMAN E G. Immune Checkpoint Inhibitors for the Treatment of Cancer: Clinical Impact and Mechanisms of Response and Resistance[J]. Annual review of pathology, 2021,16(1):223-249.

第七章 肿瘤合并泛血管病变的挑战和展望

[7] BAHRAMI A, KHALAJI A, BAHRI NAJAFI M, et al. NF-κB pathway and angiogenesis: insights into colorectal cancer development and therapeutic targets [J]. Eur J Med Res, 2024, 29(1):610.

[8] BARISH R, LYNCE F, UNGER K, et al. Management of cardiovascular disease in women with breast cancer [J]. Circulation, 2019, 139(8):1110-1120.

[9] BUZASI E, CARREIRA H, FUNSTON G, et al., Risk of fractures in half a million survivors of 20 cancers: a population-based matched cohort study using linked English electronic health records [J]. Lancet Healthy Longev, 2024, 5(3):e194-e203.

[10] CARDINALE D, IACOPO F, CIPOLLA C M. Cardiotoxicity of Anthracyclines [J]. Front Cardiovasc Med, 2020, 7:26.

[11] CHIMORIYA R, JAMES S, KRITHARIDES L, et al. A randomised controlled trial of a multidisciplinary TEAM-based approach to guide secondary cardiovascular risk reduction for patients with Peripheral Artery Disease (TEAM-PAD) study protocol [J]. Contemp Clin Trials, 2025, 151:107844.

[12] COBARRO GÁLVEZ L, ARBAS REDONDO E, CONTRERAS LORENZO C, et al. Advanced echocardiographic techniques in cardio-oncology: the role for early detection of cardiotoxicity [J]. Curr Cardiol Rep, 2022, 24(9):1109-1116.

[13] DING C, WANG H, YANG C, et al. Radiofrequency field inhibits RANKL-induced osteoclast differentiation in RAW264.7 cells via modulating the NF-κB signaling pathway [J]. Electromagn Biol Med, 2024, 43(4):292-302.

[14] DING S, YANG F, LAI P, et al. Association between statin usage and mortality outcomes in aging U.S. cancer survivors: a nationwide cohort study [J]. Aging Clin Exp Res, 2024, 36(1):200.

[15] DOOLUB G, MAMAS M A. Percutaneous coronary angioplasty in patients with cancer: clinical challenges and management strategies [J]. J Pers Med, 2022, 12(9):1372.

[16] FUJI T, ARAI J, OTOYAMA Y, et al. A case of hepatocellular carcinoma successfully resumed atezolizumab and bevacizumab after associated grade 3 diarrhea and grade 2 colitis: case report and

literature review [J]. Onco Targets Ther, 2022,15:1281-1288.

[17] GANDHI M K, LAMBLEY E, DURAISWAMY J, et al. Expression of LAG-3 by tumor-infiltrating lymphocytes is coincident with the suppression of latent membrane antigen-specific $CD8^+$ T-cell function in Hodgkin lymphoma patients [J]. Blood, 2006, 108(7):2280-2289.

[18] GHOSH S, SINHA J K. Challenges and Solutions for Better Management of Side Effects in Geriatric Oncology [J]. Cureus, 2024, 16(5):e59941.

[19] HANSEN S B, UNAL B, KUZU O F, et al. Immunological facets of prostate cancer and the potential of immune checkpoint inhibition in disease management [J]. Theranostics, 2024,14(18):6913-6934.

[20] HAN X J, LI J Q, KHANNANOVA Z, et al. Optimal management of coronary artery disease in cancer patients [J]. Chronic Dis Transl Med, 2019,5(4):221-233.

[21] HOSTLER A C, HAHN W W, HU M S, et al. Endothelial-specific CXCL12 regulates neovascularization during tissue repair and tumor progression [J]. Faseb j, 2024,38(24):e70210.

[22] HU J R, FLORIDO R, LIPSON E J, et al. Cardiovascular toxicities associated with immune checkpoint inhibitors [J]. Cardiovasc Res, 2019,115(5):854-868.

[23] INAI T, MANCUSO M, HASHIZUME H, et al. Inhibition of vascular endothelial growth factor (VEGF) signaling in cancer causes loss of endothelial fenestrations, regression of tumor vessels, and appearance of basement membrane ghosts [J]. The American Journal of Pathology, 2004. 165(1):35-52.

[24] KEFAS J, FLYNN M. Unlocking the potential of immunotherapy in platinum-resistant ovarian cancer: rationale, challenges, and novel strategies [J]. Cancer Drug Resist, 2024,7:39.

[25] KEIR M E, BUTTE M J, FREEMAN G J, et al. PD-1 and its ligands in tolerance and immunity [J]. Annu Rev Immunol, 2008,26:677-704.

[26] KHATTAB M. et al. How to Use Imaging: Complex Cases of Atherosclerosis, Myocardial Inflammation, and Cardiomyopathy in

第七章 肿瘤合并泛血管病变的挑战和展望

Cardio-Oncology [J]. Circ Cardiovasc Imaging, 2025, 18(1): e015981.

[27] KIM D Y, PARK M S, YOUN J C, et al. Development and validation of a risk score model for predicting the cardiovascular outcomes after breast cancer therapy: the CHEMO-RADIAT score [J]. J Am Heart Assoc, 2021, 10(16): e021931.

[28] LENNEMAN C G, SAWYER D B. Cardio-oncology: an update on cardiotoxicity of cancer-related treatment [J]. Circ Res, 2016, 118(6): 1008-1020.

[29] LIU Y N, CHEN W Y, YEH H L, et al. MCTP1 increases the malignancy of androgen-deprived prostate cancer cells by inducing neuroendocrine differentiation and EMT [J]. Sci Signal, 2024, 17(840): eadc9142.

[30] LUCÀ F, ABRIGNANI M G, OLIVA F, et al. Multidisciplinary approach in atrial fibrillation: as good as gold [J]. J Clin Med, 2024, 13(16): 4621.

[31] LYON A R, LOPEZ-FERNANOEZ T, COUCH L S, et al. 2022 ESC guidelines on cardio-oncology developed in collaboration with the European Hematology Association (EHA), the European Society for Therapeutic Radiology and Oncology (ESTRO) and the International Cardio-Oncology Society (IC-OS) [J]. Eur Heart J, 2022, 43(41): 4229-4361.

[32] MAO X, OU M T, KARUPPAGOUNDER S S, et al. Pathological α-synuclein transmission initiated by binding lymphocyte-activation gene 3 [J]. Science, 2016, 353(6307): aah3374.

[33] MAURER M F, LEWIS K E, KUIJPER J L, et al. The engineered CD80 variant fusion therapeutic davoceticept combines checkpoint antagonism with conditional CD28 costimulation for anti-tumor immunity [J]. Nat Commun, 2022, 13(1): 1790.

[34] MIKAIL N, CHEQUER R, IMPERIALE A, et al. Tales from the future-nuclear cardio-oncology, from prediction to diagnosis and monitoring [J]. Eur Heart J Cardiovasc Imaging, 2023, 24(9): 1129-1145.

[35] NASSER N J, FOX J, AGBARYA A. Potential Mechanisms of Cancer-Related Hypercoagulability [J]. Cancers (Basel), 2020, 12

(3).

[36] PEI W, ZHANG Y, ZHU X, et al. Multitargeted immunomodulatory therapy for viral myocarditis by engineered extracellular vesicles [J]. ACS Nano, 2024, 18(4): 2782-2799.

[37] PI J K, CHEN X T, ZHANG Y J, et al. Insight of immune checkpoint inhibitor related myocarditis [J]. Int Immunopharmacol, 2024, 143(Pt 3): 113559.

[38] POPĒNA I, ĀBOLS A, SAULĪTE L, et al. Effect of colorectal cancer-derived extracellular vesicles on the immunophenotype and cytokine secretion profile of monocytes and macrophages [J]. Cell Commun Signal, 2018, 16(1): 17.

[39] RASHED E R, MARGULIES K B. New cardiotoxicity risk assessment guidelines: searching for validation [J]. JACC Cardio Oncol, 2023, 5(5): 638-640.

[40] REGHUNATH A, KHARABISH A, RADIKE M. Imaging lessons from multidisciplinary team meetings at a quaternary referral center: a case-based review of radiology findings in complex adult congenital heart disease [J]. Echocardiography, 2025, 42(1): e70082.

[41] REITER F P, GEIER A. TACE plus immune checkpoint inhibitor-based systemic therapies for hepatocellular carcinoma [J]. Lancet, 2025, 405(10474): 174-176.

[42] RICKLES F R, FALANGA A. Molecular basis for the relationship between thrombosis and cancer [J]. Thrombosis Research, 2001. 102(6): V215-V224.

[43] RYAN T D, NAGARAJAN R, GODOWN J. Cardiovascular toxicities in pediatric cancer survivors [J]. Cardiol Clin, 2019, 37(4): 533-544.

[44] SALEM J E, MANOUCHEHRI A, MOEY M, et al. Cardiovascular toxicities associated with immune checkpoint inhibitors: an observational, retrospective, pharmacovigilance study [J]. Lancet Oncol, 2018, 19(12): 1579-1589.

[45] SOH C H, MARWICK T H. Comparison of heart failure risk assessment tools among cancer survivors [J]. Cardiooncology, 2024, 10(1): 67.

第七章 肿瘤合并泛血管病变的挑战和展望

[46] STRONGMAN H, GADD S, MATTHEWS A, et al. Medium and long-term risks of specific cardiovascular diseases in survivors of 20 adult cancers: a population-based cohort study using multiple linked UK electronic health records databases [J]. Lancet, 2019, 394 (10203):1041-1054.

[47] STURGEON K M, DENG L, BLUETHMANN S M, et al. A population-based study of cardiovascular disease mortality risk in US cancer patients [J]. Eur Heart J, 2019, 40(48):3889-3897.

[48] SUH J Y, SIM D Y, AHN C H, et al. Crucial Role of c-Myc/Monocarboxylate Transporter 4 Signaling in Capsaicin Induced Apoptotic and Anti-Warburg Effects in Hepatocellular Carcinoma [J]. Phytother Res, 2025, 39(1):536-547.

[49] TARRIO M L, GRABIE N, BU D X, et al. PD-1 protects against inflammation and myocyte damage in T cell-mediated myocarditis [J]. J Immunol, 2012, 188(10):4876-4884.

[50] TAYLOR L L, HONG A S, HAHM K, et al. Health literacy, individual and community engagement, and cardiovascular risks and disparities: JACC: CardioOncology state-of-the-art review [J]. JACC CardioOncol, 2024, 6(3):363-380.

[51] XU X, XU X D, LIANG Y, et al. Research trends and hotspots of exercise therapy in panvascular disease: a bibliometric analysis [J]. Medicine (Baltimore), 2023, 102(45):e35879.

[52] ZHANG J C, CHEN W D, ALVAREZ J B, et al. Cancer immune checkpoint blockade therapy and its associated autoimmune cardiotoxicity [J]. Acta Pharmacol Sin, 2018, 39(11):1693-1698.

[53] ZHANG R, YAO Y, GAO H, et al. Mechanisms of angiogenesis in tumour [J]. Front Oncol, 2024, 14:1359069.

图书在版编目(CIP)数据

肿瘤合并泛血管病变:临床对策与病例集锦/葛均波,程蕾蕾主编.--上海:复旦大学出版社,2025.5.
ISBN 978-7-309-17996-5
Ⅰ.R730.6;R543
中国国家版本馆 CIP 数据核字第 2025QF9144 号

肿瘤合并泛血管病变——临床对策与病例集锦
葛均波　程蕾蕾　主编
责任编辑/刘　冉

复旦大学出版社有限公司出版发行
上海市国权路 579 号　邮编:200433
网址:fupnet@fudanpress.com　http://www.fudanpress.com
门市零售:86-21-65102580　　团体订购:86-21-65104505
出版部电话:86-21-65642845
上海四维数字图文有限公司

开本 890 毫米×1240 毫米　1/32　印张 8.75　字数 220 千字
2025 年 5 月第 1 版
2025 年 5 月第 1 版第 1 次印刷

ISBN 978-7-309-17996-5/R·2169
定价:68.00 元

如有印装质量问题,请向复旦大学出版社有限公司出版部调换。
版权所有　侵权必究